全国名中医张永杰

临床经验集萃

主编 张永杰 邱晓堂 程亚伟

上海科学技术出版社

图书在版编目（ＣＩＰ）数据

全国名中医张永杰临床经验集萃 / 张永杰，邱晓堂，程亚伟主编. -- 上海 : 上海科学技术出版社，2021.1
ISBN 978-7-5478-5050-3

Ⅰ. ①全… Ⅱ. ①张… ②邱… ③程… Ⅲ. ①中医临床－经验－中国－现代 Ⅳ. ①R249.7

中国版本图书馆CIP数据核字(2020)第159235号

全国名中医张永杰临床经验集萃
主编　张永杰　邱晓堂　程亚伟

上海世纪出版(集团)有限公司
上海科学技术出版社　出版、发行
(上海钦州南路 71 号　邮政编码 200235　www.sstp.cn)
苏州美柯乐制版印务有限责任公司印刷
开本 787×1092　1/16　印张 16.5
字数 250 千字
2021 年 1 月第 1 版　2021 年 1 月第 1 次印刷
ISBN 978 - 7 - 5478 - 5050 - 3/R·2162
定价：70.00 元

内 容 提 要

　　本书通过对全国名中医张永杰多年来的临床经验进行总结，提炼了张永杰的学术思想精华。全书内容围绕张永杰擅长治疗的疾病，主要以糖尿病及其并发症、心血管系统疾病、消化系统疾病、风湿免疫系统疾病、癌症及其并发症为主，部分涉及儿科、皮肤科等，从病因病机分析、分型论治，到对疾病独到的治疗体会和经验用药，张氏皆毫无保留地倾囊相授。书中除了对疾病治疗思路的体现，还对常见病的食疗养生、生活调治给出指导性意见。

　　本书可供中医临床医师和中医院校师生参考阅读。

张永杰简介

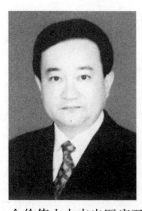

张永杰（1956年12月—），男，汉族，山东籍人。主任中医师（二级正高），教授，首届全国名中医，国务院特殊津贴专家，全国老中医药专家学术经验继承工作指导老师，海南省有突出贡献优秀专家，广州中医药大学硕士研究生导师。兼任中华中医药学会常务理事，海南省中医药学会常务副会长，海南省委、省政府直接联系重点专家等。曾获"中国首届百名杰出青年中医""全国中青年医学科技之星""海南省最具社会价值十大杰出医疗卫生专业技术人才""中国医师奖"、首届"全国名中医"、海南省"十佳好医护""中国好医生"等荣誉称号。

从事中医药临床与科研工作40余年，擅长运用中西医结合辨证与辨病方法治疗内科多种疑难病证，尤其对冠心病、心律失常、病毒性心肌炎、高血压病、糖尿病及其并发症、急慢性支气管炎、风湿性疾病、痛风以及神经内分泌失调、亚健康综合征等多种疑难杂证的治疗与调理具有丰富的临床经验，疗效显著。

在临床、科研、教学、药物研究等多个领域取得了突出业绩，近年来主持完成省部级科研立项课题5项，获卫生部及国家中医药管理局科技进步奖各1项，获省部级其他科技进步奖4项，主持完成中药新药及保健食品研发项目20余项。作为第一作者或独著在国家核心期刊及统计源期刊发表学术论文65篇，曾6次获全国中医药优秀期刊优秀论文一等奖、二等奖。出版专著3部。多次担任国家和省内各类评审工作专家组组长或评委，是海南省中医药及医学卫生科技领域具有很高声望和影响力的学术带头人。

编委会名单

（排名不分先后）

主　编	张永杰	邱晓堂	程亚伟	
副主编	吴小翠	陈学武	陈　磊	丁　一
编　委	张永杰	邱晓堂	程亚伟	吴小翠
	陈学武	陈　磊	丁　一	蔡媛媛
	何　创	林　夏	王　婷	王紫薇
	杨　媛	王丽娟	王立春	

序言

古人云："不为良相，愿为良医。"盖谓良相治国安邦，良医治病救人，以治病之道通于治国，皆利国利民之伟业也。张永杰祖籍山东省海阳市，出生于书香世家，1977年国家恢复高考后，进入山东中医学院（现山东中医药大学）师从名医，研习经典，博览众书，开始从医漫漫长路。他医药兼通，谙熟经典，精通药理，临床与科研并茂。从学医到行医，张永杰一心所向的就是承继中医"衣钵"，并把中医学与西医学紧密结合起来。作为首届全国名中医，全国第四、第五、第六批老中医药专家学术经验工作指导教师，全国名老中医传承工作室指导老师，其医术精湛，医德公认，赢得了广大患者良好的口碑，荣获"中国医师奖"、海南省"十佳好医护"、"中国好医生"等称号。他独树一帜，观点鲜明，坚持发展与创新的思想，擅长运用中西医结合辨证与辨病方法治疗内科多种疑难杂症，尤其是冠心病、心律失常、高血压、糖尿病及其并发症、神经内分泌失调、亚健康综合征等。他的济世救人、言传身教已经成为一段"知名中医"佳话。

《全国名中医张永杰临床经验集萃》一书对临床常见病、疑难病抽丝剥茧，层层剖析，在《全国名中医张永杰典型医案选》的基础上归类总结，对疾病病因病机进行阐述，提炼出张永杰临床思维、学术思想，条分缕析，前后呼应，自成一家之言。该书紧贴临床，以临床经验为主线，以临床所见所感为基础，实用性强，并对张永杰从医40余载的临证心悟、创新思维做了进一步的凝练归纳。

该书开宗明义，对张永杰以中西医结合思维为指导，以辨证论治为主体，以提高疗效为第一要务的学术思想做了系统的阐释和介绍。张永杰用他40余载的工作实践向我们展示了中西医结合的重要性和社会价值，明确指出要做好两者的结合必须真正掌握两种学说的理论，并与时俱进地进行更新，必须针对不同疾病，寻求两者各自的优势，领悟中、西精华，做到融会贯通，坚持用现代科学技术研究中医，用中医的整体观、辨证观指导西医的思维，用创新意识和创新思维指导结合的深入，通过辨病和辨证相结合，促进诊疗水平的提高。

医学是一门永无穷尽的科学，张永杰毫无保留地给出了自己在长期的临床实践中采用中、西医结合，治愈多种以西医常规治疗无法根治或感到棘手的内科疑难杂症的经验，使人受益良多，既弘扬了中华文化，又对进一步发掘和发展中医学这一传统科学起到了积极的推动作用。古人云：病之患病患多，医之患病道少。张永杰之所以能使久病起沉疴，均与他结合运用中、西医两法得心应手有着密切的关系。故谨以此序而勉之！

徐建方

2020 年 8 月

前言

中医学是一门实践性很强的学科，是中华民族在长期与疾病做斗争的过程中逐渐形成的理论与实践相结合的产物，是历代医家及不同学术流派通过不断深入地观察与反复临床实践所总结的对健康与疾病的认识。

张永杰系山东海阳籍人，全国名中医。从事中医事业40余载，医理通晓，临床经验丰富，学验俱备，对历代医家专著，潜心考究，取其精华，有所发挥，并注重中西医结合，及时总结经验。他擅长治疗内科杂病，临证严谨，处方遣药，一丝不苟，因针对性强，多获良效，博得广大患者信赖，故门庭若市。他辅导学生态度谦逊，循循善诱，深得学生称赞、崇敬。

自古以来，师承教育就是中医教育之根砥，《黄帝内经》以师徒问答形式传递医理仁心，黄帝师承岐伯，雷公师承黄帝。历代中医大家亦多从师承而建树颇多：扁鹊师承长桑君，其学再传子仪；公乘阳庆传学淳于意；张仲景师从同郡张伯祖。中医师徒之间的传授与学习，演绎了中医史上的无数佳话。正是因为有了历代名老中医经验的积累和传承，才使得中医药学历久弥新，永葆活力。研究与继承名老中医的临床经验和学术思想是发展中医学理论与实践的重要组成部分，也是培养造就新一代名中医的重要途径。本书编者曾随诊师侧，亲聆训诲，受益匪浅。张师潜心于临床，医案叠叠，屡欲撰文著述，惟年事已高，心有余而力不足。兹借继承发扬中医学之机，觅为总结其所长，光其成就。其弟子门生通过研读经典、跟师抄方、医案整理、学术访谈等工作，利用现代数据挖掘技术，归纳整理老师的学术思想和临证经验，再通过反复临床，进一步总结和验证，逐渐管窥老师的学术特点，从更高的层次上把握其学术精髓，最终将其主要学术思想归纳提炼著书，薪火相传。

本书总结了张永杰的学术经验，特别是其治疗内科杂病方面丰富的临床经验,通过理论学习和跟师实践,总结提炼这些治疗疾病的有效方法,特别侧重于整理内科某些专病的特色诊疗经验。本书编写团队采用整理分析归纳法,学习归纳张永杰深入研究的中医经典和历代医家著作及医案中的精华,追溯张永杰学术思想的成长过程和形成源流,提炼其诊治内科疾病的诊疗思路和理论特色,总结形成了张永杰临床思想集萃。尽管本书尚有诸多不足之处,但其中的临床经验及治疗思想,一定会给读者以启迪。

编委会

2020 年 8 月于海口

目录

第一章　糖尿病及其并发症

第一节　糖尿病前期

一、概述

糖尿病前期为未达到糖尿病正常诊断标准,是介于健康与糖尿病之间的疾病前状态,包括空腹血糖受损(impaired fasting glucose,IFG)和(或)糖耐量异常(impaired glucose tolerance,IGT)。2017 年版《中国 2 型糖尿病防治指南》将糖尿病前期的诊断标准定为:IFG 为空腹血糖≥6.1 mmol/L 和<7.0 mmol/L,餐后 2 小时血糖<7.8 mmol/L;IGT 为 75 g 葡萄糖耐量试验空腹血糖<7.0 mmol/L 及餐后 2 小时血糖浓度≥7.8 mmol/L 和<11.1 mmol/L。世界各地糖尿病前期的流行率增长迅速,预计 2030 年世界糖尿病前期人口达 4.7 亿。2013 年,我国 18 岁及以上成人糖尿病前期流行率为 16.6%。糖尿病前期属于正常身体状况向糖尿病病发的过渡阶段,当出现了糖尿病前期症状时,有极大的可能患有糖尿病,应高度重视糖尿病前期的干预,减少糖尿病前期患者转化为糖尿病。长期的 B 细胞负荷过重,导致胰岛 B 细胞衰竭,胰岛素分泌降低,受体缺陷加重,血糖进一步升高,发展为糖尿病阶段。糖尿病前期干预治疗措施能够有效地减轻糖尿病发病率,目前具体的干预措施主要分为生活方式干预、心理干预及药物干预。糖尿病前期人群生活方式干预主要包括合理饮食、规律运动、戒烟限酒、控制体重等。降糖药物干预糖尿病前期可取得较好的效果,目前有循证医学证据的药物包括二甲双胍、阿卡波糖、吡格列酮及西格列汀。药物干预可降低糖尿病前期人群进展为糖尿病的风险,甚至增加其向正常糖耐量的转化率。根据糖尿病前期的临床表现及体质辨证,本病当属于中医"脾瘅""食郁""消瘅"等范畴,禀素异常、过食肥甘、久坐少动、情志失调等为发病的主要原因,病位涉及五脏,以脾、肝、肾为主,病机多虚实夹杂。

二、张永杰对本病病因病机的认识

1. 脾失运化为病机基础　脾为后天之本,气血生化之源,脾主运化水谷精微、津液,饮食入胃,须通过脾之运化把水谷转化为体内必须的精微物质、津液,再通过脾之散精输布周身,荣润五脏六腑、四肢百骸,此为机体正常运化之道。若饮食不节,过食肥甘厚味,或饮食相对正常,但过度安逸懒动,脾胃运化功能尚可,摄入过多或消耗过少,导致部分经过胃摄入的饮食不能完全化生人体所需要的水谷精微而酿生湿浊,壅滞中焦,中焦气机升降失常,或土壅木郁,肝失疏泄,病程日久,郁久化热,形成湿热中阻或肝胃郁热。此时脾之运化功能尚正常,但摄入过多,脾胃负担过重,超过脾胃正常运化阈值。故治疗根本当以饮食有节,加强锻炼,消耗体内摄入过多的不正常的水谷精微、津液,同时配合中药化湿祛浊而健脾,此为张永杰独特认识。叶天士谓:"口甘一症,《内经》谓之脾瘅。""脾瘅症,《经》言因数食甘肥所致,盖甘性缓,肥性腻,使脾气遏郁,致有口甘内热中满之患……此症久延,即化燥热,转为消渴。""故云治之以兰,除陈气也,陈气者,即甘肥酿成陈腐之气也,夫兰草即为佩兰……用以醒脾气,涤甘肥也。"另外部分脾失运化患者,是由于素体脾虚,或思虑劳倦过度,耗伤脾胃,导致脾失运化,水谷不能化生精微而酿生湿浊,对此类患者,治疗当以益气健脾,化湿祛浊。患者饮食有节,亦注重健康的饮食习惯,饮食结构合理,但出现糖尿病前期病证,和患者本身素体脾虚,运化失职有关。《灵素·本藏》提出"脾脆则善病消瘅",论述糖尿病前期和脾虚有关,后世对此均有发挥,如李东垣所言"脾气不足,则津液不能升,故口渴多饮",提出脾虚之人易患消渴。尽管两者同样都是化湿祛浊,但顺序不同,揭示病理机制有别,治疗的重点各异,此为中医辨证论治特色,临床当细心体悟。

2. 肝郁为重要的始动因素　肝主疏泄,调畅情志,协调平衡人体气机升降出入运动。疏泄正常则机体情志舒畅,水谷精微输布正常,升降出入有序。若情志失调,如精神紧张或喜怒不节,或暴怒抑郁,首先伤肝,导致气机郁滞,气机不畅,升降失调,则气血津液运行输布紊乱,不能上输华盖,精微郁于血中或随清气下泄。《灵枢·五变》指出:"怒则气上逆,胸中蓄积,血气逆留,髋皮充肌,血脉不行,转而为热,热则消肌肤,故为消瘅。"《灵枢·本藏》云:"肝脆则善病消瘅易伤。"《临证指南医案·三消》云:"心境愁郁,内火自然,乃消症大病。"以上都说明了情志失调,化热伤津的病理过程。所以肝失条达,五志过极化火,耗伤肺、胃、肾阴津,均可发为消渴。同时血气瘀阻,郁久化热,热灼津液,更加耗伤阴津。可见情志失调,肝失条达,气滞血瘀是糖尿病前期重要的始动因素。

3. 肾虚是内在因素 肾为先天之本,内蕴元阴元阳,"五脏之阴气,非此不能滋""五脏之阳气,非此不能化"。非常全面地概括了肾之元气为生命活动的原动力,具有激发五脏六腑生理功能的作用,肾为元气之本,元气以肾所藏精气为主。若先天禀赋不足,高年体弱,或房事不节,劳欲过度,导致肾阴不足,阴虚无力制阳,阳气躁动而生内热,火游于肺则上渴,火游于胃则中饥。若素体肾阳虚衰,肾气不足,导致脾阳虚,则脾虚运化无力,饮食中有濡润作用的水谷精微不能吸收并输布全身,留而为浊,湿浊内生,气化失常而导致机体糖代谢功能紊乱。故肾之阴阳不足是糖尿病前期发生的内在病因。

总之,糖尿病前期是西医学病名,是以实验室检查作为诊断标准,是糖尿病患者的"后备军",若不进行积极干预治疗,部分患者会发展为糖尿病,同时本病又是引起心脑血管疾病的危险因素,无论中、西医通过积极的生活方式或药物干预可以改善糖尿病前期的病理改变,降低向糖尿病发展的可能。中医干预此病仍应遵循辨证论治前提下,结合中医体质辨证、舌脉辨证,辨证与辨病,辨证与辨生化检查,辨证与辨西医学病理、生理认识相结合,综合辨证,扩展中医辨证论治的内涵。结合古代医家的认识,结合多年临床实践,张永杰提出本病病位在脾、肾、肝三脏,以脾为病变之本,食湿中阻,气机不畅,病性属实,或实虚夹杂,以实为主的病理机要。

三、张永杰治疗经验

(一) 治法特点

1. 加强教育 糖尿病前期是以实验室检查结果为诊断标准,部分患者无明显的临床症状,食欲可,形体肥胖,被认为是身体健康的表现,常不被引起重视。本病的生活方式干预常要改变患者旧的生活方式,须长期坚持,患者常难以坚持,故与患者的沟通教育非常必要,要让患者认识到本病的危害及长期的生活方式干预带来的益处,要让患者发挥主动作用,医生和患者都应认识到,患者是治疗本病的"本",而医生是治疗本病的"标",患者是决定疗效的关键。

2. 饮食有节 现代研究表明,不合理的高脂、高热量饮食,容易造成肥胖,使糖代谢紊乱,胰岛素敏感性降低,导致胰岛素抵抗,糖尿病发病率升高。因此,合理的饮食,在糖尿病前期的防治中具有举足轻重的作用。《素问·五常政大论》云:"谷肉果菜,食养尽之,无使过之,伤其正也。"《素问·脏气法时论》中指出"五谷为养,五果为助,五畜为益,五菜为充,气味合而服之,以补精益气"的膳食配伍原则。说明古代养生非常强调饮食有节,不可暴饮暴食,避免五味偏嗜,以保持脾胃功能的正常运行。

3. 适当锻炼 《素问·上古天真论》云:"起居有常,不妄做劳,故能形与神俱。"《素问·举痛论》云:"劳则气耗。"《素问·宣明五气论》云:"久卧伤气。"《诸病源候论》在论述消渴病治疗时指出:"消渴病人应先行一百二十步,多者千步,然后食。"古人早就认识到自我锻炼,适当运动是防治糖尿病的有效措施之一。实践已证明适量运动锻炼可有效预防糖尿病的发生发展。

4. 情志调畅 早在2 000多年前的《黄帝内经》就提出了社会心理因素与人体健康的密切关系,指出脾瘅、消渴与情志失调,郁怒伤肝,肝郁血脉瘀滞有关。现代研究发现,肝郁会加重胰岛素抵抗,而胰岛素抵抗又先于糖尿病发生,故肝郁是糖尿病前期的又一重要始动因素。故在生物—心理—社会医学模式下,重视精神调理对人体的调摄作用,身心同治,在糖尿病前期的预防、治疗中有着重要的作用。正如《素问·上古天真论》指出:"恬淡虚无,真气从之。精神内守,病安从来。"

(二) 分型论治

1. 食湿中阻证

症状:食欲较好,嗜食肥甘,懒动嗜卧,形体肥胖,困倦乏力,睡眠佳,二便正常,舌质淡红,舌体胖大,边有齿痕,苔薄白腻,脉濡或弦。

治法:消食化湿,健脾理气。

方药:保和丸合平胃散加减,药用陈皮、姜半夏、厚朴、苍术、茯苓、莱菔子、山楂、麦芽、连翘、甘草等。

2. 脾虚湿阻证

症状:形体肥胖,懒动嗜卧,困倦乏力,饮食正常或纳差,睡眠一般,大便黏滞不爽或便溏,舌质淡,苔白腻,脉濡缓。

治法:健脾益气,化湿祛浊。

方药:四君子汤合二陈汤加减,药用黄芪、党参、山药、白术、佩兰、陈皮、茯苓、玄参、苍术、甘草等。

3. 肝胃郁热证

症状：神疲体倦，体重下降或肥胖，心烦失眠，口渴咽干，喜冷恶热，语声高亢有力，口苦，纳多，或有头晕，胸胁苦满，善太息，尿多，大便秘结，舌红苔黄，脉有力。

治法：疏肝理气，清热和胃。

方药：大柴胡汤加减，药用柴胡、黄芩、法半夏、生姜、白芍、枳实、大黄、大枣等。

4. 气阴两虚证

症状：少气懒言，困倦乏力，形体虚胖，动则气短，困倦思睡，口渴多饮，五心烦热，腰膝酸软，大便干结，舌质淡红，无苔或少苔，脉细数。

治法：益气养阴。

方药：生脉散合增液汤加减，药用黄芪、白术、麦冬、五味子、女贞子、生地、地骨皮、葛根、玄参、太子参、甘草等。

第二节 2 型糖尿病

一、概述

糖尿病是一组由于胰岛素分泌缺陷和（或）胰岛素作用障碍所致的以高血糖为特征的代谢性疾病。典型症状"三多一少"，即多尿、多饮、多食和消瘦。部分 2 型糖尿病患者症状不典型，仅有头晕、乏力等，甚至无症状。持续高血糖与长期代谢紊乱等可导致全身组织器官，特别是眼、肾、心血管及神经系统损害和功能障碍，甚至衰竭。严重者可引起水电解质紊乱、酸碱平衡失调等急性并发症，如糖尿病酮症酸中毒和糖尿病高血糖高渗性昏迷。30 多年来，我国成人糖尿病患病率显著增加。1980 年全国 14 省市 30 万人的流行病学资料显示，糖尿病的患病率为 0.67%。1994—1995 年全国 19 省市 21 万人的流行病学调查显示，25～64 岁人群糖尿病患病率为 2.28%，糖耐量异常（IGT）患病率为 2.12%。本病西医治疗包括控制饮食、适度锻炼、药物治疗、自我血糖检测及糖尿病教育"五架马车"。糖尿病是西医学病名，可分为 1 型糖尿病和 2 型糖尿病。1 型糖尿病因胰岛素分泌绝对不足，故补充外源性胰岛素是治疗的基

本手段。中医治疗糖尿病的优势主要体现在 2 型糖尿病。糖尿病中医称为
"消渴""消疾""消瘅""消中""肾消"等,消渴病名称的提出首见于《古今录验
方》。中医古籍中的"消渴",既指口渴欲饮水、水自内而消的症状,又指口干、
口渴欲饮水、小便频数等的总称。其包括广义消渴和狭义消渴。一般认为,汉
以前所说的"消渴"既包括糖尿病、尿崩症、精神性多饮多尿、甲状腺功能亢进、
醛固酮增多症等,也包括发热性疾病所致的脱水、口干症,但大多指前者,即糖
尿病。

二、张永杰对本病病因病机的认识

(一) 病因

2 型糖尿病与禀赋不足、年老体衰、饮食失节、情志失调、劳欲过度等多种
因素有关。中医对 2 型糖尿病的认识与西医学的研究趋于一致,即不是某一
简单的因素所致,与遗传、体形、饮食(营养过剩)、运动量过少等有关。

1. 素体阴虚,五脏虚弱 素体阴虚,五脏虚弱是消渴病发病的内在因素。
素体阴虚是指机体阴液亏虚及阴液中某些成分缺乏。其主要原因有两方面。

(1) 先天禀赋不足,五脏虚弱:如《灵枢·五变》说:"五脏皆柔弱者,善病
消瘅。"《灵枢·本脏》说:"心脆则善病消瘅热中,肺脆、肝脆、脾脆、肾脆,则俱
善病消渴易伤。"说明五脏虚弱是消渴病发病的内在基础。五脏为阴,主藏精,
五脏虚弱则藏精不力而致阴津素亏。

(2) 后天阴津化生不足:津液的生成有赖于胃游溢精气,小肠分清泌浊,
上输于脾及气的推动。津液输布排泄有赖于脾的转输、肺的宣降和肾的蒸腾
气化。各种致病因素会使生化阴津的脏腑受损,影响津液的生成输布,导致阴
津不足。素体阴虚,五脏虚弱中,古今医家更强调肾、脾两脏亏虚在消渴病发
病中的重要性。

2. 饮食不节,形体肥胖 饮食不节,长期过食肥甘醇酒厚味、辛辣香燥,损
伤脾胃,脾胃运化失司,积热内蕴,化燥伤津,消谷耗液,损耗阴津,易发生消
渴。这在中国历代医籍中均有记载,如《素问·奇病论》在论述消渴病的病因
病机时指出:"此肥美之所发也,此人必数食甘美而多肥也,肥者令人内热,甘
者令人中满,故其气上溢,转为消渴。"宋代《圣济总录》也说:"消瘅者,膏粱之
疾也。"元代《丹溪心法》载:"酒面无节,酷嗜炙煿……脏腑生热,燥热炽盛,津
液干焦,渴饮水浆,而不能自禁。"目前已公认肥胖是 2 型糖尿病发生的一个重

要因素,中医学早在 2 000 多年前已认识到肥胖者易发生消渴病。《素问·通评虚实论》说:"消瘅……肥贵人膏粱之疾也。"此后历代医书对此均有记载,如《景岳全书》载:"消渴病,其为病之肇端,皆膏粱肥甘之变……皆富贵人病之而贫贱者少有也。"富贵人由于营养丰盛,体力活动减少,形体肥胖,故易患消渴病。这是中国古代医家通过大量临床病例的观察所得出的结论,至今仍是十分科学的。

3. 情志不舒,肝气郁结　长期过度的精神刺激,情志不舒,郁怒伤肝,肝失疏泄,气郁化火,上灼肺胃阴津,下灼肾阴;或思虑过度,心气郁结,郁而化火,心火亢盛,损耗心脾精血,灼伤胃肾阴液,均可导致消渴病的发生。有关精神因素与消渴病的关系,古代医籍中均有论述,如《灵枢·五变》云:"怒则气上逆,胸中蓄积,血气逆流……转而为热,热则消肌肤,故为消瘅。"刘河间《三消论》云:"消渴者……耗乱精神,过违其度,而燥热郁盛之所成也。"《慎斋遗书·渴》云,"心思过度……此心火乘脾,胃燥而肾无救"可发为消渴。《临证指南医案·三消》云:"心境愁郁,内火自燃,乃消症大病。"均说明了情志失调,五志过极化热伤津的病理过程。另外,肝主疏泄,对情志的影响最大,古代医家十分强调消渴病的发生与肝脏有着密切关系。如清代医家黄坤载在《四圣心源·消渴》中说:"消渴者,足厥阴之病也,厥阴风木与少阳相火为表里……凡木之性专欲疏泄……疏泄不遂……则相火失其蛰藏。"《素灵微蕴·消渴解》说:"消渴之病,则独责肝木,而不责肺金。"郑钦安在《医学真传·三消症起于何因》中云:"消症生于厥阴风木主气,盖以厥阴下水而上火,风火相煽,故生消渴诸证。"西医学认为,精神紧张、情绪激动、心理压力及突然的创伤等,可引起生长激素、去甲肾上腺素、胰高血糖素、肾上腺素、肾上腺皮质激素等拮抗胰岛素的激素分泌增加,而使血糖升高。

4. 长期饮酒,房劳过度　中国历代医籍十分强调,嗜酒及房劳过度与消渴病有关。认为长期嗜酒,损伤脾胃,积热内蕴,化燥伤津;或房事不节,劳伤过度,肾精亏损,虚火内生,灼伤阴津可发生消渴病。如《备急千金要方》云:"凡积久饮酒,未有不成消渴,然大寒凝海而酒不冻,明其酒性酷热,物无以加,脯炙盐咸,此味酒客耽嗜,不离其口,三觞之后,制不由己,饮敢无度,咀嚼炸酱,不择酸咸,积年长夜,酣兴不解,遂使三焦猛热,五脏干燥,木石犹且焦枯,在人何能不渴?"又说消渴病是"盛壮之时,不自慎惜,快情纵欲,极意房中,稍至年长,肾气虚竭"所致,《济生方》亦说:"消渴之疾,皆起于肾,盛壮之时,不自保养,快情纵欲,饮酒无度……遂使肾水枯竭,心火燔炽,三焦猛热,五脏干燥,由是利生焉。"

综上,糖尿病的发生与诸多因素有关,是复合病因导致的综合病证。发病的内因为素体阴虚,禀赋不足。外因有饮食不节,过食肥甘;形体肥胖,体力活动减少;精神刺激,情志失调;劳欲过度,损耗阴精等。外因通过内因而发病。

(二)病机演变

消渴病因病机为阴虚燥热,气阴两虚,其原因乃因糖尿病患者,无论体质如何,持续长期高血糖引起"三多",在此基础上,最终导致"一少"的阴虚燥热,再进一步发展,耗气伤阴导致气阴两虚。

2型糖尿病为食、郁、痰、湿、热、瘀交织为患。其病机演变基本按郁、热、虚、损四个阶段发展。发病初期以郁为主,病位多在肝、脾(胃);继则郁久化热,以肝热、胃热为主,亦可兼肺热、肠热;燥热既久,壮火食气,燥热伤阴,阴损及阳,终至气血阴阳俱虚;脏腑受损,病邪入络,络脉损伤,变证百出。病位在五脏,以脾(胃)、肺、肾为主,涉及肝、心,尤以肾脏为关键,三脏之中,虽有所偏重,但往往又相互影响。肺主治节,为水之上源,肺受燥热所伤,治节失职,水液直趋下行,故小便频数;肺不布津,故口渴喜饮。胃为水谷之海,胃为燥热所伤,胃火炽盛,故消谷善饥,大便干结。脾主运化水湿,将水谷之精微输布全身,若饮食等伤及中焦脾胃,运化失职,虽多食,但不为肌肉,而日渐瘦削;统摄无权,血糖等水谷精微直趋下行,从小便而出。《灵枢·五变》指出:"五脏皆柔弱者,善病消瘅。"其中,脾为后天之本,气血生化之源,居中属土,以灌四旁,若脾气虚弱,四肢百骸失于营养,则消瘦乏力;升降失职则阴津不能正常地通达三焦,正如《血证论》云:"气不得升,水津因不能随气上布。"肾主水,又主藏精,燥热伤肾,阴亏于下,气化失常,不能主水,则小便量多;肾失固摄则精微下注,故小便混浊而味甜。

标本辨证者,阴虚或气虚为本,痰浊血瘀为标,多虚实夹杂。初期为情志失调,痰浊化热伤阴,以标实为主,继之为气阴两虚,最后阴阳两虚,兼夹痰浊瘀血,以本虚为主。阴虚血脉运行涩滞、气虚鼓动无力、痰浊阻滞、血脉不利等都可形成瘀血,痰浊是瘀血形成的病理基础,且两者相互影响。瘀血贯穿糖尿病病机演变的始终,是并发症发生和发展的病理基础;痰浊瘀血又可损伤脏腑,耗伤气血,使病机错综复杂。

张永杰在长期临床观察的基础上,认为糖尿病的临床证候特点十分复杂,其病因病机也十分复杂,且多样多变,单一的"阴虚燥热"的病机认识与糖尿病患者的发病特点不尽符合,故结合西医学对本病的认识,对其病因病机提出以下观点。

1. 痰浊内阻为发病机制 2型糖尿病是临床上最为常见的内分泌疾病之一,占糖尿病总发病率的90%以上,在2型糖尿病患者中,约80%的患者肥胖或超重。张永杰认为,中医在临床上是根据"三多一少"症状对消渴病进行认识和诊断的,而糖尿病是根据血糖检查结果进行诊断的,两者诊断方法的差异导致了消渴病和糖尿病内涵的不对等性。随着检查手段的广泛应用,糖尿病的早期发现率大大提高,2型糖尿病约80%没有明显的"三多一少",50%为无症状性糖尿病。"消渴"是以"症"定"证",必因"渴"而"消",糖尿病是以血糖升高定"病",可以无"渴",也可以无"消"。同时现代糖尿病患者即使患病多年,由于降糖西药的应用,可能仍然肥胖;古代消渴病患者则不然,即使发病时体形肥胖,经过长期的"三多"之后终归要走向"一少"(消瘦)。因此,要利用现代研究手段对肥胖2型糖尿病的病机重新认识,张永杰提出痰浊内阻为2型糖尿病的中医发病机制,尤其是早期及无症状糖尿病患者,其形成机制如下。

(1)痰浊的形成:随着人们生活水平的提高及生活方式的改变,消渴病患者由于饮食不节,过食肥甘厚味,损伤脾胃,脾胃运化失司,水谷不能化生精微而酿生痰浊。浊毒内阻,积热内蕴,消谷耗液,损耗阴津,易发生消渴病。或忧思、劳倦伤脾,以致脾气虚弱,健运失职,水湿内停,积聚成痰;或肺气不足,宣降失司,水津不得通调输布,津液留聚而生痰;或肾虚不能化气行水,水泛而为痰。长期过度的精神刺激,情志不舒,郁怒伤肝,肝失疏泄,则中焦气机郁滞,形成肝脾气滞、肝胃气滞;脾胃运化失常,饮食壅而生热,滞而生痰;气郁化火,上灼肺胃阴津,下灼肾阴;或思虑过度,心气郁结,郁而化火,心火亢盛,损耗心脾精血,灼伤胃肾阴液,均可导致消渴病的发生。近年国内外大量流行病学调查资料表明,随着经济的发展,生活水平提高,由于过多摄取高热量饮食,加之体力活动的减少,身体肥胖,糖尿病的发病率也逐渐增高。这与中医学的认识是完全一致的。

(2)血瘀的形成:血瘀的形成有以下几种原因。① 血行失度:2型糖尿病血瘀主要是"夹瘀",以血瘀为主要表现的相对较少。血瘀的本质在于"血"和"脉","血在脉中,如环无端,周流全身"。血的运行靠气的推动,气能行血,一旦血糖升高,或在"痰""湿"等病理因素的作用或影响下,则"血凝而不流""血瘀滞不行""血涩而不通",由此形成血瘀,乃"内结为血瘀",血瘀一旦形成,则可阻滞脏腑血脉,导致全身或局部功能障碍,作为继发因素或第二病理产物,导致各种血管并发症。② 阴虚血瘀:津血同源,互为资生。阴虚燥热,津亏液少,势必不能载血循经畅行,瘀血在里又化热伤阴,津液大量亏耗,血液浓缩,血液循环滞涩不畅,致阴虚、血瘀并存。周学海在《读医随笔》中说:"夫血犹舟也,津液水也。""津液为火灼竭,则血行愈滞。"论述了热灼津亏导致血瘀的病理过程。③ 气滞血瘀:精神刺激,情志失调,肝失条达,心气郁结,气机阻滞,阻碍血之运行而致血瘀。即气行血行,气滞血瘀之意。④ 气虚血瘀:消渴病日久,阴损耗气则致气阴两虚。气为血帅,气行血行,若气虚运血无力,可致血流不畅而致血瘀。⑤ 阳虚寒凝而致血瘀:消渴病日久,阴损及阳而致阴阳两虚,血宜温,温则通,阳虚则寒,寒则血凝而致血瘀。《素问·调经论》云:"寒独留,则血凝泣,凝则脉不通。"即寒凝血瘀之意。⑥ 痰湿阻络而致血瘀:过食肥甘,其性壅滞,易损脾胃,痰湿内生,脾胃受损,气机升降失调则痰湿阻络,而致血瘀。⑦ 久病多瘀:因目前糖尿病是靠药物治疗控制病情缓慢发展,而不能根治,久病入络,导致血瘀形成。《素问·痹论》云:"病久入深,营卫之行涩,经络时疏,故不通。"2 型糖尿病为终身性疾病,不仅伤阴,而且耗气,甚至阴阳两虚,脏腑功能减退,血行迟缓,形成血瘀证。

2. 肾脏虚损为发病之本　张永杰认为,消渴病的发生虽与五脏有关,但关键在于肾脏虚损,因消渴的发生多与先天禀赋相关,如《灵枢·五变》说:"五脏皆柔弱者,善病消瘅。"五脏之中肾为先天之本,脾为后天之本,故脏腑虚弱最关乎脾、肾。中医学认为,肾为先天之本,乃元阴、元阳之脏,五脏之阴非此不能滋,五脏之阳非此不能化,无论禀赋不足、年老体衰、饮食失节、情志失调、劳欲过度等各种因素致病,穷必及肾。肾虚则脏腑先天不足,功能低下,导致肾之阴阳的虚损。故治疗上重在补肾。如张仲景认为,肾虚是导致消渴病的主要原因,创肾气丸治疗消渴病,开补治消渴之先河。《外台秘要》指出:"消渴者,原其发动此则肾虚所致。"赵献可力主三消肾虚学说,提出:"治消之法,无分上、中、下,先治肾为急。"陈士铎也说:"消渴之证,虽分上、中、下,而肾虚以致渴,则无不同也。"近代著名医家施今墨指出:"本病虽有肺、胃、肾之分,但病本在肾,即标虽有三,其本为一也。"近年国内对男女糖尿病患者性激素变化与肾虚关系研究及补肾治疗观察表明,男患者呈雌二醇(E_2)浓度及雌二醇(E_2)/睾酮(T)比值增高变化;女性患者呈 E_2 及 E_2/T 比值下降变化,男女患者均呈现性腺功能明显减退的肾虚表现,采用补肾益气调补阴阳的中药治疗后,不仅肾虚症状明显改善,血糖明显降低,而且性激素也趋于恢复正常。这一研究成果不仅提示了中医学肾虚致消渴的理论正确性，而且也证实了补肾是治疗糖尿病的一种有效的方法。

3. 重视脾阴虚致消　《黄帝内经》云："脾者土也，治中央，常以四时养四脏。"《素问·生气通天论》云："阴者，藏经而起亟也。"张锡纯云："脾阴足自能灌溉诸脏腑。"《慎斋遗书》云："善多食不饱，饮食不止渴，脾阴不足也。"糖尿病的发生主要病因之一是由于饮食不节，加之素体脾虚致转输失调、升降失司所致。由于脾的转输升降功能失常，气血无所化生，脏腑百骸皆无所养而病，外邪更易乘虚而入成患，致糖尿病变证丛生。

总之，以"阴虚燥热"概括糖尿病的病因病机不符合现代临床实际，结合《黄帝内经》以来各医家的论述和观点，张永杰认为，糖尿病不仅病因复杂，而且病机特点多样多变，不同患者的年龄、遗传背景、体质状态、饮食习惯，以及病程阶段、合并疾病和用药特点等都影响疾病的发展，绝不可能以一概之。概括起来，糖尿病的特点无外本虚标实两端。其中本虚主要为肾虚，气阴两亏；标实主要为肝郁气滞、瘀血、热盛、湿阻为患，可见肝气郁结、肺胃燥热、湿热内阻、热扰心神、血热壅滞、血脉瘀阻等证候。

三、张永杰治疗经验

（一）治法特点

1. 益气养阴　对于消渴的治疗，张永杰在用药功效上，善用补气生津、清热生津之品，共奏养阴生津、清热润燥之效，并兼以利水渗湿、活血化瘀等法；在选药气味上，药性以寒平为主，药味以甘苦为正；在选药归经上，重视对应病变的脏腑，分经论治补益药中的补气药。在所用的补气药中，太子参、山药、西洋参、党参、黄芪等药物兼具补气生津、滋阴润燥的功效。气能生津、化津、固津、摄津，津液的生成与运行，有赖于胃的游溢精气、脾的运化与升腾、肺的宣发肃降与敷布。其中，脾的运化与升清是水谷精微产生与运行的关键，脾气健运，则精微津液充盛；脾气虚衰，则不仅津液匮乏，不足之津液也不能上归于肺而敷布周身。张永杰并非一味滋阴生津，而是借助补气生津的升清之法，使脾胃之气健旺，津液自生。选用寒、平、甘、苦药物居多，寒能清热养阴，苦能泄、能燥、能坚，甘能补、能和、能缓。苦寒配伍，清热坚阴，甘寒配伍，润燥生津，共奏养阴生津、清热润燥之功。平性药所具有的双向性，使得其药物作用比较和缓，无论寒证、热证、虚证、实证、表证、里证，皆为适宜，故而使用范围也较广。

在治疗消渴病归经用药中,主要用归脾、肺、肾、肝经药物。消渴病古有上、中、下三消之分,但张永杰论治消渴,基于三焦而不固于三焦,据病证之不同,病位之属脏、属腑,上下内外之异,治疗上亦据此选用对应归经之方药。

2. 重视脾阴 《素问·五脏生成论》云:"脾欲甘。"《素问·脏气法时论》云:"脾主长夏,足太阴、阳明主治,其曰戊己,脾苦湿,急食苦以燥之。""脾欲缓,急食甘以缓之,用苦泻之,甘补之。"脾之味为甘,故健脾滋阴药物总以甘味为主,佐以甘淡、甘微寒或苦味药等。甘味药性多平缓,宜于滋养脾阴。脾喜燥恶湿,淡能渗利脾湿,甘淡相合,寓补于泻,滋而不腻,渗利水湿而不燥,所选药物宜生津质润、甘淡平和、守阴健脾之品;甘微寒以滋养脾阴,所选药物宜微寒不碍脾;甘苦以坚脾阴,所选药物宜化湿健脾、滋而不腻。常用药物如山药、茯苓、白术、葛根、扁豆、薏苡仁、杏仁、蔻仁等;佐以甘寒或酸甘滋阴化阴之品,如石斛、沙参、麦冬、玉竹、天冬、天花粉、乌梅等;另可配伍益气温阳之品,如附子、肉桂、菟丝子等,阳中求阴,以达"益火之源,以消阴翳"之效。

3. 活血化瘀 消渴病病机各阶段中,瘀血贯穿始终。即使瘀血症状不明显,也应防患于未然,本"疏其气血,令其条达"之理。《灵枢·五变》曰:"五脏皆柔弱者,善病消瘅。"又云:"血脉不行转而为热……故为消瘅。"瘀血不仅是消渴病发病的致病因素之一,同时也是疾病发展过程中形成的病理产物。消渴病早期,气虚无以助血运行致瘀,阴虚燥热,灼津耗液致血脉涩滞致瘀;消渴病后期,阴阳两虚,阴损及阳,寒凝可致脉络凝滞成瘀。一旦发现有糖尿病的存在即可酌情使用活血化瘀法。糖尿病多以气阴两虚为本,以血瘀、气滞、湿阻为标,故要考虑到标本兼治的问题,糖尿病合并并发症可采用中医辨证论治配合使用活血化瘀药,常用黄芪桂枝五物汤、桃红四物汤、血府逐瘀汤。各个时期的治疗用药中常使用丹参,剂量在 $15\sim20$ g。正如《本草汇言》所说:"丹参,善治血分,去滞生新,调经顺脉之药也。"故《明理论》:"以丹参一物,而有四物之功,补血生血,功过归地,调血敛血,力堪芍药,逐瘀生新,性倍川芎。"常用的养血活血药还有当归尾、川芎、红花、桃仁、赤白芍、蒲黄、鸡血藤、三七等。同时强调老年消渴患者多存在脾虚气阴两虚或脾肾亏虚情况,如因病情需要使用破血攻伐或通络之品,也应中病即止。针对消渴合并严重并发症或晚期,应予以活血通络,常用药如地龙、水蛭、蜈蚣、僵蚕等,注意剂量不宜太大,尽量选择毒副作用小者,不宜长期服用,该治法在消渴合并瘀病者效果较佳。

4. 多种治法综合运用 消渴病基本病机是气阴两虚,血瘀脉络,以虚证为主,基本治法是益气养阴,活血化瘀。但是消渴病也存在邪实,如痰湿、肝胃郁热、胃肠实热,兼痰、兼湿浊等,疾病后期可出现阴损及阳。因此,在多种治法综合运用中应注意三点:一是重点突出,这个重点就是益气养阴,活血化瘀。二是主次分明,辨何时以补为主,何时以祛邪为主,何时补泻并重。三是灵活配伍,即根据具体病情灵活应用多种治法方药,根据病情进展,及时加减变化。如胃肠实热可选大黄黄连泻心汤通腑泻热,药用大黄、黄连、石膏、葛根等。脾虚胃热可选半夏泻心汤辛开苦降,药用半夏、黄芩、黄连、党参、干姜、炙甘草等。阴阳两虚可选金匮肾气丸阴阳双补,药用桂枝、附子、熟地黄、山茱萸、山药、茯苓、丹皮、泽泻、枸杞子、杜仲、菟丝子、肉桂、当归等。兼痰证之嗜食肥甘,形体肥胖可选二陈汤行气化痰;偏痰热选黄连温胆汤,药用半夏、陈皮、茯苓、枳实、竹茹、黄连。兼湿证之头重昏蒙、四肢沉重、倦怠嗜卧、脘腹胀满、食少纳呆可选用三仁汤健脾燥湿,药用杏仁、蔻仁、薏苡仁、厚朴、半夏、通草、滑石、竹叶等。兼浊证之腹部肥胖,实验室检查血脂或血尿酸增高,可选大黄黄连泻心汤消膏降浊,药用大黄、黄连、枳实、石膏、葛根、红曲、生山楂、红花、土茯苓、威灵仙等。

(二) 分型论治

基于对糖尿病病因病机的认识,张永杰结合多年的临床经验及体悟,认为本病治疗很难以一方统治,应在辨证前提下,分型治疗。

1. 肝胃郁热证

症状:脘腹痞满,胸胁胀闷,面红目赤,形体偏胖,腹部胀大,心烦易怒,口干口苦,小便色黄,大便干,舌质红,苔黄,脉弦数。

治法:开郁清热。

方药:大柴胡汤加减,药用柴胡、黄芩、清半夏、枳实、白芍、大黄、生姜等。

2. 胃肠实热证

症状:脘腹胀满,痞满不适,大便秘结,口干口苦,或有口臭,或咽痛,或牙龈出血,口渴喜冷饮,饮水量多,多食易饥,舌红,边有瘀点瘀斑,舌下脉络青紫,苔黄,脉弦滑。

治法:通腑泄热。

方药:大黄黄连泻心汤加减,药用大黄、黄连、枳实、石膏、葛根、玄明粉等。

3. 脾虚胃热证

症状:心下痞满,胀闷呕恶,呃逆,水谷不消,纳呆,便溏,或肠鸣不利,或虚烦不眠,或头眩心悸,或痰多,舌质淡胖,舌下络脉瘀阻,苔白腻,脉弦滑。

治法：辛开苦降。

方药：半夏泻心汤加减，药用半夏、黄芩、黄连、党参、干姜、炙甘草等。

4. 上热下寒证

症状：心烦口苦，胃脘灼热，痞满不痛，或干呕呕吐，肠鸣不利，手足及下肢冷甚，舌红，舌下络脉瘀阻，苔黄根部腐腻，脉弦滑。

治法：清上温下。

方药：乌梅丸加减，药用乌梅、黄连、黄柏、干姜、蜀椒、附子、当归、肉桂、党参等。

5. 阴虚火旺证

症状：五心烦热，急躁易怒，口干口渴，渴喜冷饮，易饥多食，时时汗出，少寐多梦，溲赤便秘，舌红赤，少苔，脉虚细数。

治法：滋阴降火。

方药：知柏地黄丸合白虎汤加减，药用知母、黄柏、山萸肉、丹皮、山药、石膏、粳米、甘草、天花粉、黄连、生地黄、藕汁等。

6. 气阴两虚证

症状：消瘦，倦怠乏力，气短懒言，易汗出，胸闷憋气，脘腹胀满，腰膝酸软，虚浮，便溏，口干口苦，舌淡体胖，苔薄白干或少苔，脉虚细无力。

治法：益气养阴。

方药：参芪地黄汤加减，药用人参、黄芪、麦冬、五味子、熟地黄、山药、茯苓、丹皮、泽泻、山茱萸等。

7. 阴阳两虚证

症状：小便频数，夜尿增多，混浊如脂如膏，甚至饮一溲一，五心烦热，口干咽燥，耳轮干枯，面色黧黑，畏寒肢冷，面色苍白，神疲乏力，腰膝酸软，脘腹胀满，食纳不香，阳痿，面目浮肿，五更泄泻，舌淡体胖，苔白而干，脉沉细无力。

治法：阴阳双补。

方药：金匮肾气丸加减，偏阴虚左归饮加减，偏阳虚右归饮加减，药用桂枝、附子、熟地黄、山萸肉、山药、茯苓、丹皮、泽泻、枸杞子、甘草、杜仲、菟丝子、肉桂、当归、鹿角胶等。

（三）兼证

1. 兼瘀证

症状：胸闷刺痛，肢体麻木或疼痛，疼痛不移，肌肤甲错，健忘心悸，心烦失眠,或中风偏瘫,语言謇涩,或视物不清,唇舌紫暗,舌质暗,有瘀斑,舌下脉络青紫迂曲,苔薄白,脉弦或沉而涩。

治法:活血化瘀。

方药:桃红四物汤加减,药用地黄、川芎、白芍、当归、桃仁、红花等。此兼夹证常见于消渴病中晚期,尤其有并发症者。

2. 兼痰证

症状:嗜食肥甘,形体肥胖,呕恶眩晕,口黏痰多,食油腻则加重,舌体胖大,苔白厚腻,脉滑。

治法:行气化痰。

方药:黄连温胆汤加减,药用半夏、陈皮、茯苓、甘草、枳实、竹茹、黄连、大枣等。

3. 兼湿证

症状:头重昏蒙,四肢沉重,遇阴雨天加重,倦怠嗜卧,脘腹胀满,食少纳呆,便溏或黏滞不爽,舌胖大,边有齿痕,苔腻,脉弦滑。

治法:健脾燥湿。

方药:三仁汤加减,药用杏仁、蔻仁、薏苡仁、厚朴、半夏、通草、滑石、竹叶等。

4. 兼浊证

症状:腹部肥胖,实验室检查血脂或血尿酸增高,或伴脂肪肝,舌胖大,苔腐腻,脉滑。

治法:消膏降浊。

方药:大黄黄连泻心汤,药用大黄、黄连、枳实、石膏、葛根、玄明粉、红曲、生山楂、五谷虫、西红花、威灵仙等。

第三节　糖尿病肾病

一、概述

糖尿病肾病又称糖尿病肾小球硬化症,病变主要累及肾小球,引起尿蛋白排泄及滤过异常,主要特点为肾小球血管受损、肾小球硬化、肾小球形成结节性病变,是糖尿病主要的微血管并发症之一,在糖尿病患者中的发生率为20%~40%。糖尿病肾病是导致终末期肾病发生的重要原因之一。临床根据尿蛋白及肾小球滤过率这两个指标,将糖尿病肾病自然病程分为5个阶段。糖尿病肾损害Ⅰ期、Ⅱ期,患者血压多正常,肾小球滤过率增高,尿白蛋白排泄率正常,故此二期不能称为糖尿病肾病。Ⅲ期,又称早期糖尿病肾病,尿白蛋白排出率为20~200 μg/min,患者血压轻度升高,开始出现肾小球的荒废。Ⅳ期,临床糖尿病肾病或显性糖尿病肾病。Ⅴ期,即终末期肾功能衰竭,糖尿病患者一旦出现持续性尿蛋白发展为临床糖尿病肾病。西医的治疗方法是积极控制血糖,包括饮食治疗、口服降糖药和应用胰岛素。Ⅰ期、Ⅱ期是病理改变的诊断,部分患者无明显不适,给中医辨证论治带来局限性。Ⅲ期以尿白蛋白排出率检查作为诊断标准,中医在此期间可在辨证论治前提下,辨证和辨病、辨证和辨相关生化检查相结合,依据中医既病防变治未病思想,以期逆转或延缓病情的进展。进入Ⅳ期、Ⅴ期,临床主要表现为水肿,多尿或少尿,腰痛、乏力,甚则呕吐、尿闭,相当于中医的"水肿""胀满""尿浊""关格"等。《太平圣惠方·治消肾小便白浊诸方》云:"夫消肾,小便白浊如脂者。此由劳伤于肾,肾气虚冷故也。肾主水,而开窍在阴,阴为小便之道。胕冷肾损,故小便白而如脂,或如麸片也。"近年来,有学者参照糖尿病肾病的研究,认为糖尿病肾病病位在肾,将消渴病日久出现的水肿、胀满、尿浊、吐逆、肾消、关格等症统称为消渴病肾病较为合理。

二、张永杰对本病病因病机的认识

糖尿病微血管并发症,临床以糖尿病肾病及糖尿病视网膜病变为常见,糖尿病肾病为糖尿病常见并发症之一,若不积极的干预治疗,病情将发展至尿毒症阶段,肾透析或换肾是其治疗的最终手段。故糖尿病肾病的防治重点为早期糖尿病肾病,中医治疗该病有较好的临床疗效。张永杰提出糖尿病肾病分期治疗的临床思路,即早期糖尿病肾病、中晚期糖尿病肾病,针对不同时期,有针对性地给予对症治疗,早期糖尿病肾病,通过中药积极干预治疗,可逆转或延缓糖尿病肾病的发展,提高患者的生活质量,总体减少医疗费用。对其发病机制的认识,张永杰亦有较深的体会。

(一)早期糖尿病肾病(Ⅰ~Ⅲ期)

1. *脾虚为病机之本* 本病内因为禀赋不足,真气虚弱,气阴两虚。饮食不节,过食肥甘;精神刺激,情志失调;外感六淫,伤于邪毒;劳欲过度,损伤阴精等均为外因。基本病机为气阴两虚,气阴虚可化燥生热,燥热甚又可耗气伤阴,互为因果,导致糖尿病诸多症状的发生。但从糖尿病发展至肾病阶段,一般需经过 10 年左右,且发展至糖尿病肾病时,患者"三多一少"的症状不典型,而疲倦乏力、嗜卧懒动、纳差、腰膝酸软、面色苍白或晦暗等症状,为临床常见。究其原因,张永杰认为,糖尿病阶段,因饮食不节,过食肥甘醇酒厚味,导致脾胃受损,患者确诊糖尿病后,尽管经过糖尿病教育、饮食控制、加强锻炼及药物等综合治疗,但只能控制,不能根治。随着病程的延长,科学、合理、积极的治疗,只能延缓而不能遏止病情的发展,故脾胃功能将随着病程而持续损害,只是在某阶段减轻,某阶段加重,但总的趋势是逐渐加重,特别是一些微观的病理改变。一部分患者,经过积极合理治疗而血糖控制不满意或自控能力差者,对糖尿病慢性并发症认识不足,认为过分控制饮食降低了自己的生活质量,他们或失去信心,或不遵医嘱,饮食上我行我素,生活上顺其自然,体内长期高血糖状态而产生"高血糖毒性"。另外,随着人们生活水平的提高,衣食住行得到改善,膳食精美,运动减少,成为肥胖及糖尿病发病率逐年增高的直接原因。西医学提出胰岛素抵抗及胰岛素分泌缺陷是 2 型糖尿病发病基础,而肥胖是胰岛素抵抗的临床特征之一。中医学将肥胖责之于脾虚,属脂膏聚积体内之痰湿为患。2 型糖尿病患者,当诊断明确后,一般首选口服药物治疗,任何种类口服降糖药,都或多或少有胃肠道副作用;同时,糖尿病肾病患者,中年发病者居多,常合并有高血压、冠心病、中风后遗症等,须同时服用多种药物且要长期服用,经口入者,脾胃首当其冲。此为药源性致病因素,常为医者忽视。综合以上因素,张永杰提出脾虚为糖尿病肾病的病机之本。且此脾胃不仅包括解剖学脾、胃,更包括西医学之胰腺。因为食物中的糖、蛋白质、脂肪以及各种微量元素等营养物质,必须经过胰腺分泌细胞分泌的胰淀粉酶、胰脂肪酶、胰蛋白酶化学消化,才能被机体利用吸收。如果胰腺分泌这些消化酶的作用减弱或功能失常,各种物质消化吸收障碍,机体无法获得足够的营养物质,就会出现气血生化不足的脾虚现象,这和脾主运化的生理功能和病理改变相一致。脾虚运化失职,津液不能上承,患者引水以自救,故出现口渴多饮;脾虚其气不升而下降,使水谷精微随小便而排出体外,故出现尿多浑浊而味甘。随着病程的进展,在上述致病因素作用下,始者耗伤脾气,久者气阴两伤,脾胃阴虚,气虚则致升清降浊的功能障碍,阴虚则无"精"布散。脾虚既包括脾气虚,亦指脾阴虚,脾气医者熟知,脾阴常被忽视。脾阴虚病因是多方面的,素体阴虚,或年老液亏,或感受燥热之邪劫夺脾胃之阴,此其一;木火体质,易生内热,烦躁多怒,五志过极,以致阳升火炽,此其二;饮食偏嗜辛热,或饮酒过度,温热化燥而伤阴,此其三;不辨脾胃阴虚之证而误治,如辛散劫阴,燥热助火,此其四。

2. 瘀、痰为病理产物 唐容川《血证论》云:"瘀血在里则渴,所以然者,血与气本不相离,内有瘀血,故气不得通,不能载水津以上升,是以为渴,名曰血渴,瘀血去则不渴也。"明确提出瘀血致渴的机制。脾为后天之本,主运化而升清,当各种原因致脾失运化,水谷不能化生精微而酿生痰浊,痰浊内阻,中焦气机升降失常,脾气受损,脾功能障碍加重,而出现脾虚湿盛的本虚标实之证。脾气虚弱,气血生化乏源,气虚则动血无力,血运不畅,血弱则脉络充盈欠佳,血流缓慢,血液中的致病物质沉积于脉络,致病因子损害脉络,则脉络狭窄,两者均可导致瘀血内阻而成血瘀证。痰湿内盛流注脉管,血液重浊,亦可使血行不利而瘀滞。糖尿病患者常病情缠绵,时轻时重,患者常有精神抑郁,情绪障碍,肝气郁结,疏泄失常,气机阻滞,血液运行不畅,亦致瘀血内停。瘀血、痰浊不仅是一种病理产物,同时亦可作为致病因素,影响该病的发展与转归。西医学研究认为,糖尿病肾病患者,甲皱微循环的改变明显高于正常人,血液流变学指标中,红细胞聚集指数、全血比黏度、血浆比黏度、纤维蛋白原及血沉均明显增加;血清脂质代谢紊乱,过多的血脂在体内蓄积,形成高脂血症;血管内皮细胞损伤,激活凝血系统和血小板,形成微血栓或破坏血管屏障,增加血浆成分的管壁渗透,从而形成微血管病变;血浆内皮素水平升高,而血浆内皮素是目前所知最强的缩血管多肽;血栓素及前列环素比例失调,致血管平滑肌增生,血管狭窄;白细胞黏附功能增加等。上述多种机制的研究,既为中医瘀血证找到了客观指标,又为活血化瘀治疗糖尿病肾病找到了客观依据。

(二)病变进展期糖尿病肾病(Ⅳ期)

张永杰认为,此期为糖尿病肾病进一步发展加重,出现大量蛋白尿及肾病综合征。此期的主要病机是在早期气阴两虚,血脉瘀阻基础上,病情进一步发展,肾元进一步受损,气虚及血,阴损及阳,而致气血俱虚,脾肾阳虚,血脉瘀阻进一步加重,"血不利则为水",而致痰湿血瘀互结。一方面脾失固摄,肾虚不能封藏,大量精微外泄,表现为大量蛋白尿,尿起泡沫;另一方面,肾虚气化不行,脾阳不振,气不化水,水湿泛溢而悉身水肿,甚则胸水、腹水,肾阳衰微。阴盛于下,则腰膝以下肿,按之凹陷不起;肾虚水气内盛,则腰痛酸重;肾阳不足,膀胱气化不利而尿少不畅；肾阳虚惫，命门火衰而见恶寒肢冷。

与发病初期相比，此期病变已由脾及肾，由中焦至下焦，由气及血，阴损及阳。病机核心是脾肾两虚，脾肾气机升降失常，清浊逆乱。中医学认为人体津液的代谢输布，与肺气宣发肃降、脾气分清降浊、肾气蒸腾气化密切相关，但在探讨水液与气机升降关系中，要注意两个枢机：第一，气机升降的枢机，责之于脾胃。第二，升清降浊的枢机，责之于肾。可见，脾肾在气机运行中占重要地位，而糖尿病肾病至此期由于脾肾虚弱，脾失健运，肾失气化，脾肾气机升降失常，三焦不利，升清降浊失职，产生水湿、痰浊、瘀血诸邪，此为因虚致实，诸邪又可反伤脾、肾，加重正虚，形成恶性循环。

此期除可能兼见痰、湿、瘀、热以外，水饮也是病程中最为常见的病理要素。究其原因：① 正如《诸病源候论·水肿病诸候》中指出水肿发病机制是"荣卫痞涩，三焦不调，脏腑虚弱所生"。糖尿病肾病患者至病变进展期，脾肾俱虚，"肾虚不能宣通水气，脾虚又不能制水，故水气盈溢，渗液皮肤，流遍四肢，所以通身肿也"。但在糖尿病肾病病变进展期发生的脾肾俱虚所致水肿却主要责之于肾，此种情况与明代大多医家重视命门学说，并认为《黄帝内经》肺、脾、肾三脏气化功能失调的发病机制主要责之于肾之机制非常相似。明代医家李中梓在《医宗必读·水肿胀满》说："虚人气胀者，脾虚不能运气也。虚人水肿者，土虚不能制水也。水虽制于脾，实则统于肾，肾本水脏，而元阳寓焉；命门火衰，既不能自制阴寒，又不能涵养脾土，则阴不从阳，而精化为水，古故水肿之证多属火衰也。"② 消渴病久必见瘀，久病入络，损伤血络肾络，"血不利则为水"；或因水湿内留，气不化水，气行水行，气滞水停；或因三焦停滞，经脉壅塞，血瘀水停。日久伤及肝、肾，气机不畅，不疏水道，开阖不利，而致水肿。水湿逗留日久，累及肝肾阴虚，甚则水不涵木，木火上升，则见头晕目眩、血压升高等肾病综合征常见症状。

简言之，张永杰指出，糖尿病肾病病变进展期病位不但在脾，而且由脾及肾，脾肾两虚，又以肾虚为主。正虚、血瘀、痰浊、气滞等各种病理要素，障碍气化，使肾主水功能不能正常发挥而出现水湿泛滥，周身浮肿；阻塞肾关，脾、肾气机不利，在脾不摄精基础上加之肾关开阖启闭失常，以致小便清浊不分，精微失摄而大量漏出。此期肾脏已出现结构性损害，病情较重，难以完全逆转。

（三）晚期糖尿病肾病（Ⅴ期）

此期为糖尿病肾病肾功能不全期，是基于以上气血、阴阳已虚，血瘀、痰浊、水湿、郁热互阻基础上,病情继续恶化进展演变而成。张永杰认为,此期的核心病机是肾体劳衰,肾用失司,浊毒内停,五脏受损,气血阴阳衰败,特点是患者体内产生一系列虚证和一系列实证,虚实夹杂,病情危重复杂,变证丛生。

糖尿病肾病病变晚期因肾体劳衰,体内代谢废物,因不能由尿、便、汗等排出,蓄积体内,日久三焦气化严重障碍,分清泌浊功能减退,秽浊积久,酿为浊毒;或聚浊生痰,痰湿内蕴,阻遏气机,水病累血,郁而成瘀,肾络瘀阻,肾体"微型癥瘕"形成,肾元受损不用。糖尿病肾病的发病及病变晚期均与"毒邪"密不可分。所谓"毒",至少应具备三个方面:① 能够对机体产生毒害或损害。② 损害致病的程度。③ 应与人体相互作用。外毒包括外感六淫邪毒及药毒等。

本病多从内毒论治,因脏腑和气血运行失常,使机体的生理或病理产物不能及时排除,蕴积体内而化生气滞、痰凝、血瘀、水湿等,既是病理产物,又是新的致病因素,包括热、湿、瘀、浊、溺五毒。① 热毒(燥毒):见大渴引饮,消谷善饥,心烦失眠,头晕目眩,咽干而痛,大便燥结,小便频数,尿色浑黄,舌红,苔黄燥或少泽,脉多弦数。② 湿毒:见周身困重,四肢酸痛,沉重难耐,面垢多,大便不爽或溏泄。妇人白带过多、味臭,男子则阴囊潮湿,还可并发痈疽疮疡等。③ 瘀毒:表现为病情沉痼,反复不愈,肢麻,腰痛如针刺或固定不移,面色紫黑或晦暗,紫癜,舌质紫暗,或有瘀点瘀斑,舌下络脉粗大青紫,脉涩。妇人见经色紫暗,有血块等。④ 浊毒:见头重晕蒙,恶心呕吐,浮肿,尿少尿闭,口苦而黏,苔腻或垢,脉滑等。⑤ 溺毒:见面色苍黄垢暗,皮肤时有白霜,或口中有尿味,血中毒素升高,苔老黄或见黑腐,脉弦滑。如《重订广温热论》所说:"溺毒入血,血毒上脑之候,头痛而晕,视力蒙眬,耳鸣、耳聋、恶心呕吐,呼吸带有溺臭,间或猝发癫痫状,甚或神昏惊厥,不省人事,循衣摸床,撮空,舌苔起腐,间有黑点。"

此期病变过程往往是因虚致实,实更伤正,"大实有羸状,至虚有盛候",产生一系列五脏气血阴阳劳损证候。如:① 脾肾气虚:表现为倦怠乏力,气短懒言,纳呆腹胀,腰膝酸软,大便溏泄,或不实,夜尿清长,脉息细,舌淡红。② 脾肾气血两虚:表现为面色少华,气短乏力,腰膝酸软,大便不实,或干结,夜尿多,脉细,舌质淡。③ 肝肾阴虚:表现为头昏头痛,耳鸣目涩,腰酸乏力,脉弦细,舌质偏红,苔少。④ 脾肾阴阳两虚:表现为精神萎靡,极度乏力,头晕眼花,指甲苍白,腰酸、肢冷、畏寒,舌质淡而胖,或见灰黑苔,脉沉细或细弦。如此等等,五脏气血阴阳在此病变晚期俱可受损,而外现相应本虚证候。

此期变证蜂起,由于阳虚气化不利,升降出入失司,清阳不升,浊阴不降,湿浊中阻而见胸闷泛恶,纳呆身重;浊毒上泛,胃失和降,则恶心呕吐,食欲不振;湿毒外泄肌肤,则瘙痒无度;水饮凌心射肺,则心悸气短,胸闷喘憋不能平卧;阳虚寒凝,血脉瘀阻,浊瘀交阻而见肢体麻木疼痛;久病入络,肾络瘀阻,络瘀血溢发为鼻衄、齿衄;肾阳衰败,水湿泛滥,浊毒内停,重则上下格拒,形成"关格"之证,如《证治汇补》说:"关格者……既关且格,必小便不通,旦夕之间,徒增呕恶,此因浊邪壅塞三焦,正气不得升降,所以关应下而小便闭,格应上而生呕吐,阴阳闭绝,一日即死,最为危候。"肾阳不足,水湿内蕴,蕴久化火,热灼成浊,浊毒上蒙清窍,溺毒入脑,则神志恍惚、意识不清,甚者昏迷不醒;邪毒不得外解,势必内溃,溺毒入血,清窍被蒙,肾虚风动,神识昏迷,抽搐惊厥,危象显露;水气凌心,喘促骤生,终以心肾俱败,阴阳离绝而告终。

综上可见,病变晚期邪实贯穿始终,虚、瘀、浊、毒相互兼夹,弥漫三焦,另外正气虚弱易感外邪使病情加剧,易于反复,从而形成此期虚实并见,寒热夹杂,缠绵难愈之痼疾,形成浊毒、溺毒、瘀毒顽症。

总之,消渴病肾病最终将按虚、损、劳、衰的不可逆方向恶化进展,此病贵在早期预防、早期治疗、积极控制危险因素,"谨守阴阳,以平为期",在整个病程中,明辨糖尿病肾病各期主要核心病机,抓住痰、热、郁、瘀等中心病机环节。在病初固脾摄精,兼调肝气,滋补肾气;病情进展期脾肾双补,固肾摄精;病变晚期,根据"有者求之,无者求之,盛者责之,虚者责之"的原则,灵活加减。努力发挥中医"治未病"的特色和优势,积极提高中医临床疗效。

三、张永杰治疗经验

(一)治法特点

针对糖尿病肾病的发病机制,张永杰提出糖尿病肾病以下辨证论治要点。

1. 早期糖尿病肾病从脾论治　基于对早期糖尿病肾病病理机制的上述认识,临床确立健脾滋肾,活血解毒的治法,组成滋脾通络汤。药用黄芪 30 g,山药 20 g,当归 20 g,赤芍 15 g,鬼箭羽 15 g,水蛭 10 g,三七粉 3 g(冲),生大黄 3 g(研末冲),牛膝 20 g。通过临床观察,效果较好。在以本方为基本方的临床辨治过程中,应注意以下几点。

(1)辨证与辨病结合:辨证就是辨证候、辨体征。只要有脾虚表现,就应从脾论治,抓住疾病的本质。脾的生理功能是运化转输、升清降浊以及主四肢肌肉。若各种因素导致脾胃损伤,脾气亏虚,五脏失养或脾不统血,气虚血瘀,络脉阻滞,则可导致五脏失衡,升清降浊功能障碍,气血乖张而变证丛生。辨病就是结合西医学对本病的认识,强调早发现、早诊断、早治疗,采用截断疗法在病变早期积极地干预治疗,以期延缓或逆转病情的发展,提高患者的生活质量。

(2) 主证与兼证结合:糖尿病早期肾病强调从脾论治,以健脾滋阴,活血通络为治疗大法。但本病病机复杂,病情迁延。肾位下焦,为先天之本,促进人体的发育和生殖,为元阴、元阳之脏,主持全身水液代谢,体内阴精水液的代谢过程中,清者上升,浊者下降,均离不开肾气的蒸腾气化。若肾气(阳)虚,失于蒸腾气化或失于固摄,便可出现尿中脂膏或小便不畅。正如《仁斋直指方》所言:"肾藏真精,为脏腑阴液之根,肾水不竭,安有消渴者。"其虚者临床常见气阴两虚证、阴阳两虚证、阴虚热盛证。兼证为外感证、水(痰)湿证、湿热证、血瘀证、浊毒证。故其治疗,当以辨证论治为前提,灵机活法,随症加减。

(3) 治标与治本结合:糖尿病肾病其本为脾虚,其标为痰浊瘀血,本虚标实,在治疗的过程中,均应重视健脾益气滋阴这一关键。痰浊瘀血则为疾病过程中的病理产物,为有形之邪,其病理特点为瘀阻脉络,阻碍气机,损伤脏腑,往往在某一阶段可成为该病的主要矛盾,临证要高度重视,但标本治疗不是对立的,而是相辅相成的,应根据临床实际,或标本兼治,或标本分治,分清主次,灵活运用。

2. 辨明病位、病性、证情、病势,注重生活调护

(1) 辨明病位:糖尿病肾病早期主要以脾、肝、肾为主,但主要在脾,病程迁延阴损及阳,脾肾阳虚;病变后期,肾元虚损,常可累及肺、心诸脏,表现为两脏或三脏同病,阴阳两虚。

(2) 辨明病性:糖尿病肾病病程长,不同阶段病机有所侧重,但总以本虚标实、虚实夹杂为病机特点,糖尿病肾病早期以脾虚为主,瘀血阻络为标,病程迁延,脾病及肾,脾肾两虚,兼见气滞、血瘀、痰湿、湿热、郁热、水湿,其中以血瘀、水湿互结为主。晚期肾体劳虚,肾用失司,浊毒内停,五脏受损,气血阴阳衰败,本虚可兼有阴虚、阳虚,甚或气血阴阳俱虚,标实证有气滞、痰湿、热结、湿热、郁热、水湿。

(3) 辨明主证、兼证、变证:中医临证可以遵循"但见一证便是,不必悉具"

的原则,体现抓主证的思想方法。如乏力、夜尿频数、蛋白尿、贫血、水肿等,常是不同阶段糖尿病肾病主证。消渴病主要特点是易发并发症,"消渴病易传变,宜知慎忌""夫消渴者,多变聋盲、疮癣、痤痱之类"。消渴病迁延日久,瘀血、痰湿等实证丛生,可形成肝胃郁热、气滞血瘀、湿热中阻、水湿泛滥、外感热毒等一系列兼证,而糖尿病肾病中、晚期除上述兼证外,由于痰浊瘀血痹阻脉络,久病入络,形成"微型癥瘕"引起肾元衰败,浊毒内停,五脏阴阳气血俱虚,甚者可发生浊毒犯胃、水凌心肺、关格、溺毒入脑等一系列变证。此时,必须遵循"急则治其标,缓者治其本"的原则,辨明主证的同时,辨明兼证、变证。总之,要心中明晰糖尿病肾病各期的中医主证、兼证、变证,临证时分清标本缓急、有的放矢的辨证论治,灵活加减,才能最终提高疗效。

(4)辨病势顺逆:主要从中医精、气、神角度,结合西医理化指标、病变部位及患者一般情况判别病势顺逆,凡经治疗后,患者精、气、神见好转,尿蛋白漏出减轻、肾功能基本稳定,体力提高、一般情况好、生活质量提高者为顺,反之为逆;中医辨证部位由肝、肾到脾、肾,到五脏,由气血到阴阳为逆,反之为顺。

(5)糖尿病肾病的生活调护:张永杰十分强调糖尿病肾病调护,对早期糖尿病患者,要进行心理教育,使患者了解早期糖尿病肾病是严重的并发症,若不进行积极治疗将逐渐进展为肾衰尿毒症,应引起重视。同时,应使患者和家属了解,早期合理防治,症状可以减轻,指标可以降低,甚至恢复正常,以减轻心理负担。要根据身体情况进行轻度和中度体力活动,但应避免重体力和急性活动。运动要循序渐进,不可突然加大运动量,可采用太极拳、五禽戏、八段锦等。另外要注意饮食调理,饮食调理是治疗糖尿病肾病的关键一环。一般在临床Ⅰ期、Ⅱ期患者宜减少豆类食品,Ⅲ期患者应禁食豆类食品,并适当减少主食,增加优质蛋白质(牛乳、鸡蛋等)。适当限制盐的摄入量,食盐有增高患者餐后血糖的作用,进而增加胰岛负担。忌烟酒,少食油腻、煎炸食物,新鲜瘦肉、鱼、蛋类含有丰富的必需氨基酸,是保持蛋白质代谢所需的原料。

糖尿病肾病一旦进入临床期,尤其是出现糖尿病肾病综合征时,病情已难以逆转。故本病防治的关键在于突出一个"早"字,在疾病的早期,肾脏的形态与功能的改变是可逆的。病情发展到临床期的糖尿病肾病患者,应使患者及家属了解,病到中期病情已进入较严重阶段。但也有可能存在可逆因素,如合并感染性疾病。要使患者重视认真配合医生治疗,努力解除不利因素,减轻肾脏负担,或可使已受伤害的肾脏恢复。快速进展为中期的患者,应卧床休息。

缓慢进展的患者,只能进行轻体力活动,量力而行,不能勉强行事。生活中坐、卧、立、走,以卧为优。因为卧位有利于肌肉放松,有利于肾血流改善。注意生活环境清洁、舒适。经常清洁口腔、清洗皮肤和外阴,以防止感染,并根据病情合理安排生活。饮食调理是治疗糖尿病肾病综合征的关键一环,除了要根据血糖、尿糖、体重、活动情况,制订合理的糖尿病饮食方案外,还要根据肾功能状态来调节蛋白质的摄入量。对于肾功能正常而有蛋白尿患者,蛋白质摄入量每日>80 g;低蛋白血症明显者,蛋白质摄入量可增加 1～2 g/kg;肾功能不全者,蛋白质摄入量 0.6～0.8 g/kg,给予优质蛋白。此外,水肿明显者,每日摄取盐量应控制在 2～3 g 以内,水肿较剧者应予以无盐饮食。针对患者病情还可给予中医药膳,以平衡阴阳,调理脏腑,扶正祛邪,如肾阳虚者宜常食韭菜、狗肉、羊骨、虾、肉桂等食物,脾肾两虚可选用黄芪山药粥等。

糖尿病肾病晚期患者,应重视控制血糖,使血糖、糖化血红蛋白及果糖胺等均稳定在正常范围。应以中西医结合为主,取长补短,此期可配和应用血管紧张素转化酶抑制剂、血管紧张素Ⅱ受体拮抗剂和钙离子拮抗剂以调节肾血流动力学,控制高血压,以及抗凝和纠正脂质代谢紊乱等。此外,还应注意畅情志、节劳作、调起居。尿毒症晚期患者,要注意防治严重的并发症,如高血钾、心衰、严重的代谢性酸中毒等。

(二) 分型论治

张永杰认为,目前中医辨证论治方法尚不统一,其中以糖尿病肾病理化检查指标作为分期依据,再进行中医辨证论治方法,因其思路清晰,临床可操作性强而被广泛采纳。糖尿病肾病前期临床诊断比较困难,主要参考西医的理化检查,中医辨证可参考消渴病的辨证论治,兼顾脾肾不足、络脉瘀阻,以期延缓或者逆转病情进展;中期主要针对蛋白尿进行辨证论治,主要调理肝、脾、肾三脏功能,延缓病情进展;晚期虚实夹杂,病机复杂,当根据主证灵活辨证,旨在减慢病情恶化,提高患者生活质量。具体分期辨证论治如下。

1. **糖尿病肾病中期辨证论治** 糖尿病肾病中期出现大量蛋白尿,并可伴肌酐清除率的下降,治疗以减少蛋白尿,延缓肾功能下降为原则,改善患者临床症状,缓解病情。病机虽以脾肾虚损,封藏收敛失司为主,但又常与气滞、血瘀、湿阻或外邪侵袭有关,治疗补虚勿忘祛邪,而祛邪之时更应注意正虚。

(1)脾肾阳虚兼瘀证

症状:神疲畏寒,腰膝酸冷,肢体浮肿,下肢尤甚,面色㿠白,小便清长或短少,夜尿增多,或五更泄泻,舌淡体胖,有齿痕,舌质淡暗,有瘀斑瘀点,苔白,脉沉细无力。

治法:温肾健脾,活血化瘀。

方药:真武汤合五皮饮加减,药用附子、干姜、白术、茯苓皮、白芍、桑白皮、大腹皮、陈皮、生姜皮等。

(2)气血两虚兼瘀证

症状:神疲乏力,气短懒言,面色淡白或萎黄,头晕目眩,唇甲色淡,心悸失眠,腰膝酸疼,舌质暗淡无华,有瘀点或瘀斑,脉弱。

治法:益气养血,化瘀散结。

方药:八珍汤加减,药用党参、白术、茯苓、川芎、生地黄、当归、芍药、甘草等。

(3)阴阳两虚证

症状:小便频数,混浊如膏,面容憔悴,耳轮干枯,腰膝酸软,四肢欠温,阳痿或月经不调,舌质淡而干,苔白,脉沉细无力。

治法:滋阴温阳,补肾固涩。

方药:济生肾气丸加减,药用附子、车前子、山茱萸、山药、牡丹皮、牛膝、熟地黄、肉桂、白茯苓、泽泻等。

(4)肝肾阴虚兼瘀证

症状:明显蛋白尿,眩晕耳鸣,五心烦热,腰膝酸痛,两目干涩,小便短少,舌红少苔,脉细数。

治法:补益肝肾,养血活血。

方药:杞菊地黄丸加减,药用枸杞子、菊花、熟地黄、山茱萸、山药、茯苓、泽泻、牡丹皮等。

2.糖尿病肾病晚期辨证论治　糖尿病肾病晚期以维护正气,保摄阴阳为基本治法,同时还应分清标本、虚实、主次、缓急,扶正祛邪,标本兼治,急则治其标,缓则治其本,不得滥用克伐之品耗伤肾气,必要时配合西医积极抢救治疗。

(1)气血阴虚证

症状:神疲乏力,面色苍黄,头晕目眩,五心烦热,纳谷不香,便干,舌淡胖,苔少,脉细数。

治法:补气养血,滋阴降浊。

方药：自拟方，药用太子参、白术、茯苓、生地黄、熟地黄、白芍、当归、川芎、大黄、甘草等。

（2）气血阳虚证

症状：神疲乏力，面足浮肿，畏寒肢冷，肤色苍黄，时有恶心，舌胖暗淡，边有齿印，苔白，脉细。

治法：补气养血，佐阳降浊。

方药：自拟方，药用黄芪、当归、猪苓、苍术、续断、杜仲、砂仁、陈皮、半夏、淫羊藿、川芎、熟地黄等。

（3）浊毒犯胃证

症状：恶心呕吐频发，头晕目眩，周身水肿，或小便不行，舌质淡暗，苔白腻，脉沉弦或沉滑。

治法：降浊化腻，利湿和胃。

方药：黄连温胆汤加减，药用黄连、半夏、陈皮、茯苓、枳实、竹茹、藿香、苏梗、大枣、甘草等。

张永杰指出，糖尿病肾病晚期，患者出现慢性终末期肾病，随着血中尿素氮及肌酐的升高，患者处在氮质血症期或尿毒症晚期，因浊毒内阻，脾胃气机升降失调，胃气上逆，出现恶心呕吐，食药难下，此时在行西医透析治疗的同时，配合中药灌肠，可缓解患者症状，改善肾功能，提高生活质量。灌肠方：大黄 10 g（后下），槐角 10 g，牡蛎 30 g，败酱草 30 g，半枝莲 15 g 等煎液灌肠，保留 20～30 分钟，每日 1 次，20 日为 1 个疗程。

第四节　糖尿病周围神经病变

一、概述

糖尿病周围神经病变是指在排除其他原因的情况下，糖尿病患者出现周围神经功能障碍相关的症状和（或）体征。临床表现为肢体麻木、蚁走感、虫爬感、触电样感觉，可呈刺痛、灼痛、钻痛，时有触觉过敏，肌力常有不同程度的减退。糖尿病周围神经病变是糖尿病主要并发症之一，其发生率高达 90%，亦是糖尿病患者截肢的主要诱因。其发病机制尚未完全清楚，但和多元醇通路亢进，山梨醇和果糖的蓄积，导致神经髓鞘肿胀和轴索断裂，晚期糖基化终产物堆积、脂代谢紊乱、微血管病变、神经细胞缺血缺氧、血管活性因子改变、生长因子缺乏、氧化应激、C肽水平降低、维生素含量异常等因素有关。目前西医治疗主要是控制血糖、调血脂、改善血液循环、营养神经、减少氧化应激、改善代谢，避免危险因素如酗酒、高血压、抽烟、胆固醇过高。中医学虽无糖尿病周围神经病变这一名称，但历代文献中记载的"麻木不仁""血痹""痹证""痛证""痿证"与糖尿病周围神经病变的临床表现十分相似。

二、张永杰对本病病因病机的认识

糖尿病属中医学"消渴"范畴，结合周围神经病变的临床特点，本病应诊断为"消渴筋痹"。张永杰根据多年临床体会，提出对该病的病因病机的认识。

1. 瘀毒内生为病理基础　张永杰认为，糖尿病基本病机为气阴两虚，燥热内生，气虚以脾、肾两脏为主，阴虚以肺、肾两脏为甚。发展至糖尿病周围神经病变阶段，消渴日久，久病入络，久病多瘀，血行不畅，筋脉失养应为消渴筋痹的病理基础。究其络脉瘀阻的形成过程，张永杰指出主要有如下因素：其一，脾虚运化失职，生化功能障碍，水谷不能化生精微，气血生化乏源，脾虚气血不生，四肢筋脉失养，故见麻木，随病程进展，水谷不能化生精微而酿生痰浊邪毒，痰浊邪毒内停日久，循经沉积脉络，络脉循环不畅，而感疼痛。其二，先天禀赋不足，肾虚日久，肾气虚导致诸脏功能不足，不能帅血运行，血流缓慢，瘀阻脉道，且血瘀又影响气的运行，血因气虚而瘀阻，气因血瘀而壅滞，互为因果，形成恶性循环。肾阴虚虚热内生，耗灼营血，则血脉失充，血液黏稠，血行缓慢，瘀阻脉络。上述痰浊邪毒、血瘀郁毒等病理产物，张永杰称为"内生之毒"，它并非单纯的痰浊、血瘀，而是在此基础上产生的夹杂各种致病因子的邪毒物质。此邪毒物质进入血液，蓄积于神经细胞，影响葡萄糖的代谢，且损害血管，破坏神经而变生诸症。

2. 脾肾虚损是发病之本　中医学认为，消渴病的发病多因禀赋不足，或饮食不节，或情志失调，或劳累过度。病变脏腑与肺、脾、胃、肝、肾有关。但随着病程延长，当消渴发展至消渴筋痹阶段，从主要临床表现手足远端麻木疼痛、冰凉、异样感，甚者萎弱无力，全身困倦乏力，腰膝酸软等症状，张永杰认为主要与脾胃和肝肾有关。脾（胃）为后天之本，气血生化之源，位居中焦，中焦具有受气取汁、泌糟粕、蒸津液的作用。脾主运化，饮食入胃，水谷精微物质的代谢与转化有赖于脾,脾气足则水谷精微输化正常,布散至五脏九窍,四肢百骸,则气血得以充分利用和濡养。《侣山堂类辩》云:"胃为受纳之腑,脾为转运之官,故水谷入胃,得脾气之转输,而后能充实于四肢,资养于肌肉。"若脾气不足,不能为胃行其津液,转化输注功能失常,则水津不布,精化为浊,痰湿内生,浊毒内停。或脾气虚弱,动血无力,脾血亏虚,脉络失充,两者均可致瘀阻脉络,则筋脉肌肉无以充养,遂发为本病。正如《备急千金要方》云:"脾气虚则四肢不用,五脏不安。"

《素问·六节藏象论》云:"肝者,罢极之本,魂之居也,其华在爪,其充在筋,以生气血。"《素问·经脉别论》云:"食气入胃,散精于肝,淫气于筋。"生理上肝藏血充盈,才能养筋柔筋,筋得其养才能运动灵活有力。《顾氏医镜》云:"肾者,主蛰封藏之本,聚精之处也,为真阴之脏,乃先天之本,性命之根。"消渴病日久损及肝、肾,肝主筋,肾主骨,肝肾阴虚,精血亏虚,血脉失充,难以滋养四肢筋骨,遂致肢体麻木,甚则萎缩。部分消渴患者心理负担重,情志抑郁,肝失疏泄,肝气郁结,气滞血瘀,脉络不通,故四肢疼痛。消渴患者起病初期多为肺燥伤津,耗伤津液,久病及肾,肾阴亏耗,阴虚火旺,周围血管神经得不到滋养而见四肢麻木或灼痛、刺痛,肌肤干燥,下肢痿软或感觉迟钝。总之,糖尿病周围神经病变表现为肌肉、筋脉、精髓为病。肝在体为筋、脾主肌肉、肾藏精生髓,故本病病位在脾、胃、肝、肾,关键在脾、肾。脾肾虚损为病之本,痰瘀内阻为病之标。

三、张永杰治疗经验

(一)治法特点

1. 内治法 糖尿病周围神经病在辨证论治前提下,张永杰提出了解毒排毒,益气养阴的治疗原则,采取标本兼治的方法,组方以四妙勇安汤为基础,确立经验方养筋解毒汤。其组成为金银花 50 g,玄参 30 g,当归 30 g,黄芪 30～120 g,五味子 10 g,葛根 20 g,玉竹 20 g,丹参 30 g,荔枝仁 20 g,淫羊藿 10 g,甘草 10 g。症见肢体麻木不仁,四末冷痛,得温痛减,遇寒痛增,畏寒怕冷,偏阳虚寒凝者,上方加桂枝、细辛、干姜、制乳香、制没药等;症见肌肉萎缩,甚者萎废不用,腰膝酸软,骨松齿摇,中医辨证为肝肾阴虚者,加龟甲、黄柏、知母、熟地黄、牛膝等。

张永杰根据多年的临床体会,指出应用该方,应注意如下问题。四妙勇安汤原为治疗实热证热毒盛脱疽而设,脱疽相当于动脉闭塞性脉管炎,糖尿病周围神经病变发病机制尽管尚未完全清楚,但代谢异常及周围血管损害对该病的发生具有重要影响。从西医学生理、病理认识,两者有相同的解剖部位及相似的病理改变。张永杰认为,四妙勇安汤功效为清热解毒,活血止痛,从药物的组成分析,该方君药金银花,其清热解毒功效,不仅表现在解外感热毒,更能清解血分毒热壅滞,透毒外出,且有凉血活血之妙,配合养血活血之当归,滋阴解毒之玄参,有保护、修复血管内皮,改善血运之效。动物实验表明,四妙勇安汤具有抑制氧化应激反应及炎症反应的作用,而氧化应激及炎症反应正是糖尿病周围神经病变发病机制之一。正是基于上述认识,以该方加减治疗糖尿病周围神经病变可取得较好疗效。

张永杰认为,瘀毒内阻,络脉狭窄,筋脉失养为本病主要矛盾,故临床用药,针对主要病机,当大剂金银花、玄参、当归、丹参祛其毒,解其瘀,活其血,在此基础上,益气养阴,健脾滋肾,标本兼治,而达去邪不伤正,扶正不留邪的目的。在滋肾药的选择上,因本方有苦寒药金银花、玄参,同时滋阴药较多,故加用小剂量淫羊藿,温而不燥,温肾气有助补脾气,同时阳中求阴。中医的特色是辨证论治,经过多年临床观察,该方对辨证为阳证者效果较好,而对临床症见四肢末梢麻木、疼痛、凉感明显,辨证脾肾阳虚,瘀毒内停者,不在本方应用范围。

糖尿病周围神经病变是糖尿病的慢性并发症,其根本原因是高血糖,在此基础上引起一系列病理、生理变化,故控制高血糖是根本,而高血糖调控应以中西医结合为主,西药具有降糖作用快、服用方便、患者依从性高的特点。在临床症状改善后,应坚持糖尿病综合治疗,以延缓或逆转周围神经病变的进一步发展。

2. 外治法

(1)中药熏洗:糖尿病周围神经病变在积极中药内服的同时,配合中药局部熏洗,内外治结合,可迅速改善患者自觉局部症状,提高患者治疗的信心。中药熏洗具有舒筋通络、疏导腠理、流通气血之作用。借助热力,使药力通过皮肤黏膜直接作用于局部,促进血管扩张及血液循环,改善局部及全身的组织营养代谢,调节局部及全身神经、肌肉、器官的功能。同时,中药局部熏洗,操作方面,价格低廉,对于病程较短,症状较轻患者,单纯中药局部熏洗亦可获得较好的疗效。部分患者,因不愿服中药,亦可单以中药局部熏洗获效。中药局部熏洗,同样需要辨证论治,张永杰在临床实践中,制订中药熏洗1号方、2号方,针对不同的证型,采取不同的治疗方案。

中药熏洗 1 号方由大黄、金银花、苏木、薄荷、两面针等组成,适用于糖尿病周围神经病变中医辨证为气阴两虚,瘀热内阻型。中药熏洗 2 号方由透骨草、桂枝、川椒、艾叶、苏木、乳香、没药、细辛等组成,适用于糖尿病周围神经病变中医辨证为阳虚兼瘀血阻络型。

方法为将 1 剂中药加水 3 000 ml,浸泡 30 分钟,煎煮 1 小时左右,将中药煎煮液倒入熏洗盆中。测量药液温度 50～70℃时进行熏洗。患者坐于椅上,取舒适卧位,暴露患肢,将患肢置于熏洗架上,周围用大浴巾围住,使药液之热气熏于患处。药液温度降到 38～42℃时揭去浴巾,不可过凉,以免降低疗效。将患肢浸泡于药液中,用小毛巾蘸取药液清洗患处。熏蒸过程中,每 15 分钟测试药液温度,防止烫伤,并询问患者局部及全身情况。每日 1 剂,熏洗 1～2次,10 日为 1 个疗程,一般治疗 2～3 个疗程。在每个疗程开始和结束后,患者休息 30 分钟。

需注意对糖尿病患者来说,药浴最重要的一点是水温要控制好。由于患者可能伴有肢端神经病变,会出现感觉障碍和感觉异常。因此避免烫伤是药浴的前提。水温以 30～40℃为宜,必要时可以用温度计测量温度。皮肤干燥的中老年人要注意体内水分平衡,熏洗前,最好先喝一杯水,这样有利于新陈代谢,不会在熏洗时脱水。熏洗时注意保暖,避免受寒、吹风,熏洗完毕后立即擦干皮肤,注意保暖、避风。饭前、饭后 30 分钟内不宜熏洗,空腹熏洗,容易发生低血糖;饱食后熏洗,体表血管受热水刺激而扩张,胃肠道血量供应减少,会使消化功能降低,从而影响食物的消化吸收。所用物品需清洁消毒,足浴袋及中药汤剂一人一份,避免交叉感染。夏季当日煎剂当日使用,不要过夜,以免发霉变质,影响治疗效果。若有皮肤过敏性皮疹发生,停用中药熏洗,给予抗过敏治疗,如腿部皮肤瘙痒,告知患者勿挠抓,以免挠破皮肤。

(2)中药蜡疗:蜡疗是一种利用加热的蜡敷在患部,或将患部浸入蜡液中的理疗方法,具有消除肿胀、加深温热、松解粘连、软化瘢痕的作用。现代蜡疗技术是把中药与蜡疗有机地结合在一起,可加强细胞膜通透性,减轻组织水肿,产生柔和的机械压迫作用,使皮肤柔软并富有弹性,能改善皮肤营养,加速上皮的生长,有利于创面溃疡和骨折的愈合,还具有镇痛解痉作用。

方法为把玻璃纸铺在方盒内,将蜡放入电饭煲内,插上电源加热,当蜡融至 55～65℃成液体状态后,用勺子把蜡舀到方盒内,待液体慢慢冷却成半固体状,撒上肉桂粉末。患者平卧在床,双足部铺上一次性中单或治疗巾以保护床单,操作者用手按压蜡块,感觉柔软,无蜡液溢出为宜,先平放于操作者前臂及患者蜡疗部位试温,检查患者双足底无皮肤破损,以蜡面敷于双涌泉穴,用胶布或绷带固定,每日1次,每次外敷1小时,20日为1个疗程。

石蜡性温和,含油性物质,可使皮肤柔软并富有弹性,对组织及肌腱有软化松解作用,在适宜的温度下,能改善局部血液循环。肉桂甘辛大热,入脾、肾、心、肝经,在融化的蜡液中加入肉桂,通过药物的直接渗透起到活血化瘀,通经止痛作用。涌泉穴是足少阴肾经经脉的第一要穴,位于足底部,全身穴位的最下部。涌,外涌而出也;泉,泉水也。该穴名意指体内肾经的经水由此外涌而灌溉周身,进而起到补肾强身的作用,它联通肾经的体内、体表经脉,涌泉药物敷贴是临床常用的治法之一。石蜡加肉桂热力作用较深,可达皮下0.2~1 cm,治疗后局部皮肤多呈桃红色,温度升高,具有较强并持久的温热作用,使局部皮肤血管扩张,促进血液循环。两者合用增加温通之力,具有补肾助阳、散寒止痛、活血通络的作用,临床适用于中医辨证为阴阳气血亏虚,瘀血阻络型糖尿病周围神经病变。

需注意煮蜡前清洁容器,煮蜡时避免其他杂质混入,否则煮蜡过程中易产生刺激性烟雾。肉桂粉应趁热时置于液态白蜡上,否则外敷过程中肉桂粉易脱落,导致疗效下降。敷蜡时肉桂粉应置于涌泉穴上。用过的蜡重复使用时,每次要加入15%~25%的新蜡。治疗时应嘱患者平卧,不可下地行走。冬天注意保暖,蜡疗过程中,出现皮肤过敏,应停止。外敷的肢体应无破溃感染,以防感染扩散。患者多为病程较长,神经损害较重,感知温度觉迟钝,敷蜡时以操作者试温为主,并询问患者感觉,温度不宜超过40℃,以防灼伤皮肤,导致不良后果。操作后应检查患者足底有无烫伤、水疱等意外情况发生,并清洁患者足底敷蜡处,以免残留的石蜡、肉桂粉致患者滑倒。

(二) 分型论治

1. 气虚血瘀证

症状:手足麻木,如有蚁行,肢末时痛,多呈刺痛,下肢为主,入夜痛甚;气短乏力,神疲倦怠,自汗畏风,易于感冒,舌质淡暗,或有瘀点,苔薄白,脉细涩。

治法:补气活血,化瘀通痹。

方药:补阳还五汤加减,药用生黄芪、当归尾、赤芍、川芎、地龙、桃仁、红花等。

2. 阴虚血瘀证

症状:肢体麻木,腿足挛急,酸胀疼痛,或小腿抽搐,夜间为甚;五心烦热,失眠多梦,皮肤干燥,腰膝酸软,头晕耳鸣;口干少饮,多有便秘,舌质嫩红或暗红,苔花剥少津,脉细数或细涩。

治法:滋阴活血,柔筋缓急。

方药:芍药甘草汤合四物汤加减,药用生白芍、生甘草、干地黄、当归、川芎、川木瓜、怀牛膝、炒枳壳等。

3. 阳虚寒凝证

症状:肢体麻木不仁,四末冷痛,得温痛减,遇寒痛增,下肢为著,入夜更甚;神疲乏力,畏寒怕冷,倦怠懒言,舌质暗淡或有瘀点,苔白滑,脉沉细涩。

治法:温经散寒,通络止痛。

方药:当归四逆汤加减,药用当归、赤芍、桂枝、细辛、通草、干姜、制乳香、制没药、甘草等。

4. 肝肾亏虚证

症状:肢体痿软无力,肌肉萎缩,甚者痿废不用,腰膝酸软,骨松齿摇,头晕耳鸣,舌质淡,少苔或无苔,脉沉细无力。

治法:滋补肝肾,填髓充肉。

方药:壮骨丸加减,药用龟板、黄柏、知母、熟地黄、白芍、锁阳、牛膝、当归等。

5. 痰瘀阻络证

症状:患肢麻木较甚,或痛有定处,兼见肢体困倦,头重如裹,昏蒙不清,体多肥胖,口黏乏味,胸闷纳呆,腹胀不适,大便黏滞,舌质紫暗,舌体胖大有齿痕,苔白厚腻,脉沉滑或沉涩。

治法:化痰活血,宣痹通络。

方药:二陈汤合黄芪桂枝五物汤加减,药用半夏、陈皮、茯苓、橘红、黄芪、桂枝、白芍、生姜、大枣、炙甘草等。

第五节　糖尿病足

一、概述

糖尿病足是指糖尿病患者因下肢远端神经异常和不同程度的血管病变导致的足部感染、溃疡和(或)深层组织破坏,是糖尿病最严重和治疗费用最高的慢性并发症之一，重者可导致截肢和死亡。临床表现分期，早期，足部麻木、皮肤发凉，仅在活动后有疼痛感，即为间歇性跛行；中期，足部静息痛；晚期，组织缺损，主要包括足部溃疡者、足部部分组织坏疽者。在全球范围内，糖尿病足患病率超过 6%，中国糖尿病足平均患病率为 5.7%。我国 50 岁以上糖尿病患者中，足部溃疡年新发病率为 8.1%，治愈后年再发病率为 31.6%。目前，截肢患者约占糖尿病足患者的 26.4%，且病死率高达 54%，是严重危害糖尿病患者健康的并发症，并危及患者的身心健康，已成为糖尿病患者最主要的致残、致死原因，给患者和社会带来了沉重的负担，也导致大量医疗资源的浪费。西医目前多学科协作的治疗模式被广大医务人员所认同，因其可提高患者的治愈率，并明显降低死亡率及截肢率。近年来，糖尿病足的治疗以控制血糖、调脂、纠正贫血、纠正低蛋白血症、改善循环、营养神经和控制感染的全身治疗为基础，同时应用局部治疗、外科治疗、介入治疗、干细胞移植、中医中药等多种方法取得了显著进展。《灵枢·痈疽》谓："发于足指，名曰脱疽。其状赤黑，死不治；不赤黑，不死。不衰，急斩之，不则死矣。"中医学理论认为，糖尿病足属"消渴""脱疽""脉痹"范畴。

二、张永杰对本病病因病机的认识

宋代诸瑞章《卫生宝鉴》中有"消渴患者足膝发恶疮，至死不救"；《圣济总录》记载"消渴者……久不治，则经络壅涩，留于肌肉，变为痈疽"；《备急千金要方》中记载"消渴之人，愈与未愈，常思虑有大痈，何者？消渴之人必于大骨节间发生痈疽而卒，所以戒亡在大痈也"。《丹溪心法》中则对糖尿病足的临床表现具有比较详细的论述，提到"脱疽生于足趾之间……初生如粟黄泡一点，皮色紫暗，犹如煮熟红枣，黑气蔓延，腐烂延开"。《外台秘要》中提及"消渴病……多发痈疽"。诸医家对其病机的论述颇丰，但至今尚未形成统一的观点。

张永杰认为本病主要病机为本虚标实，虚实夹杂，其中本虚责之于气、血、阴、阳，标实为瘀、寒、热、痰、毒互结。发生以脾肾亏虚为本，寒湿外伤为标，气血凝滞，经脉阻塞为其主要病机，具有本虚标实、毒浸迅速、腐肉难去、新肌难生的特点。

1. 先天不足，或后天失养导致正气亏虚是发病的基础　若患者个人先天体质较差，直接导致正气亏虚，即《灵枢·五变》所言："五脏皆柔弱者，善病消瘅。"若患者后天起居失于调摄，或饮食失节，长期过食肥甘厚味，损伤脾胃；或情志失调，长期受到过度的精神刺激；或劳欲无度，长期损耗精气，皆可间接导致正气虚弱。正气亏虚则抵御邪气功能下降，导致外邪入侵或产生瘀血、痰饮等病理产物，成为发病的基础。

2. 气血凝滞，经脉阻塞为发病的主要病机　　正气虚弱，行血能力下降，血行不畅，气血凝滞，瘀阻脉络，痹阻不通，导致趾端失养，久之化热化腐，变为脱疽。病机的特点是正虚邪实，血脉瘀滞，筋脉失养，湿毒内生，化腐致损，虚、瘀、湿、毒四者相互交结。

3. 玄府学说　　糖尿病足属于中医消渴病之兼证"脱疽"。《诸病源候论》记载，消渴病有八候，其中包括"痈疽"。《备急千金要方》中也记载有"消渴之人，愈与未愈，常思虑有大痈，何者？消渴之人必于大骨节间发生痈疽而卒，所以戒亡在大痈也"。《太平圣惠方》认为痈疽多是由于血气留滞于经络之中，不能正常运行，血气壅涩日久，蕴久而成脓痈。

糖尿病足患者由于其神经病变，引起神经营养障碍和缺血性神经炎，出现肢体麻木等症状。《素问·逆调论》记载："营气虚则不仁，卫气虚则不用，营卫俱虚则不仁且不用。"《诸病源候论》则解释痈疽的机制为："以其内热，小便利也……小便利则津液竭，津液竭则脉络涩，脉络涩则荣卫不行，荣卫不行则热气留滞，故成痈疽。"明代陈实功所著《外科正宗》对脱疽的病因病机描述得更为详尽："夫脱疽者，外腐而内坏也，此因平昔厚味膏粱熏蒸脏腑，丹石补药消烁肾水，房劳过度，气结精伤……未疮先渴喜冷无度，昏睡舌干，小便频数……内黑皮焦，痛如刀割，毒传足趾者。"血瘀阻络是其发生、发展的重要病理基础。刘完素指出："玄府者，无物不有，人之脏腑、皮毛、肌肉、筋膜、骨髓、爪牙，至于世之万物，尽皆有之，乃气出入升降之门户也。"消渴病日久，脉道闭塞，四肢玄府郁闭，玄府开阖不利，气机无以畅达，卫气失其正常卫外功能，故见肢体肌肤发冷；四肢玄府郁闭不通，气液流通受阻，故肌肤少汗或无汗；四肢玄府郁闭，气血渗灌功能失常，或渗灌不足，则肢体血流缓慢，甚则瘀阻，肢体失却灌溉荣养，功能失调，则肢体麻木不仁，或渗灌太过者，短时间内出现血流加快，出现局部充血征象，引起血液瘀滞，血瘀日久化热，耗气伤阴，甚则成瘀热之毒。玄府瘀滞，脉络阻塞，肌肤麻木不仁，外邪乘虚入侵，湿热毒邪互结，进一步加重玄府闭塞，病情复杂。

三、张永杰治疗经验

（一）治法特点

1. 未病先防　　中医学对疾病的预防强调"未病先防"和"既病防变"。对于有可能伴有无症状的神经病变、周围动脉病变、溃疡的前期病变,甚至溃疡的糖尿病患者,需进行更全面的检查,包括以下内容。

（1）病史：询问足溃疡史、下肢截肢史、终末期肾病病史、既往足部教育情况、社交隔离、获取卫生保健服务情况和经济收入、是否伴有足部疼痛（活动或休息时）或麻木、跛行等。

（2）血管状态：触诊足背动脉和胫后动脉搏动。

（3）皮肤：评估皮肤颜色、温度,是否有胼胝或肿胀以及溃疡的前期病变。

（4）骨关节：检查足部畸形（如爪形趾或锤状趾）,异常的骨突出或关节活动受限。检查时,嘱患者分别处于平躺和站立体位,检查其双脚。

（5）鞋子：鞋是否合脚或鞋垫是否异常（如有的患者的鞋垫导致局部压力过高引起的破损）。

（6）卫生：足部卫生差,如不正确修剪脚趾甲、不洗脚、浅表真菌感染或穿不干净的袜子。

（7）身体状态：影响足部自我护理的身体受限（如视力不佳、肥胖）。

（8）足部护理知识：足部检查后,按危险分级系统对每位糖尿病患者足溃疡风险进行评估,以有效指导之后的足部预防筛查的频率和管理。筛查期间发现的足溃疡应进行治疗。

健康教育者应该向患者展示糖尿病足专业的护理技能,如如何正确地修剪趾甲（正确的剪趾甲应该是水平剪,然后用锉子将两边棱角锉平,以避免剪趾甲过深伤及组织）。及时处理糖尿病患者任何可控的危险因素或足溃疡前期病变,包括去除厚的胼胝；保护水泡,或在必要时抽干水泡；适当处理嵌入或增厚的趾甲；并对真菌感染者予常规抗真菌治疗。

开展健康教育时需要涵盖的项目有以下内容。

（1）评估患者是否能够进行足部自我检查。如果不能,询问有谁可以协助完成。有严重视力障碍或因身体缺陷无法观察足部的个体不能有效地进行该检查。

（2）解释每日认真检查双足表面以及足趾间的必要性。

（3）如果患者足部皮肤温度明显增加,或者出现水疱、切口、划痕或溃疡,确保其知道如何寻求专业帮助。

（4）与患者一起检查以下行为：① 无论是在家还是户外,避免赤脚走路、只穿袜子不穿鞋走路,或穿着薄底拖鞋走路。② 不要穿太紧、边缘粗糙或接缝不平整的鞋。③ 在穿鞋之前，目视检查并手动感觉鞋子内部情况。④ 穿无缝的袜子(或接缝在外的袜子)，不要穿紧身袜或长至膝盖的袜子(除了由足疡的原因)。不管是在室内还是室外，都必须鼓励穿合适的鞋子。所有鞋子都应根据患者的足部结构或足部生物力学的改变进行调整。对于有可能伴有无症状的神经病变、周围动脉病变、溃疡的前期病变，甚至溃疡的糖尿病患者在选择或配备鞋时须格外注意，尤其是伴有足部畸形或既往有溃疡史、截肢史者。为了防止足底溃疡的复发，需确保患者在行走时其治疗鞋具有缓解足底压力的效果。

筛查和纠正糖尿病足危险因素能明显减少糖尿病足的发生，但仍然会有一些患者发生糖尿病足，对于这些患者，及早进行科学规范的诊治可以提高溃疡愈合率和生活质量，降低截肢率。

2. 辨证施护

(1) 饮食辨证施护：阴血两虚者，宜食营养丰富、易消化食物，以滋补气血。寒凝血瘀者，宜多食温补食品，如羊肉、生姜、大枣、核桃肉等。湿热瘀阻者，宜进清淡之品，食物以易消化、少渣、少纤维为宜，忌肥甘厚味、辛辣的食物。

1) 碳水化合物：碳水化合物的摄入量及其引起的胰岛素分泌反应是引起血糖变化的关键因素，对摄入的碳水化合物精确或经验计量，是控制血糖达标的重要手段。患者机体中，适量碳水化合物的摄入可有效促进纤维母细胞合成，并在白细胞抗炎过程中起重要作用。因此，推荐在碳水化合物的摄入中尽可能选择高质量的碳水化合物，即高营养密度，富含膳食纤维、维生素及矿物质，少或不添加糖、脂肪及盐的碳水化合物。推荐糖尿病及合并足病患者，膳食纤维摄入量与健康人群摄入量至少保持一致，为 14 g/4 185.8 kJ，相当于 14 g/1 000 kcal，或女性 25 g/日，男性 38 g/日。

2) 蛋白质：对于无糖尿病肾病风险患者，传统认为，应保证每日 0.8 g/kg 蛋白质摄入量。而 ADA2019 年最新发布的糖尿病医学管理标准及医学营养治疗专家共识中指出，目前并无证据支持推荐蛋白质最佳摄入量，应以个体健康状况及需求为参考，制定科学摄入计划。

3) 脂肪：推荐根据患者具体情况设定每日脂肪摄入量，相比于摄入量，摄入脂肪的质量更加重要。虽然人体所需必须脂肪酸较多为长链脂肪酸，但有较多可信度确实的研究指出，高单不饱和脂肪酸饮食(供能比 10%~20%)有助于血糖控制及改善脑血管疾病风险。对糖尿病足患者可以考虑短期内特异

性补充 ω-3 脂肪酸,有助创面愈合及感染控制,避免摄入反式脂肪酸。

4)微量营养素:针对糖尿病足患者,有较多临床研究提示特异性补充微量营养素,可显著促进足部创面愈合。

5)维生素 A:糖尿病足创面的愈合过程主要分为血小板聚集、白细胞参与抗感染、纤维母细胞迁移增殖及肌纤维细胞重塑四个阶段,而维生素 A 的重要作用,可谓贯穿创面愈合全程。

6)维生素 C:维生素 C 除参与免疫细胞形成巨噬细胞过程,还可与胶原纤维间形成额外胶连,以增加胶原蛋白的强度及稳定性。

(2)针灸理疗:患肢疼痛较剧,取穴足三里、太溪、三阴交,每次强刺激 10 分钟,留针 30 分钟。寒凝血瘀者,推拿患肢附近穴位,由轻而重,防止皮肤破损。阴血两虚者,应绝对卧床休息,经常变换体位,抬高患肢,适当进行肌肉按摩,防止肌肉萎缩。长期治疗效果不佳,需要截除患肢(或趾)者,做好术前准备与术后护理。

(3)心理疏导:本病痛苦大且有截肢(或趾)风险,故须经常安慰、鼓励患者,消除恐惧、悲观心理,安定患者情志,树立战胜疾病的信心。

3. 糖尿病足静息痛难点治疗分析

(1)难点分析:糖尿病足合并静息痛,多由糖尿病性肢体动脉硬化闭塞症患者较大的动脉出现狭窄与闭塞,肢端严重缺血,神经缺血损伤所致,西医治疗以镇痛药物口服或肌注,可导致出现成瘾或耐药的风险增加,同时出现眩晕、恶心、镇静、口干、困乏、欣快、耳鸣、食欲减退等,如剂量使用过大,可抑制呼吸等,因此在临床上如何有效地减轻糖尿病足合并静息痛是目前治疗的难点之一。

(2)解决思路:糖尿病足合并静息痛,分析其病机,多为消渴日久,阴损及阳,脾肾精气不足,精不化气,脾肾气虚,无力温通血脉,寒邪外袭,客于血络,血络收引,外引小络,血脉瘀阻,而发为疼痛。对于此类难治性静息痛治以散寒通络,逐瘀止痛为主,方选附子理中汤合麻附细辛汤加减,辅以虫类药,如地龙、土鳖虫、全蝎、蜈蚣等。

(二)分型论治

基于对本病病因病机的认识,张永杰结合多年的临床经验及体悟,分内外治疗,辨证分型如下。

1. 内治法

(1)湿热毒盛证

症状:患足红肿,足趾坏疽溃烂,迅速向四周扩散,创面脓腐量多,稠厚,臭秽。壮热口渴,烦躁,便秘溲赤,疼痛剧烈,可见肌腱灰白肿胀,呈败絮样。舌红,苔黄腻,脉滑数。

治法:清热利湿,活血化瘀。

方药:四妙勇安汤加减,药用玄参、金银花、当归、甘草等。

(2)血脉瘀阻证

症状:患足酸胀疼痛,夜难入寐,皮肤发凉干燥,趺阳脉极弱;创面肉芽色暗,渗出较少。步履艰难,皮肤暗红或紫暗,肌肉萎缩。舌暗红或有瘀斑,苔薄白,脉弦涩。

治法:活血祛瘀,通络止痛。

方药:桃红四物汤加减,药用熟地黄、当归、白芍、川芎、桃仁、红花等。或血府逐瘀汤加减,药用当归、生地黄、桃仁、红花、枳壳、赤芍、柴胡、甘草、桔梗、川芎、牛膝等。

(3)热毒伤阴证

症状:皮肤干燥,毳毛脱落,肌肉萎痹,疮流血水,皮缘干枯焦黑,疼痛,神疲乏力,口渴喜冷饮,五心烦热。或有足部暗红肿胀,趺阳脉减弱。舌质暗红或红绛,苔薄花剥,脉弦细无力而数。

治法:清热解毒,养阴活血。

方药:顾步汤加减,药用黄芪、人参、石斛、当归、金银花、牛膝、菊花、甘草、公英、紫花地丁等。

(4)气血两虚证

症状:患足疼痛,肌肉萎缩,皮肤干燥或浮肿,坏死组织脱落后创面久不愈合,肉芽暗红或淡而不鲜,疮色棕灰,脓似粉浆污水,气味恶臭,脓腐难脱。面色无华,不思饮食,神疲乏力,心悸气短,自汗,溲清便溏。舌淡尖红,有齿痕,苔腻,脉沉细无力。

治法:益气活血。

方药:补阳还五汤加减,药用生黄芪、当归尾、赤芍、地龙、川芎、红花、桃仁等。或人参养荣汤加减,药用人参、白术、茯苓、甘草、陈皮、黄芪、当归、白芍、熟地黄、五味子、桂心、远志等。

2. 外治法　中医综合治疗是促进糖尿病足溃疡愈合的有效方案。

(1)祛腐期:临床以患足灼热、肿胀破溃、毒浸迅速、脓腐量多、筋腐成疽等为主要表现,创面准备理论中的黑期、黄期;糖尿病足筋疽重症等可参考此分期治疗。外治法以清创术、中药熏洗或溻渍疗法、箍围疗法为主。

（2）生肌期：临床以患足略肿、皮温正常、腐肉已尽或将尽、肉芽色红或伴皮缘渐长为主要表现。创面准备理论中的红期、粉期可参考此分期治疗。外治以生肌长皮为主，多应用生肌类中药外敷，如生肌象皮膏、一效膏、京万红等。

第六节　糖尿病胃轻瘫

一、概述

糖尿病胃轻瘫，是糖尿病患者胃肠蠕动异常，主要以严重的胃排空延迟为特征的病症，临床主要表现以消化不良症状为特点，如厌食、早饱、餐后上腹饱胀满、痞闷、疼痛、嗳气、恶心、呕吐等，严重者可出现剧烈呕吐、腹泻，日久形体消瘦。其治疗的关键是纠正使症状加重的因素，包括控制血糖和电解质水平、营养支持以及促进胃动力和对症治疗。在药物治疗方面，患者需要联合降糖药、胰岛素和促胃动力药进行治疗，促胃动力药包括多巴胺拮抗剂、5 - HT4受体激动剂、胃动素受体激动剂等。本病起病大多隐匿，呈渐进性，是糖尿病常见慢性并发症之一。有研究资料显示，有高达 $50\%\sim76\%$ 的糖尿病患者发生胃肠动力障碍。长期胃轻瘫因饮食摄入减少导致患者抵抗力下降，并使降糖药应用受到干扰，血糖不易控制，波动明显，易发生低血糖反应或酮症，严重影响患者的身心健康和生活质量。中医学虽无糖尿病胃轻瘫这一病名，但古代文献中却有糖尿病并发胃轻瘫的临床记载。明代张景岳在《景岳全书》中提到"不能食而渴"的认识，可见古人已认识到"消渴"可以引发一些胃肠疾病。张永杰结合前人的认识，并结合西医学对本病的研究，根据本病厌食、恶心、呕吐、早饱、腹胀等症状特点，将其归属于"痞满""呕吐""反胃"等范畴。

二、张永杰对本病病因病机的认识

1. 脾虚为病变之本　糖尿病性胃轻瘫的病变部位主要在胃，波及脾、肝。其病因虽多，但脾气亏虚，运化失司乃发病之本。尽管基本病机为气阴两虚，燥热内生，但从糖尿病发展至胃轻瘫阶段，一般需经过 10 年左右，且发展至胃轻瘫时，患者"三多一少"的症状不典型，而疲倦乏力、嗜卧懒动、纳差、早饱、餐后上腹饱胀满、痞闷等症状为临床常见。患者确诊糖尿病后,尽管经过糖尿病教育、饮食控制、加强锻炼及药物等综合治疗措施,但此病只能控制,不能根治。随着病情的延长,科学、合理、积极地治疗,只能延缓而不能逆转病情发展,故脾胃功能将随着病程而持续损害,只是在某阶段减轻、某阶段加重,但总的趋势是逐渐加重,特别是一些微观的病理改变。一部分患者,特别是经过积极合理治疗而血糖控制不满意及自控能力差者,对糖尿病慢性并发症认识不足,认为过分控制饮食降低了自己的生活质量,或失去信心,或不遵医嘱,饮食上我行我素,生活上顺其自然,而致体内长期处于高血糖状态而产生"高血糖毒性"。另外,生活水平提高、衣食住行改善、运动减少成为肥胖及糖尿病发病率逐年增高的直接原因。西医学提出,胰岛素抵抗及胰岛素分泌缺陷是 2 型糖尿病的发病基础,而肥胖是胰岛素抵抗的临床特征之一。中医学将肥胖责之于脾虚,属脂膏聚积体内,痰湿为患。治疗 2 型糖尿病一般首选口服药物,任何种类的口服降糖药,都有或多或少的胃肠道副作用,即使是副作用较轻的中成药,"是药三分毒",此为药源性致病因素,常为医者忽视。综合以上因素,糖尿病胃轻瘫的病机之本为脾虚,正如《心法附录》云:"处心下,位中央,腹满痞塞,皆土病。"《赤水玄珠》记载:"消渴……饮食减半,神色大瘁……不能食者必传中满膨胀。"脾胃为后天之本,气血生化之源,生理上,脾主运化、升清,胃主受纳、通降,脾胃是中焦气机升降的枢纽。当各种致病因素导致脾胃功能受损,脾气虚弱,运化失常,影响胃气的正常和降,即脾不升而胃不降,中焦气机郁滞而成痞。正如《诸病源流犀烛》云:"痞满,脾病也。本由脾气虚,及气郁不能行,心下痞塞满,故有中气不足,不能运化而成者。"

2. 痰湿中阻、瘀血阻络为病理产物　脾为后天之本,主运化而升清。因素体脾虚或长期嗜食肥甘厚味,日久损伤脾胃之气,脾气既虚,不能正常运化、升清、散精,水谷精微和水液不布而停聚于中焦,导致脾胃升降失调,中焦气机郁滞,甚或阻碍脏腑气、血、津液的运行,酿生痰浊、瘀血等,正如《东垣十书》所言:"因饮食劳倦,损伤脾胃,始受热中,末传寒中,皆由脾胃之气虚弱,不能运化精微,而致水谷聚而不散而成胀满。"唐容川《血证论》云:"瘀血在里则渴,所以然者,血与气本不相离,内有瘀血,故气不得通,不能载水津上升,是以为渴,名曰血渴,瘀血去则不渴也。"明确提出瘀血致渴的机制。脾气虚弱,气血生化乏源,气虚则动血无力,血运不畅,血弱则脉络充盈欠佳,血流缓慢,血液中的致病物质沉积于脉络,损害脉络,则脉络狭窄,两者均可导致瘀血内阻而成血瘀证。痰湿流注脉管,血液重浊,血行不利而瘀滞。糖尿病患者常病情缠绵,时轻时重,精神抑郁、情绪障碍、肝气郁结会导致疏泄失常,气机阻滞,水液代谢失调,水化为湿为痰,血液运行不畅,而致瘀血内停。瘀血、痰浊不仅是病理产物,同时亦可作为致病因素,影响该病的发展与转归。

3. **虚实夹杂是病机特点** 糖尿病性胃轻瘫的病因是多方面的,其病理演变过程又是复杂的,张永杰认为,本病既有正虚,又有邪实,"因虚致实,本虚标实"是本病的病机特点。虚实夹杂的病机包括因虚致实和因实致虚两个方面。糖尿病胃轻瘫的病机当属因虚致实的虚实夹杂证。虚者脾(胃)虚弱,实者痰浊、血瘀、气滞。脾虚水湿不运,聚湿生痰;因痰湿阻滞,则气滞、痰、瘀接踵而生。本病亦可由于胃气虚弱,通降无力,或胃阴亏虚,胃失濡润,胃气不能和降,而致饮食水谷不化,形成或加重痞满。痰浊或痰瘀均为脾虚运化失司或胃阴(气)虚弱而形成的病理产物,属有形之邪;气滞亦因脾虚或胃阴(气)亏虚导致中焦气机升降失调而成,但气滞属无形之邪。

三、张永杰治疗经验

(一) 治法特点

治疗应在辨证论治的前提下分型治疗,但糖尿病胃轻瘫为糖尿病的并发症,乃高血糖长期控制不达标的结果,故控制血糖应贯穿治疗始终,同时重视活血化瘀药物的应用,如鬼箭羽、丹参、桃仁、赤芍、莪术、延胡索等可提高疗效。

(二) 分型论治

基于对糖尿病胃轻瘫病因病机的认识,张永杰结合多年的临床经验及体悟,认为本病治疗很难以一方统治,应在辨证前提下分型治疗。

1. **脾胃虚弱证**

症状:脘腹满闷,时轻时重,喜热喜按,纳呆便溏,神疲乏力,少气懒言,语声低微,舌质淡,苔薄白,脉细弱。

治法:补气健脾,升清降浊。

方药:补中益气汤加减,药用黄芪、党参、白术、甘草、当归、陈皮、柴胡、升麻等。

2. **脾虚胃热证**

症状:心下痞满,胀闷呕恶,呃逆,水谷不消,纳呆,便溏,或肠鸣不利,或虚烦不眠,或头眩心悸,或痰多,舌质淡胖,舌下络脉瘀阻,苔白腻,脉弦滑。

治法：辛开苦降。

方药：半夏泻心汤加减，药用半夏、黄芩、黄连、党参、干姜、炙甘草等。

3. 肝胃不和证

症状：胃脘胀满，胸闷嗳气，心烦易怒，善太息，大便不畅，得嗳气、矢气始舒，口干微苦，舌淡红，苔薄黄，脉弦。

治法：疏肝解郁和胃。

方药：柴胡疏肝散加减，药用柴胡、陈皮、芍药、枳壳、川芎、香附、甘草、郁金等。

4. 痰湿中阻证

症状：脘腹痞塞不舒，胸膈满闷，头晕目眩，身重困倦，呕恶纳呆，口淡不渴，小便不利，舌淡，苔白厚腻，脉沉滑。

治法：祛湿化痰，顺气宽中。

方药：平胃散合二陈汤加减，药用半夏、陈皮、茯苓、苍术、厚朴、甘草、枳实、砂仁、苏梗、佛手等。

5. 胃阴亏虚证

症状：脘腹痞闷，嘈杂，饥不欲食，恶心嗳气，口燥咽干，大便秘结，舌红少苔，脉细数。

治法：滋阴养胃，行气消痞。

方药：益胃汤加减，药用麦门冬、太子参、莲子、葛根、怀山药、百合、木香、半夏、炒麦芽、大枣等。

第七节　糖尿病神经源性膀胱

一、概述

糖尿病神经源性膀胱是糖尿病神经病变在泌尿系统的主要表现，临床表现为尿频、排尿无力和尿失禁，以及反复尿路感染及肾功能损害等。为糖尿病慢性并发症之一，其发病机制为调节膀胱功能的中枢或周围神经系统受到损害而引起排尿障碍，为膀胱括约肌功能不全及膀胱壁张力低下引起尿潴留或尿失禁的慢性并发症。西医除控制血糖外，多采用 B 族维生素、血管扩张剂、拟胆碱能药物、导尿等对症治疗。由于此病起病隐匿,病情易反复,尤其是血糖的波动影响病情的控制,导致本病反复发作,给患者生活、工作造成不便。张永杰结合多年的临床经验,依据糖尿病神经源性膀胱临床表现,认为本病当属中医"癃闭""淋证(劳淋)"范畴。

二、张永杰对本病病因病机的认识

张永杰认为该病为本虚标实之证,病位在肾与膀胱,与肺、脾关系密切,病理因素有气郁、血瘀、水停、阴阳虚衰。急性发作期以标实为主,但其本为脾、肺、肾三脏阳气虚弱,膀胱气化功能障碍。

本病为糖尿病的慢性并发症,其初发病因为饮食不节(过食辛辣肥甘、嗜烟嗜酒)、情志失调、久坐少动等导致肝郁气结或脾滞不畅,郁久化热,肝火旺盛,或脾滞土壅,胃肠积热,均可伤阴化燥,而成消渴。张永杰认为,糖尿病神经源性膀胱为糖尿病5～10年后慢性并发症,随消渴日久,无论肝火旺盛或胃肠积热,均可伤阴耗气。先天禀赋不足,或久坐少动,亦可导致气阴两虚。病程日久,阴损及阳,阴阳俱虚。其发病与肺、脾、肾、肝功能失调有关,但根本在于肾。张永杰临床非常重视肾脏在本病发病中的作用,认为肾为先天之本,藏精并寓元阴、元阳,肾中阴阳之气的平衡,能使肾的蒸化、推动功能正常,肾气的盛衰是膀胱贮尿、排尿功能的关键,肾气虚弱,固摄无能或蒸化无力,均可导致膀胱排泄失常。肾阳亏虚,气化不及州都,气机升降失常,津液代谢障碍,三焦水道阻滞,膀胱气化无权,渐至本病。《圣济总录》云:"消渴日久,肾气受伤,肾主水,肾气衰竭气化失常,开阖不利。"同时,张永杰强调肺在水液代谢中的重要性,肺失治节,敷布无权,三焦为之滞塞,膀胱气化障碍,必然引起膀胱开阖失常,即肺气无权,则肾水终不能摄,治肾者必治肺,肺、肾二脏母子相关,金水相生,是水液代谢输布的重要脏器,若肺、肾两者功能失调,均可直接影响膀胱的功能。

三、张永杰治疗经验

(一)治法特点

张永杰认为,医生对该病常重视脾、肾二脏在发病中的作用,而对肺主气、主宣发肃降功能对水液代谢的影响欠重视。张永杰强调"久病入络,久虚必瘀"。临床上消渴日久,伤津耗气,气阴两虚,气虚无力推动血液运行,阴虚血脉涩滞,可使血脉运行不利,形成血瘀。糖尿病慢性并发症包括大血管、小血管及微血管的病变。糖尿病患者多数存在血液黏稠度增高、高脂血症以及血小板聚集率增高因素,造成并发心脑血管病、周围血管病变以及重要脏器损伤,糖尿病自主神经病变也不例外。在具体治疗中,张永杰在中医辨证论治的前提下,加入2～3味活血化瘀中药,常可增强疗效。同时注意以下几点问题。

1. **注意控制血糖** 因本病为糖尿病的慢性并发症,为长期高血糖导致植物神经病变受损,且糖尿病病程较长,胰岛B细胞衰竭的程度较重,血糖控制不易,临床要采用中西医结合治疗,以西药控制血糖,在不出现低血糖的前提下,血糖尽量达标,因此,已经使用药物治疗的患者应及时调整药物治疗方法,糖尿病病程较长并且已经出现严重并发症的患者应当及时使用胰岛素,而中药在改善患者的症状上具有明显的效果。血糖得到良好的控制,才能控制糖尿病神经源性膀胱的症状及其他并发症的进展。

2. **注意个人卫生** 糖尿病神经源性膀胱,因膀胱壁张力减退,残余尿量增加,易引起尿道感染,同时,部分糖尿病患者年龄较大,亦是引起尿道感染的危险因素,高龄老人因缺乏家庭照顾,或活动不便,导致个人卫生较差,尿道感染的发生率增加,尿道感染又会加重糖尿病神经源性膀胱的临床症状。故张永杰治疗此类患者,非常强调个人卫生在本病治疗中的作用,告知患者及家属,尤其是高龄女性老人注意会阴部的清洁,勤换内裤,注意内裤的高温清洗等。

3. **加强膀胱功能训练** 糖尿病晚期由于患者长期处于高血糖状态,累及传入感觉通道,导致腰骶部交感和副交感神经功能紊乱而引起排尿障碍。进行腹部、提肛训练及体位前倾训练能增加反射性逼尿肌的收缩能力,加强尿道括约肌的作用,使反射的敏感性增强。尿意缺乏者增加水的供给,可通过增加尿量提高膀胱内压力,刺激膀胱壁而产生排尿感觉,引起反射性排尿,同时增加尿量可起到内冲洗作用,减轻泌尿系感染。行腹部膀胱区按摩,可使局部毛细血管扩张,改善微循环,刺激末梢神经兴奋,有利于神经功能的恢复。膀胱区的功能锻炼,方法简单,患者在家中即可实施,无须任何费用,可起到辅助治疗的作用。具体的训练方法:首先向患者讲明训练的目的、方法及训练的重要性,取得患者的配合,增强治疗信心,训练前嘱其饮水视情况增减。腹部肌肉训练,嘱患者缓慢有力、有节律收缩腹部肌肉,再慢慢放松,反复训练。提肛法训练盆底肌肉,使患者有节律地收缩尿道口、阴部肌肉两三分钟,找到收缩的感觉。体位前倾,做缓慢而有节律的前倾动作,以不产生疲劳感为宜。腹部按摩,在膀胱区用掌心做环状按摩轻轻推揉膀胱。诱导定时排尿,结合以上训练,两三个小时后让患者听流水声,利用条件反射诱导排尿。

总之,糖尿病神经源性膀胱应以中西医结合治疗,以西药控制血糖,尤其是持续高血糖状态,必要时皮下注射胰岛素,使空腹及餐后血糖尽可能达标的前提下,给予中药辨证论治。同时配合针灸及膀胱功能训练,但治疗前应与患者及家属沟通,因本病为慢性并发症,病程长,起效慢,患者要坚持治疗,症状缓解后平素坚持膀胱功能锻炼,可防止病情反复,提高生活质量。

(二) 分型论治

1. 湿热蕴结,气化失司证

症状:排尿困难,小便点滴不通,或量极少而短赤灼热,小腹胀满,口苦口黏,口干不欲饮,舌红,苔黄腻,脉滑或数。

治法:清利湿热,通利小便。

方药:八正散合五苓散加减,药用车前子、瞿麦、萹蓄、滑石、山栀子、大黄、通草、黄芪、茯苓、猪苓、桂枝、泽泻、白术、怀牛膝、川芎等。

2. 中气下陷,膀胱失约证

症状:小腹胀满或坠胀,小便涩滞,余沥不尽,时欲小便而不得行,甚则用手压腹,小腹拘急,神倦乏力,气短懒言,舌淡胖,苔薄白,脉细弱。

治法:补中益气,升清降浊。

方药:补中益气汤合五苓散加减,药用黄芪、党参、白术、当归、陈皮、升麻、柴胡、生姜、大枣、猪苓、茯苓、泽泻、肉桂、炙甘草等。

3. 肾元亏虚,肾阳不足证

症状:少腹胀满,小便排出无力,或淋漓不畅,或尿失禁,腰膝酸痛,四末不温,舌质淡,苔薄白,脉沉细而尺弱。

治法:温补肾阳,化气行水。

方药:金匮肾气丸加减,药用熟地黄、山药、山茱萸、泽泻、茯苓、牡丹皮、肉桂、炮附子、牛膝、车前子等。

张永杰在中医辨证论治口服中药的基础上,常配合针灸治疗,以增强疗效。临床选穴主穴为百会、四神聪。配穴膀胱湿热,取三阴交、阴陵泉、膀胱俞、中极;肾虚,取阴谷、肾俞、三焦俞、委阳、关元、气海;中气下陷,取气海、章门、百会。

第八节　糖尿病合并便秘

一、概述

糖尿病合并便秘是指糖尿病患者伴发大便秘结不通,排便周期延长,或欲大便而艰涩不畅的一种临床症状。患者大便干结,排便费力,排便时间增加,大便次数减少,粪便在体内滞留时间过长,轻者 3~5 日,重者可达 1 周以上,更有甚者需要灌肠才能解下。西医学认为,糖尿病合并便秘是糖尿病随时间延长,导致胃肠植物神经受损,使胃肠动力低下、肠道排空延迟,大便长时间在肠道停留,水分过度吸收,大便干结不易排出而导致便秘。西医主要是对症处理,如经常口服果导片、乳果糖,外用开塞露及甘油灌肠剂等,通常只能解决一时的问题。或借用中药大黄、番泻叶等攻下通便,现代药理研究表明,常用大黄、番泻叶会引起大肠黑斑病,日久还易发生恶变,且停药后会出现便秘症状反弹和加重,不宜长期服用。长期便秘会给患者带来巨大的痛苦,加重思想负担,增添焦虑紧张情绪,并对人体内环境、内分泌系统均有一定影响,使胰岛素抵抗增加,各种激素如肾上腺素、胰高血糖素、肾上腺皮质激素等分泌增加,成为血糖难控的因素之一,日久也可能诱发或加重其他疾病,如合并高血压、冠心病等疾病,甚至有诱发卒死的风险。中医既往对便秘名称不一,如《伤寒论》中既有"阳结""阴结""脾约"之病名,其后又有"风燥""热燥""风秘""气秘""热秘"及"寒秘"等名称,消渴病合并便秘者,现统称"消渴便秘"。

二、张永杰对本病病因病机的认识

《素问·举痛论》"热气留于小肠,肠中痛,瘅热消渴,则坚干不得出",《证治准绳·消渴》"三消小便即多,大便必坚"。可见自古以来,许多医家已经意识到消渴病常常会引起便秘。饮食入胃,经过胃之腐熟,脾之运化,吸收其精微之后,其糟粕由大肠传送而出,成为大便。正如《黄帝内经》所论:"水谷者常并居于胃中,成糟粕而俱下于大肠。""大肠者,传导之官,变化出焉。"中医理论认为,便秘是由大肠传导糟粕功能失司引起,与脾胃等脏腑的关系极为密切,由脾胃受病、燥热内结、气虚肠道无力、血虚肠道干涩或阴寒内结等病因导致。

张永杰认为,消渴的先天因素是素体阴虚和肾精亏虚,后天因素是阴津亏损,燥热炽盛,燥热盛则更伤阴精气血,进而脏腑失调,引发消渴。糖尿病合并便秘乃消渴病迁延日久,致气血阴阳亏虚以及气滞血瘀等,影响大肠传导功能而发为便秘。其病机虚实夹杂,各因素之间又相互影响,常致便秘反复难愈。其病位在肠,与肺、脾、肾、肝四脏有关。早期病理机制为胃肠积热,病性属实,或虚实夹杂,以实为主。乃脾胃受燥热所伤,胃火炽盛,津液耗伤,导致肠道燥热,津液失于输布,大便干结。肺与大肠相表里,肺之燥热下移大肠,则大肠传导失职而成便秘。部分患者,久患糖尿病,血糖控制欠佳或担心过多,或平素易怒善哀,则情志失和,思虑过度,情志不舒,气机不能宣达,气机郁滞,脏腑气机失调,腑气不通,胃气不降,通降失常,糟粕内停而致便秘。随病程进展,胃肠实热日久,耗气伤阴,耗伤肺气,肺气不足,肃降功能失常,津液不布,肠枯失润而致便秘。脾胃受损,脾气虚弱,中气不足,运化失司,而致便秘,多见粪质并不干硬,虽有便意,但临厕努挣乏力,便难排出,汗出气短,便后乏力,面白神疲,口淡苔白,脉弱。或脾虚运化功能减退,升降失司,津液不能化生输布,则肠道干枯,大便难下。肾主藏精、主二便、主纳气,开窍于二阴,肾气不足,推动无力,或肾阳不足,温煦无力,以致大便难下。

总之,糖尿病合并便秘是临床常见病症,总由大肠传导失职而成,其病位在大肠,又常与脾、胃、肺、肝、肾等脏腑有关。病程较短之便秘多为实证,病程长者多为虚证,久病必虚,中后期诸虚渐重,便秘多为虚证,或因虚致实,虚实夹杂。其治疗应辨证求因,审因论治,不能只凭便干不通而一味通下。单用润肠法难以取得好的疗效,而泻下法虽可取一时之效,但易使正气愈虚,久之反而加重病情。治疗应兼顾其不同病机特点,时时注意顾护正气,使通腑不伤正、扶正而不壅滞。

三、张永杰治疗经验

(一) 治法特点

1. 用药体会

(1) 大黄、芒硝的应用:糖尿病合并便秘,临床辨证为胃肠实热等实证,临床常用大黄、芒硝,大黄量较大,后下,芒硝冲服,为用药之常道。对于辨证为虚证便秘,如气虚便秘、血虚便秘等,给予小剂量大黄3~5 g同煎,既不损伤正气,又能预防过补导致的气滞或血壅。大连市中医院刘寿山指出,小剂量大黄有健脾作用。芒硝软坚散结,临床对于虚秘大便干硬程度较重,甚者如羊屎状,坚硬明显者,开始给予芒硝冲服,小剂量开始,大便变软通畅或微利为度,中病即止,以防过量耗气伤阴,乃长期临床经验的体会。

(2) 白术的应用:白术临床常用于脾虚食少,消化不良,慢性腹泻,或脾虚失运,水湿停聚之痰饮、水肿以及气虚多汗,胎动不安等症。20世纪70年代末期,著名老中医魏龙骧在《中医杂志》上发表了《医话四则》一文,明确提出"白术通便秘",引起了人们的高度关注和重视。张永杰结合长期临床体会认为白术有"燥"与"润"的两面性,如《本草崇原》云:"白术气味甘温,质多脂液,乃调和脾土之药也……太阴主湿土而属脾,为阴中之至阴,喜燥恶湿,喜温恶寒,然土有湿气,始能灌溉四旁,如地得雨露,始能发生万物。若过于炎燥,则止而不行,为便难脾约之证。白术作煎饵,则燥而能润,温而能和。"《本草经读》云:"以白术之功用在燥,而所以妙处在于多脂。"白术虽为苦燥之品,但富含脂膏,能滋液润燥而通便,用于肠燥便秘,主要用于虚证便秘,必须用生品;剂量宜大,常用量为30~60 g,重则60~120 g;要以水煎服为主,也可泡水代茶饮。

(3) 活血化瘀药物的应用:糖尿病为慢性虚损性疾病,随病程延长,久病必瘀、久病入络,故糖尿病合并便秘患者,宜加用活血化瘀中药,如选用桃仁、当归、丹参等养血、活血、润肠类活血化瘀药物。

(4) 宣肺通腹,提壶揭盖法的应用:肺与大肠相表里,一脏一腑,若肺失清肃,肺气不通,腑气不降,则津液不能下润大肠,以致肠燥内结,导致便秘的发生。同时,长期便秘,腹气不通,亦影响肺气的宣发肃降,单纯关注肠胃,部分患者临床效果欠佳,如给予宣发肺气的药物,恢复肺脏宣发肃降的功能,有利于大便的通畅,故宜配合肺经药物,如瓜蒌、前胡、杏仁、苏子、紫菀等宽胸散结宣肺,肺气宣发,腹气通降,可收事半功倍之效。

2. 生活调理 糖尿病合并便秘患者,在便秘期间及便秘症状缓解后,积极配合生活的调理,有利于便秘的治疗及停药后疗效的巩固,生活调理包括饮食、运动及排便习惯等。

(1) 饮食调理:多食纤维素丰富的食品,辨证、辨体质选用食物。

粗粮、海藻类、芹菜、丝瓜、菠菜、黄瓜、胡萝卜、青菜等含有大量纤维素。它们在胃肠道中不易被消化酶破坏,能吸收大量水分使大便软化,增加肠内容物,并能刺激胃肠蠕动,使大便通畅。生食苹果、香蕉、西红柿、梨等含有大量胶质的水果和蔬菜,能增加肠内容物,从而起到润肠作用。进食足够的脂类,如花生油、豆油、菜籽油、香油等油脂，不但能直接润肠，而且分解产生的脂肪酸还有刺激胃肠蠕动的作用。

在饮食方面应忌食易使津液亏少的辛辣厚味食物，如辣椒、姜、羊肉、狗肉、鸡、鱼、酒等。多用清凉润滑之物，凉能清热，润能通肠，热清肠润则大便通畅，如苹果、梨、黄瓜、苦瓜、萝卜、芹菜、莴苣等都有益于缓解便秘症状。在药食同源的药物方面，应忌用收敛固涩之品，此类药食同源的中药易使气滞不畅，加重便秘，如白果、莲子、芡实、栗子、石榴等皆应少用。而宜食用能行气润肠之物，气行则脏腑气机通达，大便则通，如开心果、橘子、香蕉、竹笋等均可多用。

另外，气虚体质不宜服用具有行气功效的食物，如萝卜、芥菜、橘子等，而应常食健脾益气之山药、扁豆、芋头、无花果等。血虚患者则应避免辛辣香燥之品，如辣椒、牛肉、羊肉，以免其伤阴耗血，加重便秘，宜多食桑葚、蜂蜜、花生、芝麻等物以滋阴养血润燥。阳虚体质应少食偏寒的食物，如李子、柚子、梨、竹笋、菠菜等，以免大量服用伤及阳气，可多食具有温胃散寒作用之枸杞子、姜、坚果等。

（2）饮水充足：缺水往往是便秘的原因之一，每日早晨空腹饮淡盐水或凉开水一杯，有利于通便。

（3）养成定时排便的习惯：良好的排便习惯是逐步建立起来的，老年人应养成每日或每2日1次定时排便的习惯。

（4）适当的体育锻炼：提倡必要的活动，除一般全身运动（散步、慢跑、打太极拳）外，应重点加强腹肌力量的锻炼，如收腹抬腿、仰卧起坐，平时还可多做下蹲动作，以促进肠蠕动。

3.中医理疗　如大黄研粉或大黄、厚朴研粉调成糊状，外敷脐部神阙穴。肚脐为任脉要穴神阙穴所在，肚脐作为腹壁最后闭合处，与全身其他结构比较，其表皮角质层最薄，屏障功能最弱，局部皮下无脂肪组织。药物敷脐后，气味入血，在腹部长时间储存，形成较高的药物浓度，易于药物渗透和吸收，并通过脐下丰富的血管和淋巴管输送到全身，调整脏腑病态，促进肠道蠕动。

（二）分型论治

1.胃肠实热证

症状：大便干结，艰涩难下，腹部胀满，小便黄赤，面红身热，口干口臭，舌红,苔黄燥,脉滑数。

治法:泄热通便。

方药:麻子仁丸加减,药用火麻仁、枳实、厚朴、大黄、杏仁、芍药、莱菔子、全瓜蒌、白术、紫菀、甘草等。

2. 气机郁滞证

症状:便秘但粪质不干硬,伴见胸胁痞满,腹胀嗳气,神疲食少,情志不舒,舌质淡红,苔薄白,脉弦。

治法:行气消胀,通便导滞。

方药:四磨汤加减,药用槟榔、枳壳、党参、乌药、当归、白芍、茯苓、薄荷、麦芽、白术、甘草等。

3. 气虚便秘证

症状:粪质并不干硬,虽有便意,但临厕努挣乏力,便难排出,汗出气短,便后乏力,面白神疲,舌淡,苔白,脉弱。

治法:补气润肠。

方药:黄芪汤合香砂六君子汤加减,药用黄芪、白术、当归、茯苓、陈皮、木香、莱菔子、枳实、火麻仁、甘草等。

4. 血虚阴伤证

症状:大便干结,面色无华,心悸气短,失眠多梦,健忘,口唇色淡,舌淡,苔白,脉细。

治法:养血润燥。

方药:润肠丸合四物汤加减,药用火麻仁、柏子仁、杏仁、当归、白芍、白术、紫菀、甘草等。

5. 肾阴亏损证

症状:大便干结,如羊屎状,形体消瘦,头晕耳鸣,两颧红赤,心烦少眠,潮热盗汗,舌红少苔,脉细数。

治法:滋阴通便。

方药:增液汤合五仁橘皮汤加减,药用玄参、麦冬、熟地黄、火麻仁、柏子仁、杏仁、当归、首乌、白术、陈皮、甘草等。

6. 肾阳不足,命火渐衰证

症状:大便干或不干,排出困难,小便清长,面色㿠白,四肢不温,舌淡苔白,脉沉迟。

治法：温阳通便。

方药：济川煎加减，药用当归、牛膝、肉苁蓉、泽泻、升麻、枳壳、何首乌、补骨脂、熟地黄、淫羊藿、紫菀、火麻仁、甘草等。

第九节　糖尿病合并汗证

一、概述

糖尿病合并汗证是指糖尿病患者发生自主神经病变时，汗腺功能失常而出现汗液排泄异常的病症。临床表现为患者上半身尤其是面部及胸部汗出较多，甚者大量汗出，而下肢皮肤干凉，泌汗减少，甚至无汗。西医学认为，糖尿病患者由于高血糖导致微血管病变，使神经营养障碍和变形，醛糖还原酶增高，山梨醇和果糖大量沉积，细胞内渗透压增高，致神经阶段性脱髓鞘以及超氧化物歧化酶降低、自由基增多、神经膜细胞囊膜的基膜糖基化，致下肢交感神经受损，其支配的汗腺不能分泌汗液，而未受损的上半身则代偿性分泌多汗。本病是糖尿病常见慢性并发症，具有发病率高、症状复杂、顽固不愈的特点，发病率约为 60%，严重出汗过多影响患者的生活及工作质量。西医治疗主要是针对病因及对症治疗，病因治疗主要是控制血糖、纠正糖代谢紊乱，对症治疗包括神经营养与修复、抗氧化应激、改善神经微循环、止汗等。根据其临床表现，本病属于中医"消渴""汗证""头汗""半身汗""颈汗"等范畴，因其既属消渴病，又属汗证，现统称为"消渴病汗证"。

二、张永杰对本病病因病机的认识

糖尿病性泌汗功能异常是随着消渴病病程的迁延而逐渐发生发展的。《素问·举痛论》指出："炅则腠理开，荣卫通，汗大泄……劳则喘息汗出，外内皆越。"消渴日久，阴津亏虚或气虚不固，必致气阴两虚，气虚卫表不固，腠理开阖失司，阴不入阳，导致汗液排泄异常增多；或情志失调，饮食不节，肝胆疏泄失职，湿热内阻中焦，水道不畅，津液运行失常而致汗证。本病病位在皮肤腠理，与五脏六腑关系密切，病性为本虚标实，虚实夹杂，气郁、痰浊、瘀血是其主要的病理因素，机体气血、阴阳失调是其基本病机。

1. 病后体虚,气阴两虚　久患消渴,伤阴耗气,气虚则肌表疏松,表虚不固,腠理开泄而致自汗;或阴津亏虚,阴虚不敛,阴不入于阳则盗汗。

2. 营卫不和,营强卫弱　素体阴阳偏盛、偏衰,或表虚之人感受风邪、导致营卫不和,阳不能密而固护营阴,营阴不能内守而卫外失司汗出。

3. 阴虚火旺,迫津外泄　心主血,肾藏精,烦劳过度,亡血失精,或邪热耗阴,阴精亏虚,肾水不足,不能上济心火,虚火亢旺,阴精被扰不能自藏而外泄汗出。

4. 因病致郁,情志失调　消渴久病,因病而烦,心情抑郁,忧思恼怒,伤肝化火,横逆犯脾,肝脾不调,肝失疏泄,脾失常运,津布无序,随泄随出,或为自汗,或为盗汗。

5. 饮食不节,嗜食厚味　素体肥胖,痰湿或湿热之体,复因嗜食辛辣,尤其是酗酒厚味,以致蕴湿生热,湿热郁蒸,逼津外泄,或为自汗,或为盗汗。

6. 瘀血内阻,血瘀化热　消渴日久,耗气伤阴,气虚动血无力,血脉瘀阻,则络脉不通,津液不能正常流布而外溢;血瘀日久化热,则虚热内扰,心液不敛,亦见汗出。正如《医林改错》说:"竟有用补气、固表,滋阴、降火,服之不效,而反加重者,不知血瘀亦令人自汗、盗汗,用血府逐瘀汤。"

三、张永杰治疗经验

(一) 治法特点

糖尿病汗证是糖尿病常见并发症,是长期高血糖导致机体自主神经病变,故控制血糖是首要任务,需通过中西医结合的方法,使空腹及餐后 2 小时血糖达标,解除高血糖毒性。血糖控制良好,患者的汗出症状往往也能得到改善,两者病理上相互影响,疗效上相辅相成。

1. 收敛止汗药的应用　在辨证论治的基础上,加用收敛止汗药物,如浮小麦、麻黄根、五味子、煅龙骨、煅牡蛎可以增强临床疗效。张永杰认为,对于辨证为虚证或虚实夹杂以虚为主汗出者,可直接加用收敛止汗药物,但对于辨证为实证汗出如肝郁化火或湿热郁蒸者,始应以病因治疗为主,待湿热清,肝郁疏,火邪祛,再配合收敛止汗的药物,以免闭门留寇。

2. 仙鹤草止汗的应用　仙鹤草苦、涩、平,归心、肝经,收敛止血,截疟止痢,解毒补虚,药性平和。临床广泛用于各种出血之证,如腹泻痢疾、疟疾寒热、脱力劳伤。上海名中医丁福保及河南名中医庞国明等均提出仙鹤草治疗汗证有特效。张永杰结合多年体会指出,仙鹤草味涩收敛,有补虚、强壮之功,用于治疗虚证汗出,疗效较好,但剂量要大,一般 30 g 为起始量,逐渐增加,最大可用到 120 g,亦有报道用至 200 g,一般加至 120 g 即可,药量太大造成资源的浪费。

3. 配合外治法　外治之理即内治之理,外治之药即内治之药。对于糖尿病合并汗证虚证重型者,可取等量煅龙骨粉、五倍子,用凉开水调成糊状,敷脐部,外用纱布固定,每日 1 次。对于邪热郁蒸型盗汗者,常取黄柏、苍术、五倍子各 10 g,共研成细末,用凉开水调制成 2 块药饼,置于两乳部,外用纱布固定,每日 1 次。内外合治,相得益彰。

总之,消渴病汗证虚多实少,虚者十居七八,或以气虚为主,或以阴虚为主。治当以益气养阴为大法,据气阴互根、互生、互用之理,临证据情权变,或以益气为主兼顾养阴,或以养阴为主兼顾益气,辅以调和营卫。实证者仅十之二三,其治或清肝泄热,或化湿和营;虚实夹杂者,则应虚实兼顾。对消渴病汗证顽固不愈者,重视活血化瘀法的运用,常配合应用水蛭、地龙、丹参、鬼箭羽等活血化瘀之药。

(二) 分型论治

1. 气阴亏虚证

症状:汗出较多,疲倦乏力。气虚为主者,以自汗为主,静时汗出,进食或稍动加重,多为全身汗出,以头面部为主;阴虚为主者,以盗汗为主,睡中汗出,或醒即汗出,通身大汗,甚则透衣湿被,口干多饮,手足心热,舌质淡红,苔少,脉沉细或细数。

治法:益气养阴。

方药:玉屏风散合生脉饮加减,药用黄芪、防风、炒白术、太子参、麦冬、五味子、仙鹤草等。

2. 营卫不和证

症状:自汗恶风,周身酸楚,恶寒微发热,或表现为半身、局部出汗,舌质淡红,苔薄白,脉缓。

治法:调和营卫。

方药:桂枝汤加减,药用桂枝、白芍、生姜、大枣、黄芪、白术、防风、仙鹤草、甘草等。

3. 阴虚火旺证

症状:汗出以夜寐盗汗,亦有自汗,伴骨蒸潮热,五心烦热,或兼午后潮热,面色颧红,口渴,舌红少苔,脉细数。

治法:滋阴清热,固表止汗。

方药:当归六黄汤加减,药用当归、生地黄、熟地黄、黄芩、黄柏、黄连、黄芪等。

4. 肝郁化火证

症状:心情抑郁,或心烦易怒,怒则汗出,面红、手心红,手足心热,或失眠多梦,盗汗,纳呆,腹胀,舌质淡暗,或舌边红赤,苔薄白,脉弦缓或弦数。

治法:调和肝脾,清热除烦。

方药:丹栀逍遥散加减,药用牡丹皮、炒栀子、柴胡、全当归、白芍、茯苓、炒白术、薄荷、淡豆豉、仙鹤草、甘草等。

5. 湿热郁蒸证

症状:形体肥胖,蒸蒸汗出,汗黏而臭,酗酒后盗汗如注,透衣湿被,口苦口臭,小便色黄,大便黏滞不爽,舌红,苔薄黄,脉弦数。

治法:化湿清热,调中布津。

方药:连朴饮加减,药用黄连、厚朴、炒栀子、淡豆豉、姜半夏、生芦根、石菖蒲、炒枳壳、炒白术、仙鹤草、葛根、甘草等。

6. 瘀血内阻证

症状:自汗或盗汗,伴全身困倦乏力或双下肢麻木,头晕腰膝酸软,失眠多梦,舌质淡暗或舌红少苔,脉细涩。

治法:活血化瘀。

方药:偏气虚血瘀者用补阳还五汤加减,药用黄芪、桃仁、红花、生地黄、当归、赤芍、丹参、地龙、桂枝、鬼箭羽、刺五加等。偏阴虚血瘀者用犀角地黄汤加减,药用水牛角、生地黄、牡丹皮、赤芍、桃仁、牛膝、玄参、三七粉、水蛭等。

第二章 心血管系统疾病

第一节 冠 心 病

一、概述

冠状动脉粥样硬化性心脏病是冠状动脉血管发生动脉粥样硬化病变引起血管腔狭窄或阻塞，造成心肌缺血、缺氧或坏死而导致的心脏病，常常被称为"冠心病"。多发生于 46 岁以后，男性多于女性，脑力劳动者较多，营养、工作和社会环境对冠心病的发病起重要作用。诱发冠状动脉粥样硬化的主要因素有遗传、血清高胆固醇、高密度脂蛋白水平低、高血压、糖尿病、吸烟、肥胖等。冠心病患者可有症状，若无并发症发生，一般无明显体征。主要表现有心绞痛、心肌梗死、心律失常、心力衰竭及心脏性猝死等。内科治疗包括去除心绞痛的诱发因素、应用抗心绞痛药物、介入治疗、高压氧治疗、体外反搏治疗及运动锻炼疗法等。外科治疗包括冠状动脉成形术、冠状动脉内膜剥脱术、激光心肌血运重建术、冠状动脉旁路移植术及心肌梗死后并发症的治疗等。本病属中医"胸痹""心痛""真心痛"范畴。轻者仅膻中或胸部憋闷、疼痛，可伴有心悸，重者心痛彻背，背痛彻心，疼痛剧烈而持续不能缓解，四肢厥逆，面色苍白，冷汗淋漓，脉微欲绝，称为真心痛。

二、张永杰对本病病因病机的认识

（一）病因

1. 心阳气不足　冠心病患者，尽管发病年龄有所提前，但大部分为中年以后发病，提示该病之因尽管有先天禀赋不足，更因随年龄增长，特别是到中年以后，生理性体质渐弱，或长期劳倦内伤，或久病耗损，导致脏腑功能失调，致使五脏之气、血、阴、阳不足，脉络受损，发生本病。张永杰认为，五脏之中，心之阳气虚损,是发病的主要原因,即冠心病是以心阳气虚损为本为始。《黄帝内经》称心为"阳中之太阳"。张仲景《金匮要略·胸痹心痛短气病脉证治》第一条就开宗名义指出:"夫脉当取太过不及,阳微阴弦,即胸痹而痛,所以然者,责其极虚也。""责其极虚"一语道破了胸痹病的根本所在。心阳也就是心脏的功能,心脏之所以不息地搏动,从生到死,无有歇时,赖其阳气的运动,心主脉与神志,无不依赖阳气的推动。由于心脏以阳气为本,故心病亦恒以阳气虚弱最多,故冠心病患者,以心阳痹阻,心气虚弱,血脉不畅,神失所养为主要病机。

2. 外邪侵袭 气候骤变,风、寒、暑、湿、燥、火六淫邪气均可诱发或加重心之脉络损伤,发生本病。然尤以风冷邪气最为常见。《素问·举痛论》:"经脉流行不止,环周不休,寒气入经而稽迟,泣而不行,客于脉外则血少,客于脉中则气不通,故卒然而痛。"因寒主收引,既可抑遏心脉,损伤心阳,又可使心之脉络挛拘,最终血行瘀滞,不通则痛。冠心病患者,冬季增多或病情加重,均提示本病发病和外受风寒邪气有关,张永杰认为,尽管气候对本病有影响,但本身正气虚弱,胸阳夙虚,气候变化始能诱发本病,诚如《灵枢·百病始生》说:"风雨寒热,不得虚邪,不能独伤人。卒然逢疾风暴雨而不得病者,盖无虚,故邪不能独伤人,此必因虚邪之风,与其身形,两虚相得,乃客其形。"

3. 饮食失节 脾胃与心有经络相连,足太阴脾之经络属脾络胃,《素问·平人气象论》云:"胃之大络,名曰虚里,贯膈络肺,出于左乳下,其动应衣,脉宗气也。"虚里即心尖搏动处。另外,心属火,脾属土,心与脾为母子关系。"脉以胃气为本""胃为水谷之海",心、胃相互依赖,相互影响。《金匮要略·胸痹心痛短气病脉证治》:"胸痹,心中痞气,气结在胸,胸满,胁下逆抢心,枳实薤白桂枝汤主之,人参汤亦主之。"此处之人参汤即是温补脾胃的方药。临床上遵仲景之法,从调理脾胃、斡旋中州入手,治疗冠心病心绞痛每获良效。清代吴谦《删补名医方论》中有关"夫心藏神,其用为思,脾藏智,其出为意……心以经营之久而伤,脾以意虑之郁而伤,则母病必传之子,子又能令母虚"的论述,进一步明确了心、脾之间相互联系及病变的相互传变特点。过食肥甘或饮食生冷,饥饱无度,损伤脾胃,导致脾胃运化功能失司,气血生化乏源,心之脉络失养,导致心脾两虚证;或水湿不运,聚湿生痰,上犯心胸清旷之地,清阳不展,气机不畅,痰浊壅滞,心络闭阻,逐致心痛;痰浊留恋日久,壅滞化热,痰热互结,痰瘀交阻,使病情缠绵难愈或加重。

4. 情志失调　肝藏血,主疏泄,以血为本,以气为用,体阴而用阳。肝的疏泄联系着全身的气机变化,协调着人体气血运行,其疏泄以藏血为物质基础。心主血脉,为气血运行的基本动力,肝藏血,调节人体循环血流量,心、肝互相协调则心有所主,肝有所藏,脉道充盈,气血运行有序,脏腑组织营养充足,机体功能正常。《血证论》云:"肝属木,木气冲和条达,不致遏郁,则血脉得畅。"喜、怒、忧、思、悲、恐、惊七情致病者,常因所愿不遂,肝气郁结,情志失调,气机失和,伤及脏腑,造成脏腑功能紊乱,气机失和日久互结,又易产生瘀血痰浊停滞心之脉络,致心之脉络不畅,发为心痛。明代《薛氏医案·求脏病》云:"肝气通则心气和,肝气滞则心气乏。"清代沈金鳌《杂病源流犀烛·心痛源流》曰:"七情除喜之气能散于外,余皆令肝郁而心痛。"

尽管本病之病因有以上几种,但实际临床常两个或两个以上病因同时存在,长期为患,终可导致心之脉络不畅。总之,本病的发生,常素有旧疾,遇情志、劳逸、饮食、感邪等外有因素,外有所触,内有所应,致使病邪瘀阻经脉,深入络脉,心之经络受损,气血痹阻,发为本病。

（二）病机演变

人到中年之后,体质下降,五脏渐衰,脏腑功能失调,此为发病的基础。素体阳气不足,复受寒暑等邪气侵袭,或饮食不节,嗜食肥甘,或思虑劳倦,或情志失调等为主要病因。其病位在心,涉及肺、脾、肝、肾诸脏。病理变化为上述因素导致脏腑、气血、阴阳失调,心血不足,心阳不振,而致气滞、寒凝、痰阻、血瘀等阻滞心脉,致心脉痹阻,或脉络失养而发病。病机为本虚标实,本虚即心气、心血、心阴亏虚或肝肾阴虚,标实即气滞、寒凝、痰浊、瘀血阻痹心脉等。发病过程中本虚与标实往往互为因果而使病情加重,呈现虚实夹杂、标本同现的复杂证候。治疗当分辨标本虚实,以调和阴阳,温补阳气,疏通气血为大法。

三、张永杰治疗经验

（一）治法特点

冠心病的发病,张永杰提出心为本病之根,肝、肾为本病之源,痰浊、瘀血、气滞是本病之标,七情、六淫是本病之诱因。冠心病病位在心,无论何种病因,最终导致心脉失养、络脉挛急或心络瘀阻,且西医学明确提出冠心病是冠状动脉粥样硬化或冠脉痉挛导致冠脉狭窄所致心肌缺血、缺氧,故心为本病之根。胸痹之发生,与肝、肾两脏关系密切,因肾为先天之本,五脏之阴非此不能滋,五脏之阳非此不能化,肝肾同源,故肝、肾为胸痹之源。结合对本病病因病机的认识,张永杰主张宜权衡标本虚实而扶正祛邪,宜温阳、通阳而不宜补阳,宜益气、补气而不宜滞气,宜行血、活血而不宜破血,宜行气、降气而不宜破气,宜化痰、豁痰而不宜泻痰,宜散寒、温寒而不宜逐寒。张永杰认为,活血化瘀虽然单独列为一型,但该法贯穿于冠心病心绞痛的整个治疗过程,并不拘泥于血瘀证。使用本法须注意以下几点。

(1) 须佐以生地黄、当归、白芍等养血药,以防辛香走窜伤阴。

(2) 注意配用益气、理气药。冠心病血瘀证多由气虚而来,气虚为因,血瘀为果,故忌长期峻投化瘀之品,当佐参、芪益气之味,益气活血时,益气药量应大于活血药,以取气行血行之效;气为血帅,气行则血行,血瘀证又当佐理气之品,理气活血时,活血药量常应大于理气药剂量,以调理气机于轻灵之中。

(3) 疼痛反复发作,瘀象明显,投水蛭、桃仁、红花等逐瘀散血之品,忌破血耗气之品,如三棱、莪术。

(4) 久病不愈,冠状动脉痉挛为主者,伍用通络熄风药,如全蝎、地龙、白芍、葛根等,以活血通络,解除痉挛。

(5) 了解活血化瘀中药的特点:活血化瘀中药很多,但不同药物又各有特点和侧重,如当归、丹参、鸡血藤、芍药为补血活血药,红花、川芎、益母草、五灵脂、蒲黄、茜草、葛根、月季花、白芷、香附、姜黄、丹皮为活血化瘀药,苏木、水蛭、虻虫、王不留行等为攻瘀散血药,乳香、没药、血竭、昆布、海藻、三棱、莪术、郁金、桃仁、刘寄奴、山楂为破血祛瘀药。在辨证论治的前提下,结合患者病情及体质,有选择应用上述药物,达到攻邪不伤正,中病即止。

(二) 分型论治

在具体临床实践中,张永杰根据多年的临床经验,提出冠心病8种分型治疗。

1. 心肺气阴两虚证

症状:胸闷隐痛,时作时休,气促脉微,伴见心悸气短,短气自汗,失眠多梦,舌质偏红或紫暗或有齿痕,苔薄或剥,脉细数或细弱或强代。

治法:益气养阴。

方药:保元汤合生脉散加减,药用人参、黄芪、麦冬、五味子、桂枝、白术、当归、玉竹、黄精、炙甘草等。

2. 心肾阴虚证

症状：胸闷隐痛，心烦不眠，心悸怔忡，五心烦热，潮热盗汗，耳鸣目涩，腰腿酸软，舌红少苔或舌有裂纹，脉细数。

治法：滋肾舒脉。

方药：左归饮加减，药用生熟地、山药、山萸肉、女贞子、旱莲草、麦冬、当归、白芍、枸杞子、丹参、生甘草、龙齿、磁石等。

3. 心肾阳虚证

症状：胸痛剧烈，或绞痛，或感寒而发，或感寒痛甚，起病急剧为特点，常在夜间或感受寒邪时发作，胸闷气短，畏寒肢冷，体乏无力，腰膝酸软，面色㿠白，大便溏薄，小便清长，舌淡或紫暗，苔白，脉沉迟或弦紧。

治法：通阳宣痹散寒。

方药：参附汤合桂枝甘草汤加减，药用人参、附片、生黄芪、桂枝、白芍、川芎、生甘草、淫羊藿、菟丝子、巴戟天等。

4. 痰浊痹阻证

症状：胸闷重而心痛相对较轻，肥胖体沉，痰多气短，阴雨天易发或加重，伴有倦怠乏力，纳呆便溏，口苦，舌苔白腻或水滑或黄腻，脉滑。

治法：豁痰泄浊活血。

方药：瓜蒌薤白白酒汤、瓜蒌薤白半夏汤、枳实薤白桂枝汤加减，药用全瓜蒌、薤白、枳实、半夏、桂枝、茯苓、降香等。

5. 血瘀痹阻证

症状：心胸疼痛较剧，刺痛如绞，心痛阵作，甚者心痛彻背，背痛彻心，或痛引肩甲，伴胸闷，日久不愈，可因暴怒而加重，心悸、怔忡，舌质暗红或紫暗，有瘀斑、瘀点，或舌下静脉青紫，舌苔白，脉弦涩或结代。

治法：活血化瘀通脉。

方药：血府逐瘀汤加减，药用丹参、赤芍、川芎、桃仁、降香、红花、柴胡、枳实、三七、琥珀、血竭、甘松、苦参等。

6. 肝气郁结证

症状：胸前憋痛，多向胁肋放射，连及后背肩胛、手臂，且多由于情绪而引发，伴善太息，两胁不舒，舌质淡红，苔薄白，脉弦紧。

治法：行气解郁。

方药：柴胡疏肝散加减，药用柴胡、郁金、白芍、川芎、香附、川楝子、玄胡、陈皮、防风、荷叶、葛根、丹参等。

7. 肺失宣肃证

症状：胸闷气喘，心悸乏力，甚则动则喘息，入夜不能平卧，舌质淡红，苔薄白，脉细数。

治法：宣肃肺气，理气宽胸，益气养心。

方药：自拟方加减，药用党参、黄芪、杏仁、百部、前胡、葛根、桔梗、麦冬、紫菀、香附等。

8. 脾湿食滞证

症状：胸脘痞闷，闷塞作痛，形体肥胖，并伴血脂升高，舌质淡红，舌体胖大，苔白腻，脉濡滑。

治法：消滞化湿。

方药：麦曲枳术丸加减，药用枳实、麦芽、神曲、白术、山楂、鸡内金、薏苡仁、泽泻、石菖蒲等。

总之，胸痹病属本虚标实之证，临床表现常复杂多变，多型并见，故上述治疗方法不能机械套用，而应紧抓病机，分析其"本"与"标"的状况，选择适宜的"补"与"通"治法，可根据病情之不同，或先通后补，或先补后通，或通补兼施。可以一法为主，兼以他法，要靠临床细心的辨证分析，方可选择适宜的治法，所谓"运用之妙，存乎一心"。

第二节　心　律　失　常

一、概述

心律失常是由于窦房结激动异常或激动产生于窦房结以外，激动的传导缓慢、阻滞或经异常通道传导，即心脏活动的起源和（或）传导障碍导致心脏搏动的频率和（或）节律异常。心律失常是心血管疾病中重要的一组疾病，可单独发病，亦可与心血管病伴发，可突然发作而致猝死，亦可持续累及心脏而衰竭。临床表现为心悸、头晕、心律及脉律失常等。近20年心律失常的治疗，虽然外科手术和电子仪器等介入疗法有很大的进步，但应用范围有限，药物治疗仍然占主导地位。西药方面，新的抗心律失常药物虽然不断问世，但多有较大毒副作用，不少患者不能耐受。中医治疗本病,不但有较好的疗效,而且无毒副作用,尚有不少患者得到根治,深受广大患者欢迎。中医学无心律失常病名记载,按其临床表现可归属于"心悸"范畴。心悸包括惊悸和怔忡,是指患者自觉心中悸动、惊惕不安,甚则不能自主的一种病证。临床一般多呈阵发性,每因情志波动或劳累过度而发作,常与失眠、健忘、眩晕、耳鸣等症同时并见。与心悸病名内涵相关的描述最早见于《黄帝内经》,《素问·至真要大论》作"心中澹澹大动"。东汉末年出现"惊悸"说法,《医学正传》:"惊悸者,蓦然而跳跃惊动而有欲厥之状。"宋代出现"怔忡"说法,较重于心悸。宋代陈言《三因极一病证方论·惊悸证治》在论治惊悸时,首次提出惊悸与松悸,二证不同的观点。《济生方》一书,作者将"松悸"改为"怔忡",专立"惊悸怔忡健忘门",对惊悸、怔忡二证做了精详的鉴别:"夫惊悸者,心虚胆怯之所致也。""夫怔忡者,此心血不足也。"元代朱丹溪论治心悸病证,也分为惊悸、怔忡两种。明代汪机《医读·惊悸怔忡健忘》则说:"惊者,心卒动而不安也。悸者,心跳而怕惊也。怔忡亦心动不安也。"

二、张永杰对本病病因病机的认识

(一) 病因

心悸分为惊悸与怔忡,大凡惊悸发病,多与情志有关,多为阵发,病虽迅速,病情较轻,实证居多,可自行缓解,不发时如常人;怔忡多由久病体虚,心脏受损所致,常持续心悸,心中惕惕,不能自控,活动后加重,多属虚证,病来虽渐,病情较重,不发时亦可兼有脏腑虚损症状。惊悸日久不愈,亦可形成怔忡。汉代张仲景《金匮要略》和《伤寒论》认为本病病因主要为惊扰、水饮、虚劳及汗后受邪。成无己《伤寒明理论》提出心悸病不外气虚、痰饮两端。王清任《医林改错》重视瘀血导致心悸、怔忡。朱丹溪则从"虚"与"痰"理论出发论述心悸的发生,"虚"分"气虚"和"血虚","痰"分"停饮"与"痰火"。元代滑寿《诊家枢要》"促脉之故,得于藏气乖违者,十之六七,得于真元衰惫者。十之二三,或因气滞,或因血凝",从脉象方面提出了血瘀致悸的病因病机理论。明清时期,李用粹《证治汇补》将心悸的病因病机分述为:肝胆心虚、郁痰、停饮、气虚、血虚、痰结、气郁、阴火八个方面。本病病因大体可分为如下几类。

1. **感受外邪** 风、寒、湿三气杂至,合而为痹。痹证日久,复感外邪,内舍于心,邪阻于脉,阻塞经隧,心血运行受阻;或风、寒、湿、热等外邪,由血脉内侵于心,耗伤心气皆可引起心悸、怔忡之证。温病、疫证日久,邪毒灼伤营阴,心神失养,或邪毒传心扰神,亦可引起心中澹澹大动合悸之症,如春温、风湿、暑湿、白喉、梅毒等病,常常伴发心悸。

2. **情志所伤**　平素心虚胆怯之人,如遇惊恐、情志不畅、悲哀过极、忧思不解等七情扰动,触犯心神,不能自主而发心悸;恼怒伤肝,肝气郁滞,日久化火,气火扰心则发为心悸;若气滞不解,久则血瘀,心脉瘀阻,亦可见心悸;忧思伤脾,阴血亏耗,心失所养则发心悸;大怒伤肝,大恐伤肾,怒则气逆,恐则精却,阴虚于下,火逆于上,亦可动撼心神而发惊悸。

3. **饮食失调**　过食肥甘醇酒,损伤脾胃,运化失司,湿聚成痰,日久痰浊阻滞心脉,或痰蕴热化火,痰火上扰心神诱发心悸;脾失健运,气血生化乏源,心失所养,亦可致心悸。

4. **房劳过度**　损耗肾精,精血亏虚,心失所养;或烦劳不止,劳伤心脾,心气受损,均可发生心悸。

5. **他病失养**　咳喘日久,心肺气虚,或肺虚及肾,心肾虚衰可引发心悸;水肿日久,或中阳不运,水饮内停,继而水饮凌心而发为心悸;温热病邪,稽留不除,扰乱心神可致心悸;急性大出血或长期慢性失血均可致心血亏虚,心失所养,而引起心悸。

6. **药物影响**　服药过量,如使用洋地黄、奎尼丁、阿托品过量,或服有毒药物,或用药失当,或有机磷农药中毒等,均可损及心脏而致心悸。

(二)病机演变

张永杰结合多年临床经验,认为本证病理变化主要有虚、实两个方面。虚可因素体不强、久病、劳欲过度,造成气血阴阳亏损;或长期忧思惊恐,心气虚怯,心血暗耗,以致心失所养,发为心悸。正如《济生方·怔忡论治》指出,怔忡发病的原因,在于"真血虚耗,心帝失辅,渐成怔忡",《杂病源流犀烛·怔忡源流》说:"怔忡,心血不足病也……心血消亡,神气失守,则心中空虚,快快动摇不得安宁,无时不作,名曰怔忡;或由阳气内虚,或由阴血内耗,或由水饮停于心下,水气乘心……或事故烦冗,用心太劳……或由气郁不宣而致心动……以上皆怔忡所致之由也。"实证可因心气郁结,生痰动火;或脾失健运,痰热内生;或肾精不足,虚火灼津成痰,以致痰火扰心,而致心悸。此外,外感热病或痹证,风、寒、湿、热等外邪,内侵于心,耗伤心气或心阴,如《济生方·怔忡论治》指出"冒风寒暑湿,闭塞诸经""五饮停蓄,湮塞中脘",亦能令人怔忡;或邪痹心脉,心血瘀阻,亦可致心悸。

综上所述,可知心律失常的病位在心,与脾、肾、肝有密切关系。其基本病机是心神失养和心神受扰。病因归纳为邪、情、痰、瘀、虚。其中,痰、瘀为此病的重要病理环节。病性属本虚标实,病势趋里。病机转化主要表现为本虚和标实的互相转化。

三、张永杰治疗经验

(一) 治法特点

1. 辨病论治　不同疾病引起的心律失常、不同类型的心律失常,其预后不同,首先确诊何种疾病,其次了解何种心律失常,把中医辨证和西医辨病相结合。针对西医的不同疾病,首辨心律失常的快慢,再辨病名,选择性加用药物,更好地提高临床疗效。

(1) 冠心病之心悸:多因七情内伤、肥甘厚腻、体逸恶劳,以致痰浊瘀血阻滞心脉。久之心脾两虚,气血不足,肝肾两虚,耗伤心脉,虚实夹杂,伴有胸闷、胸痛等症。张永杰提出胸痹心悸从脾论治的观点,在分型论治的前提下,常用瓜蒌 15 g,半夏 10 g,黄连 5 g,石菖蒲 10 g,茯苓 10 g,陈皮 10 g,黄芪 30 g,党参 20 g,白术 10 g,苦参 30 g,炙甘草 10 g。

(2) 病毒性心肌炎之心悸:该病急性期多由邪毒外侵,内舍于心所致,治疗当从清热解毒治之,方选银翘散加减。银翘散出自《温病条辨》,为辛凉平剂。方中金银花、连翘清热解毒,荆芥、薄荷辛散透表,牛蒡子、桔梗宣开肺气,竹叶、芦根、黄芩清热解毒生津,临证可加入生地黄、当归、酸枣仁滋阴活血安神。诸药合用,共凑清热解毒,滋阴活血,宁心安神之效。

(3) 肺源性心脏病之心悸:本病常在慢性咳嗽的基础上,由肺病及心。其基本病理为发病迁延日久,导致脾肾阳虚,水饮内停,射肺凌心,痰浊、水饮、血瘀为标,心、肺、脾、肾亏虚为本,伴有咳嗽、咳痰、气喘等症状。常用葶苈大枣泻肺汤合四君子汤加减治疗,药用葶苈子 15～30 g,大枣 10 g,浙贝母 10 g,紫菀 10 g,冬虫夏草 1.5 g(研末冲服),蛤蚧 10 g,丹参 30 g,川芎 10 g,赤芍 10 g,白术 10 g,茯苓 15 g,甘松 10 g,枳壳 10 g,太子参 30 g。

(4) 甲状腺功能亢进性心脏病之心悸:本病所致心悸,大多属于快速型心律失常,常因内伤七情,肝气郁结,气滞痰瘀,血脉瘀阻,郁久化热,燔灼上炎,灼伤心阴,伴有急躁易怒、心烦手抖、甲状腺肿大等症。当从疏肝清火治之,常用丹栀逍遥散加减,药用当归 20 g,白芍 10 g,柴胡 10 g,茯苓 20 g,薄荷 10 g,

牡丹皮 20 g,栀子 10 g,酸枣仁 20 g,知母 10 g,远志 10 g,浙贝母 10 g,磁石 10 g。

2. **辨药论治** 张永杰治疗心律失常,在中医四气、五味、归经的基础上,结合现代中药药理研究,提高临床疗效。

(1)苦参:功效清热燥湿,利尿祛风杀虫。一般用量 6~9 g,心律失常用量宜大,常用至 15~30 g。处方有苦参的汤剂,均应饭后半小时服用,空腹服易致呕吐。

(2)黄连:功效清热燥湿,泻火解毒。有效成分小檗碱有抗心律失常作用。现代药理发现黄连可延长动作电位时程和有效不应期,抑制钠通道,减慢传导,消除折返,抑制钙离子内流,抗自由基损伤,保护细胞膜,适用于几乎各种心脏病所致的室性心律失常、室上性心律失常、期前收缩、心房颤动等。

(3)甘松:功效理气止痛,开郁醒脾。现代药理研究发现甘松除具有镇静降压、愈合溃疡及抗疟疾等作用外,还具有抗心律失常功用。

(4)附子:功效回阳救逆,补火助阳,逐风寒湿邪。附子能增强心肌收缩力,加快心率,增加心输出量,增加心肌耗氧量。需要注意用药过量可引起心律不齐。

(5)人参:功效大补元气,复脉固脱,补脾益肺,生津止渴,安神益智。《神农本草经》中认为,人参有"补五脏,安精神,定魂魄,止惊悸,除邪气,明目开心益智"的功效,"久服轻身延年"。李时珍在《本草纲目》中也对人参极为推崇,认为它能"治男妇一切虚症"。现代研究发现人参对多种动物的心脏均有先兴奋后抑制,小量兴奋,大量抑制的作用。其对心脏的作用与强心苷相似,能提高心肌收缩力。大剂量则减弱收缩力,并减慢心率。

(6)甘草:功效益气补中,缓急止痛,润肺止咳,泻火解毒,调和诸药。《日华子本草》言其:"安魂定魄。补五劳七伤,一切虚损、惊悸、烦闷、健忘。通九窍,利百脉,益精养气,壮筋骨,解冷热。"

3. **辨证施食调护**

(1)心神不宁证:心神不宁应加镇静安神,补心养血之品。① 百合 45 g,生地黄 15 g,酸枣仁 20 g,冰糖适量。将百合、生地黄、酸枣仁同入锅中,水煎 2次,去渣合汁一大碗,加入冰糖稍煮即可饮用,每日 1 剂。② 煅石决明 30 g,煅龙骨 30 g,煅牡蛎 30 g,糯米 100 g,红糖适量。取 3 药加水 300 ml,用旺火煎半小时,去渣取汁,再加糯米及 600 ml 水煮成粥,加适量红糖食用。

（2）心血不足证：治宜益气补血，养心安神。① 桂圆肉 15 g，大枣 10 g，粳米 60 g。将桂圆肉、大枣用清水洗净与粳米煮粥服。② 黄芪 30 g，乌骨鸡半只，盐、酱油及调料各适量。鸡肉洗净切块，放砂锅内与黄芪共炖，鸡肉熟烂后加调味品，饮汤食肉，分作 3～4 次食用。

（3）气阴不足证：可用玉竹粥、玉竹饮以滋阴。① 玉竹粥：玉竹 15～20 g，洗净去根须，切碎煎汤，20 分钟后去渣，加米 100 g，兑入适量开水，煮成粥，加冰糖适量，早、晚服用。② 玉竹饮：玉竹 150 g 洗净，先以冷水泡 1 小时，加 900 ml 水，煮 20 分钟，反复加水煎煮 3 次，煮至浓稠，加入 200 g 白糖，晒干、碾碎备用。每日早、晚各取 10 g 冲服。胃部胀满，不喜饮水，痰多，苔厚腻等湿痰盛者忌用或禁用。有记载"玉竹畏威卤，忌铁器"。

（4）心阳虚衰证：治宜温补心阳。① 人参 5～10 g，朱砂 1 g，猪心 1 具。同放锅内隔水蒸熟，连汤带肉一起服。② 核桃仁 25 g，人参 6 g，生姜 3 片，冰糖少许。共煎，临睡前服用。

（5）痰湿阻滞证：治宜理气化痰，宁心安神。① 赤小豆 50 g，山药 50 g，芡实 25 g，薏苡仁 25 g，莲子 25 g，大枣 10 枚，糯米 60 g，白糖适量。共入锅中，加水适量煮烂，调入白糖稍炖即成，每日分 2 次服用。② 鲜白萝卜 500 g，蜂蜜 150 ml。将萝卜洗净，切片，放在沸水内煮即捞出，把水控干，晾晒半日再放火锅内，加入蜂蜜，以小火煮沸，待冷后装瓶，饭后食用。

（6）瘀血阻滞证：治宜活血化瘀，行气和络。① 生山楂 50 g，蜂蜜 250 ml。将山楂加水适量，煎至七成熟烂，水将耗干时加入蜂蜜，再以小火煎煮熟透收汁即可，待冷放瓶中贮存备用，酌量食用，每日 1～2 次。② 黄瓜 250 g，瘦猪肉 100 g，香菜 50 g，海蜇 50 g，调料适量。将黄瓜切丝，置于盘中，瘦猪肉用豆油煸炒将熟，加少许酱油炒入味，倒置盘中黄瓜丝上，泡发好洗净的海蜇切丝，置放肉丝上，香菜切成细末，置肉丝一边。生大蒜 3 瓣切成细末放肉丝另一边，以麻油、酱油、醋、味精、细盐调匀后，浇盘中，现拌现吃。

（7）心律失常的素菜水果治疗：① 菠菜 250 g，开水煮熟，打入鸡蛋 1～2 个，吃菜喝汤，每日 1 次。② 银耳 30 g，太子参 15 g，冰糖适量，混合清蒸 1～2 小时，分 2～3 次服完，连服 5～7 日。③ 百合 60 g，粳米 250 g，共洗净置锅中煮粥，调白糖适量，分 3～5 次于 1 日内吃完，每日 1 剂。适宜于兼虚烦，神志恍惚者。④ 椰肉 100 g，龙眼肉 50 g，糯米 150 g，共煮粥，常服。⑤ 莲子、芡实去壳，各 60 g，鲜荷叶（手掌大）一块，糯米适量，共煮粥，加红糖调服。

4. 音乐疗法 音乐是人类重要的艺术形式之一，节奏是音乐的重要特征之一。同时节律性也是自然界、社会以及生命运动的重要形式。中医讲"天人相应"的整体观，人体乃一小宇宙，生命的节律紊乱不调，必然也会影响生命气血的运行，阴阳的合和，从而引发疾病。音乐可以通过调整人体的节律，调整气血阴阳的运行，从而治疗疾病。如《乐书·第二》篇云："音乐者，动荡血脉，流通精气，而正如和心也。"同时音乐含有丰富的生命信息，好的音乐体现人类对真、善、美的向往，可以通过作用于人的精神意识，调解人的情志，启发人的智慧，提升人对生命的认识，打开"心结"，从而可达"心病还需心药医"的效果。中医认为情志可影响人体脏腑气血的运行，从而致病，同样"情志相胜"亦治病，另外中医认为五音对五脏。这些都为音乐疗法的具体运用提供了一定的理论基础。

（二）分型论治

1. 心虚胆怯证

症状：心悸，善惊易恐，坐卧不安，舌质淡，苔薄白，脉虚数或结代。

治法：镇惊安神。

方药：朱砂安神丸合养心汤加减，药用黄芪、党参、太子参、远志、石菖蒲、茯苓、茯神、龙齿、磁石、麦冬、五味子等。

2. 心血不足证

症状：心悸头晕，面色无华，倦怠乏力，舌质淡红，苔薄白或薄黄，脉细弱。

治法：益气养血。

方药：归脾汤加减，药用黄芪、当归、白芍、白术、茯苓、酸枣仁、龙眼肉、木香、远志、大枣、甘草等。

3. 阴虚火旺证

症状：心悸不宁，心烦少寝，头晕目眩，手足心热，耳鸣腰酸，舌红少苔，脉细数。

治法：滋阴养心。

方药：炙甘草汤、天王补心丹合生脉饮加减，药用沙参、玄参、酸枣仁、柏子仁、麦冬、生地黄、当归、白芍、丹参、茯苓、桔梗、五味子、知母、黄柏等。

4. 心阳不振证

症状：心中空虚，惕惕而动，面色苍白，胸闷气短，形寒肢冷，舌质淡，苔薄白嫩，脉虚弱或沉细而数。

治法：补益心气,温通心阳。

方药：桂枝甘草汤合桂枝甘草龙骨牡蛎汤加减,药用黄芪、党参、附子、桂枝、甘草、龙骨、牡蛎、淫羊藿等。

5. 饮邪上犯证

症状：心悸眩晕,胸脘痞满,形寒肢冷,小便短少,或下肢水肿,渴不欲饮,恶心呕吐,舌淡,苔白滑,脉滑。

治法：温阳行水。

方药：苓桂术甘汤加减,药用茯苓、桂枝、白术、黄芪、甘草等。

6. 瘀血阻络证

症状：心悸不安,胸闷不舒,心痛时作或唇甲青紫,舌质暗或瘀斑,苔白,脉涩或结代。

治法：化瘀通络。

方药：血府逐瘀汤合桃仁红花煎加减,药用桃仁、红花、当归、川芎、赤芍、丹参、郁金、枳壳、柴胡等。

7. 痰火扰心证

症状：心悸胸闷,恶心纳呆,口黏痰多,头身困重,舌胖大,苔白腻或滑腻,脉滑。

治法：清热化痰,宁心安神。

方药：黄连温胆汤合瓜蒌薤白汤加减,药用黄连、陈皮、法半夏、茯苓、枳实、竹茹、远志、胆南星等。

第三节　心力衰竭

一、概述

心力衰竭简称"心衰",是各种心脏疾病导致心功能不全的一种综合征,绝大多数情况下是指心肌收缩力下降,使心排血量不能满足机体代谢的需要,器官、组织血液灌注不足,同时出现肺循环和(或)体循环淤血的表现,所以又称"充血性心力衰竭"。据心力衰竭发生的缓急、循环系统代偿程度的差别,临床上有急性心力衰竭、慢性心力衰竭之别;据发生的症状和体征又可分左心、右心或全心衰竭。随着年龄的增长，老年人的心脏储备功能减退，因而慢性充血性心力衰竭成为老年人的常见病、多发病。左心衰的诊断依据为原有心脏病的体征和体循环淤血的表现，且患者大多有左心衰病史。早期心力衰竭患者症状可不明显，常能自由活动，坚持工作，劳力性气促和阵发性夜间呼吸困难是左侧心力衰竭的早期症状，但常不引起注意，并常因白天就诊缺少阳性体征而被忽视，如不详细询问病史、不仔细检查、未发现舒张期奔马律及X线典型表现，易被漏诊。颈静脉充盈和肝大是右侧心力衰竭的早期症状，易被忽视。心力衰竭时常伴心脏扩大，但正常大小的心脏也可发生心力衰竭，如急性心肌梗死。肺气肿时心脏扩大可被掩盖，心脏移位或心包积液又可被误认为心脏扩大。心力衰竭是西医学病名，中医无此病名，但中医对于心力衰竭的相关探索有着数千年的历史，相关病证及病名散见于中医古籍。从这些病名可以发现中医对于心力衰竭的探索不仅有悠久的历史，而且也较为深入；这些病名也有助于更好地从中医的角度来认识心力衰竭，"心痹""心咳""心水""心胀""心脏衰弱""心衰"等病名与心力衰竭有关。

二、张永杰对本病病因病机的认识

中医对心衰的最早描述见于《黄帝内经》，如《素问·痹论》："脉痹不已，复感于邪，内舍于心……心痹者，脉不通，烦则心下鼓，暴上气而喘，嗌干善噫，厥气上则恐。"《素问·五脏生成论》："赤，脉之至也，喘而坚，诊曰有积气在中，时害于食，名曰心痹；得之外疾，思虑而心虚，故邪从之。"（王冰注："喘为心气不足，坚则病气有余。"）《素问·痹论》及《素问·五脏生成论》指出由脉痹发展而成的心痹病，常有心烦、心悸、脉涩等症，且可出现"暴上气而喘"，此处的心痹与风湿性心脏病所致心力衰竭的病因及常见症状十分相似。

（一）病因

心衰的基本病机为本虚标实，本虚为气虚、阳虚、阴虚，标实为血瘀、水停、痰饮。标本俱病，虚实夹杂，是心衰的病理特点。

1. 感受外邪　风、寒、湿，或风、热、湿三气合而为痹，脉痹不已，内舍于心；或久居潮湿，冒雨涉水，或气候寒冷潮湿，水寒内侵，邪害心阳；或疫疠之邪直接侵犯于心。这些因素皆会造成脉道痹阻，瘀水互结，水气凌心射肺，使人烦躁心悸、喘促不宁、腹大胫肿不能平卧。

2. 心病久延，气血阴阳不足　久患心悸、怔忡、胸痹、心痹、厥心痛、真心痛或其他先天心脏疾患,迁延日久,心气衰弱,心体损伤,气血不足,阴阳失调,津液输布紊乱。心气虚日久,由气及阳,渐致心阳亦虚,心气、心阳俱虚则鼓动血液无力,血流迟缓或瘀滞形成瘀血。或气阳两虚,水液失于温化输布,留聚体内形成水饮。当瘀血与水饮形成后,更损心气、心阳,病情愈加严重,形成恶性循环,终至形成本虚而标实的心力衰竭。

3. 脏腑功能失调　心衰病位虽然在心,但和其他四脏关系密切,五脏生理上相互联系,病理上相互影响,《景岳全书·水肿》:"凡水肿等证,乃脾、肺、肾三脏相干之病。盖水为至阴,故其本在肾;水化于气,故其标在肺;水惟畏土,故其制在脾。今肺虚则气不化精而化水,脾虚则土不制水而反,肾虚则水无所主而妄行,水不归经则逆而上泛,故传入于脾而肌肉浮肿,传入于肺则气息喘急。虽分而言之,而三脏各有所主,然合而言之,则总由阴胜之害,而病本皆归于肾。"

(1) 肺与心:心主血,肺主气。心、肺气血之间是相辅相成,相互影响的。若久咳、久喘、肺痨、痰饮日久则肺气损伤,肺气损则宗气亦伤,宗气贯心脉以行气血,是心脏跳动的原动力。肺宣发和肃降失司,则水道不利,水津不布,则痰水内结,致心阳遏伤,心气阻塞。以上皆可致心气不足、血脉不畅,出现心悸、气短、胸闷心痛、唇青舌紫等症状。心气虚衰,血脉瘀阻亦可引起肺肃降功能失常,则呼吸喘促、咳吐泡沫,甚则咳血。肺为水之上源,肺气不宣,水道不通,津液代谢失常则成水饮,外溢肌肤则尿少浮肿。心肺气虚的严重阶段可以出现阴阳离绝,元气虚脱,冷汗淋漓,面色苍白,口唇紫暗,神昏脉微的危重症候。

(2) 肾与心:肾为先天之本,五脏六腑之根,水火既济,心、肾功能互相影响,心火不足,则肾阳亦微,肾阳不足,心阳失煦。肾脏衰败,水饮内停,溢于肌肤,发生肢体浮肿,腹大有水。肾虚失纳,则气喘倚息不得卧,动则为甚。水气凌心射肺,心阳更虚,加重咳喘、心悸,甚则阳气虚脱,阴阳离绝而成危证。

(3) 脾与心:脾主运化,心之经络与脾胃相连,心之气血来源于脾的运化,故心、脾相关。若饮食失调,脾胃虚损,运化力弱,则水谷精微不足,心气亏衰;若升降失常,清阳不升,津液不化,则聚而成痰,湿痰阻络,壅滞心脉;母病及子,心气不足,脾气亦虚,土虚不能制湿,水湿不化,泛滥肌肤。

(4) 肝与心:肝藏血,血通于诸脉,心、肝关系密切。肝疏泄失常,气血运行受影响,心脉瘀滞,心病及肝,子盗母气,影响肝的疏泄。气滞血瘀则唇青紫、两颧红暗,血瘀于胁下则癥瘕肿胀。

4. 药物误用、滥用   长期使用利尿药、活血化瘀药而不据病情变化调整药物,久则耗血伤阴,气阴两虚,加重心力衰竭。

5. 其他   如情志损伤、劳累过度、妊娠分娩、消渴等都可使心气亏损,不能鼓动血脉而发心悸,喘息咳唾,不能平卧。

(二) 病机演变

张永杰认为,心、脾、肺、肾功能息息相关,可相互为病,肺、脾、肾三脏阳气不足,水液代谢失常,不仅会出现水液积聚,痰饮水肿,同时气不化津,津液不足而咽干口渴。血、水之间相互影响,"血积既久,其水乃成""瘀血化水,亦发水肿,是血病而兼也"。另外,瘀水相结,瘀而化热,而成热瘀水结。

三、张永杰治疗经验

(一) 治法特点

1. 治疗心衰应注意的问题

(1)对急性发作期的心力衰竭,应坚持中西医结合治疗,尤其是急性左心功能不全患者,挽救患者生命,缓解症状,解除痛苦是当务之急,西药强心、利尿、扩张血管可取立竿见影之效。

(2)尽管中医辨证分型较多,但仍不能包括临床全部所见,尤其是一些高龄患者,常为几种证型交叉,此时病机复杂,临床医生当谨慎辨证,抓主要病机,解除患者主要痛苦,不能面面俱到。

(3)处理好气、血、水三者的关系,中医认为气为血之帅,气行则血行,气滞则血瘀,气虚动血无力,血液运行不畅,亦可导致血液内阻;同时水液的代谢和肺、脾、肾三脏关系密切,主要也表现在三脏气的功能正常,即肺气的宣发肃降、脾气的运化水湿和肾气的蒸腾气化。水液代谢失常,饮停于内,形成病理性的痰、湿、饮,可影响血液的正常运行,瘀水互阻。总之,气、血、水三者常相互影响,其根本原因是气化功能障碍,气之升降出入失常,故应利水不忘补气、温阳,活血伍以补气、理气之品,治疗水肿常配伍养血活血药物,体现中医治疗的整体观。

2. 重视单味药的独特应用   张永杰在中医辨证论治的前提下,根据自己多年的临床实践,对单味药治疗急、慢性心力衰竭的特殊功效亦有独特体会。

(1)黄芪:具补气升阳,益卫固表,利水退肿之功效。黄芪乃补气益阳之要药,温而不燥,补而不腻,有标本同治之妙。仲景用其配伍防己、白术、甘草等治疗气虚失运,水湿停聚引起的肢体面目浮肿、小便不利之证。张锡纯以黄芪为主药治疗"胸中大气下陷证"。现代研究证明,黄芪皂苷可通过钠离子、钾离子、ATP酶实现强心作用,改善心功能状态;黄芪皂苷能缩小麻醉犬急性心肌梗死面积,减轻心肌损伤;黄芪能部分抑制大鼠常压缺氧性肺动脉高压时,肺泡内肺动脉血管壁Ⅲ型胶原纤维的过度沉积和肺动脉平滑肌增生,并增强心肌细胞对缺氧的耐受性。人体试验证明,黄芪有中等的利尿作用,可增加尿量和氯化物的排泄。由此可见,黄芪对心、脾、肺、肾功能均有调节作用,其补气之功可使四脏受益,故重用于充血性心力衰竭,可明显提高临床疗效。张永杰临床应用黄芪,根据病情需要,体现在用量和煎煮方法上。

1)重用:用大剂量黄芪单方或配方应用治疗顽固性心力衰竭,可取得满意疗效。个别患者服用后有胸脘胀闷之感,可配6~10 g莱菔子。在治疗顽固性心力衰竭时,用量可根据病情及个人体质增减,一般用量在30~60 g,其作用亦随其用量增加。在治肺脾气虚,肾阳不足心力衰竭时若证见咳嗽、咳痰,气短,全身水肿,四肢不温,舌紫,舌体胖,边有齿印,脉沉细缓时,当重用炙黄芪60 g,白芍10 g,熟附片6 g,椒目3 g,煅牡蛎10 g,橘络3 g,生姜5片。黄芪、白术益气健脾,利水渗湿,熟附片温肾助阳,暖脾健中,白芍和里,与附片同用,交阴和阳。全方有益气利水,强肾健脾之功效。

2)后下:治疗气虚血瘀型心力衰竭用生黄芪30 g,丹参30 g,两药同时煎煮,服药疗效不显时,嘱患者取丹参30 g,加水300 ml,沸后10分钟左右,汤液逐渐呈深红色,房间漫出较难闻气味,液面翻起泡沫,煎至30分钟时,再取黄芪30 g放入,霎时房间中难闻气味消失,泡沫减少,10分钟后起锅停煎,温服,常取较好疗效。张永杰认为黄芪为气药性散,生黄芪做补气行气之用不宜久煎。

(2)威灵仙:具祛风湿,通经络,止痹痛,治骨鲠之功。《本草纲目》载:"威灵仙,气温,味微辛咸。辛泄气,咸泄水,故风湿痰饮之病,气壮者服之有捷效,其性大抵疏利,久服恐伤真气,气弱者亦不可服之。"临床用其治疗心力衰竭,取破血利水、通脉止痛、强健心阳、消痰平喘之功,常用量为20~30 g。应用指征,一是心阳不足,瘀血阻滞的心痛、发绀、肝脾肿大、水肿、畏寒、脉涩结代、舌质紫暗或瘀斑瘀点;二是痰浊郁肺的咳喘痰多、胸胁闷胀。心气虚,配黄芪、党参;心阳虚,配附片、桂枝;腹胀、肝脾肿大,配莪术、三棱、桃仁、红花;肿甚,配车前子、椒目；肺水肿咯粉红色泡沫痰，配葶苈子、桑皮；气逆痰多，配苏子、半夏；合并冠心病，配丹参、田三七；风心病，配川芎、生薏苡仁；心律失常，配苦参、甘松；瘀热，配赤芍、丹皮；阴虚，配生地黄、玄参。

（3）五味子：具敛肺滋肾，生津止汗，涩精止泻，宁心安神之功。《神农本草经》曰："主益气，咳逆上气，劳伤羸瘦，补不足，强阴，益男子精。"心力衰竭宗气大泻所致喘证，可重用五味子治之。

（4）茯苓：具利水渗湿，健脾安神之功。《本草衍义》云："茯苓、茯神，行水之功多，益心脾不可阙也。"茯苓乃药食同用之品，故用药相对安全，其利尿作用常随剂量的增加而增效。茯苓剂量在 25 g 以下，利尿作用不明显，欲达利尿，须在 30 g 以上。茯苓剂量在每日 100 g 时，利尿作用最强，未见中毒表现。茯苓剂量在每日 75 g 以上时，血中氯离子明显下降，宜用氯化钾或氯化钠调节。

（5）熟地黄：具养血滋阴，补精益髓之功。《本草纲目》谓："填骨髓，长肌肉，生精血，补五脏内伤不足，通血脉，利耳目，黑须发。"心力衰竭乃五脏皆虚之病，须重用熟地黄。张永杰曾重用熟地黄治疗充血性心力衰竭。处方：熟地黄 60～100 g，山茱萸 10 g，云茯苓 10 g，牡丹皮 10 g，泽泻 10 g，淮山药 20 g，苍术 12 g，黄芪 20 g。阳虚明显者，加肉桂 6 g，制附片 6 g，水煎每日 1 剂，分 2 次服。

（二）分型论治

张永杰根据心力衰竭本虚标实、虚实夹杂的病理特点，从标本、轻重、缓急治疗考虑，在吸取前人辨证分型经验的基础上，提出分期辨证论治的临床思路，即将本病分为急性发作期和缓解期，提出急性发作期以中西医结合治疗为主，以西药快速缓解症状，抢救患者生命，为中西医结合治疗赢得时间，中医的优势应体现在缓解期辨证论治，常分为以下几个证型。

1. 缓解期

（1）气阴两虚证

症状：少气乏力，五心烦热，口干，舌红，苔少或无苔，脉细数。

治法：益气养阴。

方药：炙甘草汤加减，药用炙甘草、生姜、人参、生地黄、桂枝、阿胶、麦冬、麻仁、大枣等；或生脉散合龙骨牡蛎汤加减，药用人参、五味子、麦冬、生龙骨、生牡蛎等；或五味子汤加减，药用人参、五味子、甘草、黄芪等。

（2）阴虚火旺，营阴枯竭证

症状：心悸怔忡，失眠，健忘，多梦，盗汗，口咽干燥，大便秘结，五心烦热，舌红少苔，脉细数。

治法：滋阴清火，养心安神。

方药：天王补心丹加减，药用生地黄、天冬、麦冬、酸枣仁、柏子仁、当归身、龙眼肉、夜交藤、何首乌、玄参、五味子、远志、桔梗等。

（3）心肾阳虚证

症状：心悸气短，精神不振，恶寒肢冷，尿少浮肿，或夜尿频数，神志恍惚，面色灰暗，舌暗苔白，脉沉细或结代。

治法：温阳利水。

方药：真武汤加减，药用炮附子、干姜、茯苓、赤芍、白术等；或济生肾气丸加减，药用附子、肉桂、熟地黄、山药、山萸肉、丹皮、茯苓、泽泻、车前子等。

（4）热痰壅肺证

症状：发热口渴，咳嗽喘促，不能平卧，痰多黏稠色黄或痰白难咯，心悸，发绀，尿黄少，浮肿，舌红或紫绛，苔黄，脉滑数或结代。痰蒙神窍者，神昏谵语，兼阴虚者，舌红无苔，脉细数。

治法：清热化痰，肃肺行水。

方药：清金化痰汤加减，药用黄芩、栀子、知母、桑白皮、瓜蒌、麦冬、贝母、橘红、茯苓、桔梗、甘草、鱼腥草等。

（5）寒痰阻肺证

症状：低热或不发热，痰多色白质稀或泡沫样痰，胸闷，短气，喘咳，不得平卧，尿少浮肿，心悸，头晕，食少体倦，舌淡暗，苔白腻，脉滑。

治法：温肺化饮。

方药：小青龙汤加减，药用麻黄、芍药、干姜、桂枝、五味子、细辛、甘草等；葶苈大枣泻肺汤加减，药用葶苈子、大枣等。

（6）气滞血瘀证

症状：心悸而烦，咳嗽喘息，夜难平卧，胁下痞块肿硬长期不消，单腹胀大，呈暗紫色，脐突筋露，大便干燥，小溲短赤，舌质紫暗，脉沉涩或结代。

治法：活血化瘀，软坚散结。

方药：自拟方，药用丹参、赤芍、川芎、红花、降香、鳖甲、僵蚕、大腹皮、茵陈、二丑等。

（7）胸阳不振，心血瘀阻证

症状：心悸怔忡，心胸刺痛，倚息不得卧，咳嗽甚至咯血，下肢轻度浮肿，口唇青紫，舌有瘀点，苔白润，脉细涩或结代。

治法：温通心阳，活血化瘀。

方药：苓桂术甘汤合桃红四物汤加减，药用茯苓、白术、桂枝、红花、当归、赤芍、生地黄、川芎、炙甘草等。

（8）肺肾气虚，痰浊壅盛证

症状：咳嗽气喘，动则更甚，不能平卧，心悸自汗，畏寒乏力，痰清稀或黄稠量多，不易咯出，腰酸腿软，舌青紫暗，苔白滑或黄腻，脉沉细或弦滑。

治法：补肾纳气，肃肺化痰。

方药：肾气丸合二陈汤加减，药用附片、肉桂、淮山药、茯苓、丹皮、泽泻、陈皮、法半夏、五味子、葶苈子、甘草等。

（9）阳气衰微，水湿泛滥证

症状：心悸气短，端坐倚息，面色苍白或灰暗，汗出肢冷，全身浮肿，腰以下尤甚，按之凹陷，舌体胖嫩，边有齿印，苔白润，脉微细或结代。

治法：回阳救逆，利水消肿。

方药：参附汤合苓桂术甘汤加减，药用红参、附片、干姜、茯苓、桂枝、白术、泽泻、炙甘草等。

2. 急性发作期

（1）阴竭阳脱证

症状：呼吸喘急，呼多吸少，尿少浮肿，烦躁不安，不得平卧，面色苍白或晦暗，张口抬肩，汗出如油，昏迷不醒，四肢厥逆，或昏厥谵妄，舌质紫暗，苔少或无苔，脉微细欲绝或沉迟不续。

治法：回阳救逆。

方药：参附汤加减，药用人参、附子等；或参附龙骨牡蛎救逆汤加减，药用人参、附子、龙骨、牡蛎等；或六味回阳饮加减，药用人参、附子、干姜、当归、熟地黄、甘草等。

（2）热邪内陷心包，痰蒙清窍证

症状：神志昏迷，痰声辘辘，面色灰白，口噤项强，两目直视，四肢抽搐，舌质红干，苔黄，脉弦滑。

治法：清热豁痰开窍。

方药：麻杏石甘汤加减，药用麻黄、杏仁、石膏、葶苈子、瓜蒌、石菖蒲、川贝母、天竺黄、竹沥、甘草等。

第四节 病毒性心肌炎

一、概述

病毒性心肌炎是一种与病毒感染有关的局限性或弥漫性炎症性心肌疾病，是最常见的感染性心肌炎。患者发病前 1～3 周或发病同时有上呼吸道感染、腹泻等病毒感染史。临床表现为乏力、苍白、气短、多汗、心悸、胸闷、心前区疼、头晕、手足发凉、肌肉酸痛等症状，同时伴有心电图 ST－T 改变及心肌酶如血清肌酸激酶、谷草转氨酶、乳酸脱氢酶改变。近年来，随着检测技术的提高，发现多种病毒可引起心肌炎，其发病率呈逐年增高趋势。其发病机制为病毒感染后，病毒通过血液循环，从血液穿过毛细血管及血管周围间质进入心肌纤维，在心肌细胞内膜繁殖复制，引起心肌细胞溶解、坏死、水肿及单核细胞浸润等炎症反应。临床常因过度运动、细菌和病毒混合感染、妊娠及其他如营养不良、高热寒冷、缺氧、过度饮酒等因素诱发。西医治疗以卧床休息，同时应用改善心肌营养和代谢的药物，如辅酶 A、三磷酸腺苷、环磷酸腺苷等，但效果尚难肯定。对重症心肌炎伴房室传导阻滞、心源性休克、心功能不全者可应用激素，但存在争论，心力衰竭患者可用强心、利尿、血管扩张剂。病毒性心肌炎依据其临床表现，当属中医的"心悸""胸痹""不寐"范畴。

二、张永杰对本病病因病机的认识

病毒性心肌炎为临床常见病，究其病因病机，禀赋不足、正气亏虚为发病之内因，外感六淫、情志失调、劳累过度为诱发因素，气阴不足为病理关键，瘀热为重要的病理环节，其病位在心，涉及肺、脾、肾三脏。

1. 禀赋不足，正气亏虚 禀赋不足，正气亏虚为本病发病的内在因素。禀赋不足，先天缺陷，心气虚弱，心脉失养或正气亏虚，无以抵御外邪而发此病。《素问·刺法论》云："正气存内，邪不可干。"《素问·评热病论》云："邪之所凑，其气必虚。"临床所见病毒性心肌炎患者,多禀赋不足,体虚卫外不固;或先天虽强,但不避寒暖,邪毒外袭,侵表袭肺。若失治、误治,邪郁不解,着而不去,正气被损或病虽愈,失于巩固,死灰复燃,迁延发作,正气被耗。另外,先天虽旺,饮食不节或不洁,脾胃受损,运化失职,气血生化乏源,脾气不能散精或无源散精亦可导致本病的发生。奚凤霖指出,"脾胃气虚,腹阳衰弱,营卫宗气则生成不足,致使宗气不运,胸阳式微,不能正常灌注心脉,心气不足,心脉失养"。总之,以上诸因素导致心肺气虚,心血亦亏,血运无力,脉管充盈无源,血运不畅,心神失养而成病。故《治病法规》云:"凡病之起,无不由于元气之虚,虽外感由于天时之不正,实则亦由于正气先虚,不能固御外邪,内伤之证更不必论矣。"

2. **外感六淫、情志失调、劳累过度**　外感六淫、情志失调、劳累过度是本病的诱发因素。外感六淫,以温热病邪为主,温热邪毒入侵于心,临床见不少病毒性心肌炎患者初病或反复发病时常伴外感症状,其特点为邪从口鼻而入,传变迅速,多为热证,易伤气阴。情志失调,喜怒不节,肝气上逆,心神被扰,易发本病。《知医必读·论肝气》云:"惟肝一病及延及他脏,肝气一动……上而冲心,致心跳不安。"劳累过度,如神劳伤心,心阴被灼、心血被耗,则心神失养。《素问经注节解》云:"盖心生血而为一身主宰,善动多虑,其血易亏。"体劳伤脾,脾气升清功能障碍,后天失养。房劳伤肾,纵欲过度,肾阴不足,肾精亏乏,心肾失调,心火旺盛,虚火上炎,灼伤心之阴血。三者单一发病或三因夹杂均可致心之气阴不足,心神失养而见心悸、神疲乏力等症。以上诸因素终使肺之卫外障碍,心之气阴不足,心神失养,而诱发本病。

3. **气阴两虚**　气阴两虚是病毒性心肌炎的基本病机。机体发病,除外界致病因子的侵入,内部正气亏损是十分重要的因素。本病急性期虽为邪盛,但正气业已受损伤,甚至阴阳虚损相当严重。"心主身之血脉""诸血皆属于心""心藏血脉之气",心脏既要推动血液周流全身,又要接纳血液从全身流回,而血液的正常运行有赖于心气的推动。同时,心主血,肺主气,朝百脉,血液的正常运行,除有赖心气的推动,亦需胸中大气斡旋其间,以使朝百脉的功能正常。若先天禀赋不足或后天失调,终致肺气不足,心之气阴亏乏,血运不畅,心神失养,而变生诸症。

4. **瘀和热**　瘀和热是病毒性心肌炎发病的病理环节。张永杰指出,尽管病毒性心肌炎发病的基本病理为气阴两虚,但常兼瘀和热。

（1）兼瘀者：瘀的特点为因虚致瘀或虚瘀夹杂。其形成的因素有四，其一，血在脉管正常运行，赖心气推动，"气为血之帅"，现心气亏虚，动血无力，致血运不畅，血脉瘀阻。其二，"血为气之母"，血液的正常运行，除赖心气的推动外，亦靠血液的充盈，阴血虚少，无血充盈血脉，脉管塌陷，亦构成血瘀内阻的病理环节。其三，心、肺同居上焦，心主血，肺主气，心之阴血不足，久则肺气亦弱，肺气失宣，卫外不固，则"冒风寒暑湿，闭塞诸经"（《济生方》）。或肺气虚弱，肺朝百脉的功能失常，导致脉管闭阻。其四，此病常反复发作，迁延不愈，久病入络，瘀阻内停。

（2）兼热者：张永杰指出，本证既包含邪毒之实热，亦有邪毒和虚热夹杂之热。其形成机制，属中医"温病"范畴。病初期或反复发作时，常伴外感症状，常兼外邪侵袭，即袭肺侵心之"邪毒"。著名中医专家董建华从"温毒"着眼，认为病毒性心肌炎多因感受温热毒邪所致，温邪由卫入营，热伤心肌。虚实夹杂之"热"是因本病的病理基础为气阴两虚，心之阴血不足，导致虚热内生，此时患者自觉发热而体温正常，心气不足，卫外不固，生活失于调理，不避寒温，而致"邪毒"外侵，构成虚实夹杂之病理。

张永杰认为，瘀和热既是心之气阴两虚的病理产物，又是继发性的致病因素。因瘀久可耗气伤阴，"壮火食气"复能使心之气阴更损，以形成正虚邪实，虚实夹杂的恶性循环，使病情复杂错综，缠绵难愈。

5. 病位在心，累及肺、脾、肾　心为五脏六腑之大主，心动五脏六腑皆摇，心病可累及其他诸脏，其他各脏有病也可累及于心。病毒性心肌炎的病理关键是气阴两虚，其病位主要在心脏，心气不足，心阴被耗，心神失养而发心悸，气短乏力。心、肺同居上焦，心主血，肺主气，心气不足久则波及于肺，而致肺气亦虚，肺失宣发，卫外不固，腠理疏松，外邪侵袭。临床常见病毒性心肌炎患者因心肺气虚易患感冒。同时，风热之邪侵袭人体，伤及肺卫，因肺朝百脉，与心脉相通，肺脏受邪，损及于心，故出现肺心同病。心属火，脾属土，五行上两者为母子之脏。脾为后天之本，气血生化之源，心主血脉，若病邪困脾，脾失健运，气血不生，心脉失养，则会出现心脾同病的病证。心居上焦，属火，肾居下焦，属水，生理上心肾相交，水火相济，且肾为元阴、元阳之脏，五脏之阳气非此不能化，五脏之阴气非此不能滋。若心病日久迁延不愈，或病虽暂愈，但反复发作，久病及肾，久则累及肾之阴阳，终致肾阴亏虚，积虚成损。

三、张永杰治疗经验

（一）治法特点

张永杰认为，本病是在本虚基础上感受寒热之邪或化热之邪，最易耗气伤阴，故基本病理为本虚标实，气阴两虚为本，邪热为标。治疗应采用分期辨证之法。

1. 急性期解毒勿忘益气养阴　病毒性心肌炎急性期，多为感受外邪，袭肺侵心，实为邪毒，有感受风温者，有感受风寒化热者，故治疗应以祛邪为原则，以清热解毒为大法。

风热邪气侵表，初似感冒，患者多不注意。因失治、误治，表邪未解或风寒邪气化热，内舍于心而致心气耗伤，心阴被灼，而致邪盛正虚。西医学认为，此期多以病毒直接侵犯心肌细胞致炎症改变，但过程较短，此时免疫功能低下，病理实质为本虚标实，气阴两虚为本，邪热外袭为标，故治疗时解毒勿忘益气养阴。

处方：金银花 20 g，黄芩 10 g，连翘 15 g，黄芪 30 g，麦冬 20 g，当归 20 g，丹参 20 g，升麻 10 g，炙甘草 5 g。如咽部充血明显，加蒲公英 10～20 g，板蓝根 15 g；心阴虚者，加玄参 10 g，莲子心 12 g，百合 15 g；心前区疼痛，加郁金 12 g，槐米 12 g；失眠多梦，加夜交藤 12 g，茯神 15 g；早搏，加苦参 20 g，甘松 10 g。

2. 慢性期和恢复期益气养阴，补血安神，佐以活血清热　此期邪气已退，正气已伤，故病理基础为心气阴两虚，心神失养。肺主气而朝百脉，与心脉相通，肺气可辅心使百脉之血宣畅流行。《素问·经脉别论》云："脉气流经，经气归于肺，肺朝百脉。"风热邪毒侵袭肺卫可致肺气耗伤，朝百脉功能受损，心之气阴耗伤，气虚运血无力则血脉受阻；心阴被耗，心血乏源，一则虚热内生，二则无血充盈，血流缓慢而易聚集为瘀，瘀滞久则化热。故此期治疗，益气养阴为大法，但切不可纯补呆补，而应静中有动，既补气又理气，既养血又活血，兼清内热。

处方：西洋参 10 g，黄芪 20 g，麦冬 15 g，五味子 15 g，丹参 20 g，当归 15 g，炒枣仁 20 g，淫羊藿 15 g，黄芩 12 g，连翘 15 g，炙甘草 6 g。邪热未尽，加板蓝根 15 g，金银花 20 g；阴虚甚者，加地骨皮 10 g，龟甲 10 g；心悸、烦躁、失眠，加柏子仁 20 g，紫石英 20 g；瘀血阻络，加郁金 15 g，延胡索 10 g；阳虚，加附子 6 g,桂枝 10 g。

3. 扶正固卫,以防复发　《素问·阴阳应象大论》云:"圣人不治已病治未病,不治已乱治未乱。"病毒性心肌炎患者,发病前曾因禀赋不足,卫气虚弱,卫外不固,易致外邪侵袭。既病之后,再耗气伤津,虽经药物调治临床症状可消失,但卫外之功很难在短期内恢复,每当气候突变,起居不慎或生活失调时易致侵袭症状复发或加重。肺主皮毛,卫行肌表,肾为先天之本,卫气出于下焦,卫气的强弱和肺、肾二脏功能密切相关。张永杰根据中医理论,并结合临床体悟,处以黄芪、白术、茯苓、五味子、淫羊藿、补骨脂、防风、桂枝、甘草研末,待病毒性心肌炎症状消失后,坚持长期冲服,以达"正气存内,邪不可干"的目的。

(二) 分型论治

1. 热毒侵心证

症状:咽痛咳嗽,痰黄鼻塞,黄涕,发热,也可表现为腹泻腹痛,恶心,呕吐,外邪不解耗伤心气则见心悸、气短、胸闷、心前区痛或背痛,乏力,舌暗红或红,苔黄或黄干,脉数或促。

治法:清热解毒。

方药:竹叶石膏汤加减,药用竹叶、石膏、半夏、麦冬、人参、甘草、粳米等。

2. 痰阻心络证

症状:胸闷痛或背沉而痛气短,心悸头晕,恶心、呕吐,腹胀,舌暗红胖大,苔厚或腻,脉滑缓或结代。

治法:化痰宣痹。

方药:枳实薤白桂枝汤加减,药用枳实、薤白、桂枝、川厚朴、全瓜蒌等。

3. 心血瘀阻证

症状:心前区刺痛,心悸,胸闷气短,手足心热,便秘,乏力,舌质暗红或有瘀点瘀斑,苔薄白或少,脉弦。

治法:活血化瘀。

方药:血府逐瘀汤加减,药用柴胡、桔梗、牛膝、枳壳、桃仁、红花、当归、熟地黄、白芍、川芎、炙甘草等。

4. 心脾两虚证

症状:心悸气短,乏力,少寐,纳少腹胀,便溏,舌淡,苔白,脉细弱。

治法:健脾养心。

方药:归脾汤加减,药用党参、黄芪、白术、当归、茯神、远志、酸枣仁、木香、龙眼肉、生姜、大枣、炙甘草等。

5. 阴虚火旺证

症状：心悸，胸闷气短，心前痛，心烦，少寐，多梦，手足心热，盗汗，口干咽燥，舌红或尖红，苔少或剥，脉细数或促。

治法：滋阴降火。

方药：天王补心丹加减，药用酸枣仁、柏子仁、当归、天冬、麦冬、生地黄、人参、丹参、玄参、茯苓、五味子、远志肉、桔梗等。

6. 大气下陷证

症状：气短乏力，心悸胸闷，自汗或盗汗，少寐，咽干口渴，舌淡红，苔少或无苔，脉细数无力。

治法：益气养阴。

方药：生脉饮加减，药用人参、麦冬、五味子等。

7. 阴阳两虚证

症状：心动悸，胸中憋闷气短，乏力，手足不温，畏寒盗汗，舌淡或淡紫，苔少，脉沉迟无力或结代。

治法：滋阴补阳宁心。

方药：炙甘草汤加减，药用炙甘草、人参、大枣、桂枝、阿胶、火麻仁、麦冬、生姜、黄酒等。

第五节　高血压病

一、概述

高血压病是指动脉收缩压或舒张压增高，以伴有心、脑、肾和视网膜等器官功能减退或器质性改变为特征的全身性疾病。高血压常见症状为眩晕、头痛、心悸、后颈部疼痛、后枕部或颞部搏动感，还有表现为神经症等。其中眩晕和头痛为主要见症。世界卫生组织建议使用的血压标准是，正常成人收缩压应小于或等于 140 mmHg，舒张压小于或等于 90 mmHg，即收缩压在 141～159 mmHg 之间，舒张压在 91～94 mmHg 之间，为临界高血压。诊断高血压时，必须多次测量血压，至少有连续 2 次舒张压的平均值在 90 mmHg 或以上才能确诊为高血压。仅 1 次血压升高者尚不能确诊,但需随访观察。高血压是最常见的慢性病,也是心脑血管病最主要的危险因素,其脑卒中、心肌梗死、心力衰竭及慢性肾脏病等主要并发症,不仅致残、致死率高,而且严重消耗医疗和社会资源,给家庭和国家造成沉重负担。2002 年全国调查结果显示,我国成人高血压患病率为 18.8%。与 1991 年比较,高血压知晓率、治疗率和控制率有所改善,但与发达国家比较仍然处于较低水平。有些社区高血压管理后的控制率超过 60%。农村脑卒中死亡率呈增长态势,城市中老年人群高血压主要并发症脑卒中死亡率呈逐渐下降趋势,但在年轻人群中却是增加的。中医对高血压的治疗可参照"眩晕""头痛"。

二、张永杰对本病病因病机的认识

金元时期《丹溪心法》云:"痰挟瘀血,遂成窠囊。"明代王纶《明医杂著》云:"若血浊气滞,则凝聚为痰,气虚化血痰饮为言。"明确提出了痰瘀相关。《素问·至真要大论》云:"诸风掉眩,皆属于肝。"古代医家曾言"无风不作眩"。清代唐容川《血证论》云:"治风先治血,血行风自灭。"刘完素于六气中着重阐发火热,提出"风火皆属阳,多为兼化理论",强调风火眩晕的相关性,认为眩晕多由风火相煽,上扰清窍所致。风火生眩论强调了内风引动外风,风火相兼为病,提出眩晕与相火的关系,强调清内以疏外,在内平熄肝风,在外疏泄风邪,清热泻火,内火灭、外风熄则眩晕自除。

(一)病因

1. **情志内伤**　素体阳盛,加之恼怒过度,肝阳上亢,阳升风动,发为眩晕;或因长期忧郁恼怒,气郁化火,使肝阴暗耗,肝阳上亢,阳升风动,上扰清空,发为眩晕。

2. **饮食不节**　饮食不节,损伤脾胃,脾胃虚弱,气血生化无源,清窍失养而作眩晕;或嗜酒肥甘,饥饱劳倦,伤于脾胃,健运失司,以致水谷不化精微,聚湿生痰,痰湿中阻,浊阴不降,引起眩晕。

3. **体虚、久病、失血、劳倦过度**　肾为先天之本,藏精生髓,若先天不足,肾精不充,或年老肾亏,或久病伤肾,或房劳过度,导致肾精亏虚,不能生髓,而脑为髓之海,髓海不足,上下俱虚,而发生眩晕;或肾阴素亏,肝失所养,以致肝阴不足,阴不制阳,肝阳上亢,发为眩晕;大病久病或失血之后,虚而不复,或劳倦过度,气血衰少,气血两虚,气虚则清阳不展,血虚则脑失所养,皆能发生眩晕。

4. 其他 头部外伤或手术后,气滞血瘀,痹阻清窍,发为眩晕。

(二) 病机演变

张永杰认为,眩晕的病位在脑,与肝、脾、肾三脏有关。眩晕的发病与体质、环境、饮食、劳倦等因素有关,以气、血、阴、阳虚为本,以风、火、痰、瘀为标,发作期以实证表现为主,缓解期以虚证表现居多。其病因病机主要为风、火、痰、瘀、虚引起脏腑功能失调所致。治疗上以急则治其标,缓则治其本为原则,发作时以化痰、祛瘀、熄风、泻火为主,缓解后当以健脾胃、补肝肾、益气血为主。在临床上,治疗眩晕当在辨病与辨证的基础上,针对某一时期主要的致病因素进行施治,或化其痰,或活其血,或熄其风,或泻其火,或补其虚,灵活应用。

三、张永杰治疗经验

(一) 治法特点

1. 辨证立法

(1) 补肾填精法:中医学认为,高血压病起病在肝,根源在肾。本证常见于老年人,年老体质虚弱、久病精血亏虚,肾脏虚弱,阴阳失去平衡,或肾阴虚,水不涵木,肝阳上亢;或肾阳虚,虚火上扰,阳虚水泛;或阴阳俱损,故宜补肾填精。

(2) 补益气血法:脾为后天之本,气血生化之源,肾为先天之本,元阴元阳之脏。如饮食劳倦、忧伤思虑损伤气血,耗伤脾胃;或先天禀赋不足,或年老脾气亏虚,运化乏源,不能化生气血,气虚则清阳不振,清气不升则发为眩晕;血虚则清窍失养,眩晕亦可发作。《景岳全书》载:"原病之由有气虚者,乃清气不能上升,或汗多亡阳而致,当升阳补气。"故予补益气血法。

(3) 平肝熄风法:《素问·至真要大论》云"诸风掉眩皆属于肝",《证治汇补》云"以肝上连目系而因于风,故眩为肝风",《圣济总录》云"五脏六腑之精华皆见于目,上注于头。风邪转于上,闹转而目系急,使真气不能上达,故虚则眩而心闷,甚则眩而倒仆也"。肝阳上亢、肝风上扰,临床常用平肝降火、熄风潜阳之药,如《临证指南医案》提到:"至于天麻、钩藤、菊花之属,皆系熄风之品,可随证加入。"

(4) 燥湿化痰法:元代朱震亨提出"无痰不作眩,多以二陈汤",明虞抟在《医学正传》中指出:"其气虚肥白之人,湿痰滞于上,阴火起于下,足以虚痰挟火,上冲头目……治以清痰降火为先。"

(5)活血化瘀法:高血压病病程长,反复发作,久病多瘀,如叶桂所说:"久病频发之恙,必伤及络,络乃俱血之所,久病必瘀闭。"清代王清任《医林改错》云:"查患头痛者无表证、无里证、无气虚、痰饮等症,忽犯忽好,白方不效,用此方,一剂而愈。"正如《黄帝内经》云"疏其血气,令其条达,而致和平",故予活血化瘀法。

2. 注意事项

(1)苦寒药物的应用:高血压病初期多见肝热上冲,不用苦寒药不能清其热、降其火,不易收到降压效果。但久用、重用苦寒药物,苦燥易伤阴败胃,故不宜久用,如若必须用,应与养阴健脾药同用,如生地黄、陈皮等。常用苦寒药物如龙胆草、黄芩、栀子、菊花、白薇、黄连、钩藤、草决明、夏枯草、青木香、大黄等。

(2)活血化瘀及行气药物的应用:活血化瘀药物有协助降血压的作用。在用活血化瘀药物的同时,加行气药,更能协助活血化瘀的作用。常用活血化瘀的药物如川芎、葛根、赤芍、茺蔚子、红花、桃仁、丹参、三棱、莪术、牛膝、鸡血藤等。常用行气药物如郁金、香附、木香、陈皮、川楝子等。

(3)虫类药物的应用:高血压病多为肝郁化火,肝阳上亢,燥热生风,常见头昏、头晕、头痛、肢体麻木等症状,加用虫类药可熄风降压,通经活络,对防治中风有重要作用。常用虫类药物如蝉蜕、地龙、全蝎、蜈蚣、僵蚕等。

(4)清虚热药物的应用:老年高血压者,久病体衰,肝肾阴亏,虚阳上越,血压升高,此时不宜用太多苦寒药,而应以扶正为主,合用平肝降逆,活血通络,清虚热药物,如地骨皮、知母、白薇、菊花等。

(5)补肾养阴及平肝降逆药物的应用:女性患者在中年以后,肾气渐衰,冲任失调,阴阳失衡,月经将绝或已绝,表现肝肾阴虚、虚阳上冲的症状如烘热出汗、烦躁易怒、手足心热、头晕耳鸣、失眠多梦、心慌气短、血压升高而不稳定。治疗多用补肾养阴,平肝降逆,镇静安神之剂。常用补肾养阴药物如牛膝、杜仲、枸杞子、女贞子、黄精、生地黄、沙参、玉竹、麦冬等,平肝降逆药如代赭石、旋覆花、生石决明等,镇静安神药如浮小麦、大枣、炙甘草、珍珠母、炒枣仁、首乌藤等。

(6)兼证用药:通大便以瓜蒌、薤白、蚕砂、皂角子、桃仁、杏仁,利小便用竹叶、灯心草、通草、车前子,又用旋覆花、玫瑰花、厚朴花、佛手花和胃疏解,白蒺藜、沙苑子、钩藤、天麻、僵蚕、地龙熄风。较特殊的用药,有白果治头晕,豨莶草治手麻、手颤,蝉衣治耳鸣,龟板、鹿角入任脉、督脉,贯通奇经而缓解头脑症状。

总之,高血压病按不同阶段,不同兼证,需准确辨证,随证施治,精心选药,方可达到满意疗效。一旦确诊高血压,应不断监测血压变化,重视西药降压药物的选择,系统正规的治疗,不应随意停药。

(二) 分型论治

1. 肝阳上亢证

症状:眩晕耳鸣,头痛且胀,遇劳、恼怒加重,肢麻震颤,失眠多梦,急躁易怒,舌红苔黄,脉弦。

治法:平肝潜阳,滋养肝肾。

方药:天麻钩藤饮加减,药用天麻、钩藤、石决明、黄芩、栀子、益母草、牛膝、杜仲、桑寄生、茯神、夜交藤等。

2. 肝火上炎证

症状:头晕且痛,其势较剧,目赤口苦,胸胁胀痛,烦躁易怒,寐少多梦,小便黄,大便干结,舌红苔黄,脉弦数。

治法:清肝泻火,清利湿热。

方药:龙胆泻肝汤加减,药用龙胆草、栀子、黄芩、柴胡、甘草、木通、泽泻、车前子、生地黄、当归等。

3. 痰浊上蒙证

症状:眩晕,头重如蒙,视物旋转,胸闷作恶,呕吐痰涎,食少多寐,舌淡,苔白腻,脉弦滑。

治法:燥湿祛痰,健脾和胃。

方药:半夏白术天麻汤加减,药用半夏、陈皮、白术、天麻、甘草、生姜、大枣等。

4. 瘀血阻窍证

症状:眩晕头痛,兼见健忘,失眠,心悸,精神不振,耳鸣耳聋,面唇紫暗,舌瘀点或瘀斑,脉弦涩或细涩。

治法:活血化瘀,通窍活络。

方药:通窍活血汤加减,药用麝香、白芍、川芎、桃仁、红花、黄酒、大枣、葱白等。

5. 气血亏虚证

症状：头晕目眩，动则加剧，遇劳则发，面色㿠白，爪甲不荣，神疲乏力，心悸少寐，纳差食少，便溏，舌淡，苔薄白，脉细弱。

治法：补养气血，健运脾胃。

方药：归脾汤加减，药用黄芪、人参、白术、当归、龙眼肉、茯神、远志、酸枣仁、木香、甘草等。

6. 肝肾阴虚证

症状：眩晕久发不已，视力减退，两目干涩，少寐健忘，心烦口干，耳鸣，神疲乏力，腰酸膝软，遗精，舌红苔薄，脉弦细。

治法：滋养肝肾，养阴填精。

方药：左归丸加减，药用熟地黄、山萸肉、山药、枸杞子、菟丝子、鹿角霜、牛膝、龟板胶等。

第三章 消化系统疾病

第一节 胆 石 症

一、概述

胆石症是指胆道系统,包括胆囊和胆管内发生结石的疾病。患者的临床表现取决于结石的部位与大小,尤其与是否造成梗阻和感染关系密切,如无梗阻或嵌顿者,大多无临床症状,或仅有轻度上腹或右上腹不适、隐痛、嗳气、腹胀、大便不畅或便溏等症状,或由胆囊结石引起慢性胆囊炎临床症状;发生梗阻,容易诱发胆道感染、急性胆囊炎、胆源性胰腺炎、急性化脓性胆管炎,表现为上腹疼痛、恶心呕吐、食欲下降、黄疸、发热寒战、脉率加快,病情严重者甚至可出现休克,危及生命。流行病学调查显示,胆石症在成年人中的发病率为10%～15%,女性明显多于男性,男女比例约为1∶2.5,好发于40～60岁人群,随着人口的老龄化、饮食结构的改变,其发病率还在逐年上升。在现阶段,胆石症的首选治疗方式通常为微创手术治疗,但手术后易引起如腹泻、腹痛、腹胀和结石的残留以及复发等不良反应,"严重并发症发生率高、术后残石率高、再手术比率高",这"三高"是胆石症难以治愈的关键。且部分患者并不适合手术治疗,需要依靠内科保守治疗,而西药的治疗效果难以令人满意。因此,临床上对于排石药物的研发和排石疗法的发展要求极为迫切,应当充分发挥中医药防治胆石症的优势。中医典籍中并没有"胆石症"这一名词,但是根据其病因病机及临床症状,可归属为"胆胀""胁痛""黄疸"等范畴。《脉决》云:"胆之余气溢入于胆而成精。"此精即为胆汁,由肝胆之精气化生,依赖肝之疏泄、胆之通降,经过狭长迂回之胆道,输注于胆囊并储存于其中,最后通过胆管排入肠道,协助脾胃运化。诚如《症因脉治·六腑腹胀》指出:"肝胆主木,最喜条达,不得疏通,胆胀乃成。"

二、张永杰对本病病因病机的认识

西医学研究表明胆石症的成因、发病机制非常复杂，与肥胖、年龄、性别等有关。张永杰结合临床工作实际，认为胆石症的发生主要与情志失调、饮食失节、素体虚弱及虫积损伤有关。

（一）病因

1. **情志失调**　七情活动正常与否直接影响脏腑功能和气机升降，社会及自然环境因素的变化、患病过程中病理变化的影响、人群中个体体质不同皆可致情致发生变异而致病。肝、胆在生理关系上联系紧密，胆属甲木，肝属乙木，胆依附于肝，内藏胆汁，其由肝之余气凝聚而成，以通为用，以降为顺。《灵枢·本输》云：“肝之余气，泄于胆，聚而成精。”《灵枢·九针》载：“胸气，胆为怒。”《金匮翼》曰：“肝郁胁痛者，悲哀恼怒，郁伤肝气。”气郁过久则化热，可见口苦、烦躁易怒、失眠等五志化火伴随症状，如《临证指南医案》说：“郁则气滞，气滞久必化热。”又如清代沈金鳌《杂病源流犀烛》云：“因大怒气逆，或谋虑不决，皆令肝火动甚，以致胸胁疼痛。”故情志抑郁，暴怒伤肝，皆能使肝失调达，疏泄不利，气阻络痹，则胆汁排泄不畅，日久郁结成砂石。若气郁日久，血行不畅致瘀血内结，亦可凝结成石。

2. **饮食不节**　《丹台玉案》言“中脘痞塞，湿土之气郁而不发，则鼓胀黄胆之疾成”，说明中焦脾胃功能失常直接影响肝胆疾病的发生。《四圣医源》中有“土气冲和，肝随脾升，胆随胃降，木荣而不郁。土弱而不能达，则木气郁塞，胆气上逆”之论，也充分阐明了脾胃与肝胆疾病的关系。饮食不节，饥饱失宜，损伤脾胃，或过食肥甘厚腻，脾胃运化失司，日久痰湿中阻，胆为中精之府，易受湿秽痰浊所扰而致病，或痰湿郁而生热，熏蒸肝胆，胆汁被耗，日久煎熬成石。此外，饮酒尤其是诱发胆石症的高危因素，嗜酒成瘾，酿生湿热，蕴于中焦，侵袭肝胆，壅阻气机，气滞血瘀而发病。

3. **素体虚弱**　《东医宝鉴》曰“肝之余气，溢入于胆，聚而成精”，说明胆汁的生成有赖于肝气充足。肝藏血，肾藏精，精能生血，血可化精，肝肾精血同源，先天肾精不足导致肝血不足，则肝气疏泄失常，胆腑通降不畅，胆汁分泌及排泄障碍，胆石形成。素体脾胃虚弱，或年事已高，脾胃运化无力，或过用苦寒通结攻下之品，损伤脾胃，气血生化乏源，气虚无力推动血行，血行瘀滞，日久凝结成石。《类证治裁》曰：“胆汁为气血所化。”长期减肥及素食的人群，易出现气血生化不足，脾失健运，肝失疏泄，胆汁排泄不畅，瘀阻于内，日久或凝结成石。

4. 虫积损伤　临床感染虫毒，阻滞胆道，胆失通降，气血不畅，胆汁排泄不利，凝结而为石。虫卵和虫体都可成为结石的核心，尤其是进入胆道或胆囊的蛔虫，若蛔虫死后积于胆中，阻滞胆汁外泄，胆汁将附于虫体表面，日久煎熬成石。

（二）病机演变

《素问·六微旨大论》指出："出入废，则神机化灭，升降息，则气立孤微。"阐明人体五脏六腑都在进行升降出入的活动，都存在升与降、出与入相反相成的两方面，胆的功能亦体现在胆气的升降出入上，它关系到各脏腑功能活动的正常。胆为中正之官，与肝相表里，同为风木，肝主谋虑，胆主决断，与肝同主疏泄，调畅气机，而气机的升降出入，关系到脏腑、经络、气血、阴阳等各方面的功能活动，是人体生命活动的表现。胆主降，一是指胆泌精汁，助胃消化；二是指胆火，随胃中浊气下降，即胆随胃降。胆气虽主降，然而毕竟以升为主，即胆主升清。盖因相火源于肾，寄居于胆，少阳相火升发布化，温煦周身，形神合一，生命延续，且少阳相火，助脾消食，"饮食入胃，犹水谷在釜中，非火不熟，脾胃化食，全借少阳相火之无形者"（《医贯》）。同时，胆属少阳，少阳为枢，枢司开合。开则通于外，合则应于内，无开则出废，无合则入绝。开合出入，关键在枢，脾胃升降，有赖胆之升发转枢，阳降阴升，亦赖胆之升发转枢而升清降浊，人体清气的升发，离不开胆。胆的升降功能正常，则胆气疏泄宣发，升腾布化，气机调畅，脏腑功能协调，阴阳调和，身体健康，若各种病因作用于胆，使胆腑升降失司，一则影响疏泄升清，阳气升腾布化，助脾健运及清升浊降之能；二则使胆气郁结，影响胆汁的分泌排泄，胆腑中浊不清，胆汁郁滞，日久沉积为砂石。

胆石症的发病与诸多因素相关，张永杰在多年临床诊治中总结出本病病位在肝、胆，与脾、胃关系密切，气滞、血瘀、痰湿、湿热为本病的基本病理因素，且诸因常交织致病。

1. 肝胆失疏为本　肝与胆紧密相连，互为影响。肝属木，主疏泄，喜条达而恶抑郁，本病发病之初在气，肝气郁滞，致使胆汁分泌和排泄不畅，日久沉积为石。气为血之帅，气行则血行，气机不畅，则血液流动不利，日久气滞、血瘀并见，瘀滞成石。胆汁疏利欠畅，又可阻碍肝气疏泄功能的正常发挥，形成恶性循环,最终导致肝胆郁滞,进而化火生热,造成肝胆湿热或肝胆火旺,煎熬成石。

湿热为患,湿性重浊黏滞,使水液混浊不清;火热属阳邪,可以煎熬水液,使水液中的杂质互结成石。如《中藏经》中说"郁热渐深,结聚成砂,又如水煮盐,火大水少,盐渐成石"。湿热蕴结肝胆,使中精之腑终日弥漫,胆液混浊,热熬胆液,久而凝结成石;湿热犯于肝胆,则肝气郁结,疏泄失常,导致胆液下行不畅,壅积于胆腑,任火热凝练,又促进砂石的形成。故肝胆湿热是胆石形成的重要基础。胆石作为肝胆湿热的病理代谢产物,形成之后又可以留滞胆腑,阻塞胆道,壅遏气机,进一步使肝胆疏泄失常,胆液排泄障碍,从而加重肝胆湿热,故两者互为因果。

2. 脾胃失和为标 肝失疏泄,胆气不利,气郁化热,木火亢盛,乘袭土位,"内伤脾胃,百病由生",受纳运化水谷精微失常,水液聚集,痰湿内生,日久郁而化热,湿热壅结,煎熬胆汁,析出成石。

本病若失治、误治可引发多种并发症:① 疼痛,是胆石症最常见的并发症,多发生于胆石形成后,有形之实邪与无形之气机交互阻滞,堵塞胆管,不通则痛,发为胆绞痛。② 发热,胆石症所致的发热多与胆道梗阻,进而感染,邪正相争,或兼夹痰热郁蒸,瘀血内蕴有关,严重者可诱发重症急性胆管炎。③ 黄疸,"黄家所得,从湿得之",湿热交蒸,胆石成形后,胆液不循常道,外溢肌肤,下注膀胱,发为阳黄。若湿热蕴积化毒,疫毒炽盛,可致急黄,临床表现为猝然发黄、神昏谵语等危重症。

综上所述,胆的升降失司是病机的核心,肝郁气滞血瘀、湿热内蕴、脾胃虚弱等是发病的病理基础,因此治疗本病应把握胆的升降失司这个重点,在疏肝利胆的基础上分别采用化瘀清热、除湿健脾等法以协调胆的升降功能,方能取得满意的疗效。

三、张永杰治疗经验

(一) 治法特点

1. 调和肝脾 目前西医治疗胆石症采取手术取石合并口服熊去氧胆酸、消炎利胆片等抗菌消炎药物治疗。此法只为治标而非治本,治疗的关键在于抑制成石性胆汁的生成和调节肝胆系统功能恢复正常,才能从根本上达到防治胆石症的目的。张永杰在辨证中强调重视整体审查,四诊合参;治疗中主张调和肝脾。胆为中精之腑，以通降为顺，附着于肝，在经脉络属中互为表里，"同司疏泄，共主勇怯"。胆汁为肝之余气所化生，胆汁的异常变化首先考虑肝脏问题。张永杰在临诊中发现患者常因工作及生活压力，情志不畅，肝气不舒，木郁脾土，导致脾失健运，脾胃羸弱。气郁化火与湿邪交杂，内蕴于胆，是发生胆石症的重要病理变化。《金匮要略》："夫治未病者，见肝知病，知肝传脾，当先实脾，四季脾旺不受邪，即勿补之；中工不晓其传，见肝知病，不解实脾，惟治肝也。"可以看出古代医家对肝、脾病的认识是同时的，在一脏发病后，需积极治理其他脏腑，以防疾病传变，即"先安未受邪之地"。未病先防，既病防变，胆石症同样如此，强调整体审治的重要性。肝脏体阴而用阳，慢病日久易耗伤阴血，容易出现"肝体不足""肝用有余"的现象，造成胆汁乏源，故治疗时不可一味用疏肝利胆药物，适量加入白芍、沙参、当归等养阴柔肝之品，张永杰在养阴柔肝药品中善于加入党参、黄芪等补气升阳药品，取其"善补阴者，必阳中求阴，则阴得阳生而泉源不竭"之意。

2. 滋水涵木 《黄帝内经》"朔本求源，则肾为先天之本"，古有肝肾同源之说，肝主藏血，肾主藏精，精血相互滋生与转化，故亦有精血同源之称。肝肾阴阳，紧密相系，生理上相互制约，病理中相互影响，肝阴亏损导致肾阴不足，出现相火偏亢；肝火亢盛而下劫肾水，亦可出现肾阴虚损的病理改变；肾阴不足所致肝阴亏损，久而阴不制阳，可出现肝阳上亢之征象。肝脏的阴阳失衡，日久必定扰乱肾脏的阴阳平衡，张永杰在治"标"的同时，不忘兼顾于"本"，如《医宗必读》云"澄其源而流自清，灌其根而枝乃茂"，恪守"治病必求于本"的学术思想，强调疏肝理脾的同时不应忘"滋水涵木"。临床中常用熟地黄、枸杞子、女贞子、山萸肉、菟丝子之品类，《药品化义》云：熟地黄，藉酒蒸熟，味苦化甘，性凉变温，专入肝脏补血。因肝苦急，用甘缓之，兼主温胆，能益心血，更补肾水。《本草纲目》记载："枸杞子甘平而润，性滋补……能补肾、润肺、生精、益气，此乃平补之药。"养血益肝，固肾益精，尤为适于肝肾阴虚、肾气虚之证。

3. 病证结合 张永杰在治疗胆石症时通过现代超声、影像等先进诊断技术了解胆石症的具体情况，如结石的大小、部位、数量及胆道系统功能等状况，避免了在中医诊治过程中存在的微观盲目性。中医疗法适用于肝总管结石直径＜1 cm，胆总管结石直径＜1.5 cm，胆囊结石直径＜0.5 cm，胆囊功能良好患者，及胆色素泥沙样结石、肝内胆管小结石等。通过中医药治疗可以起到"排石""抑石"和"安石"的作用。对于结石较大、较多、胆囊萎缩失去功能、胆结石发生急性梗阻化脓性胆管炎等相应并发症,保守治疗效果不明显者,提倡手术疗法。张永杰在临床治疗中强调只有辨病与辨证相结合、溯本求源,方能取得满意疗效。疼痛在胆石症中较为常见,张永杰在治疗时常加用九香虫、制南星等加强止痛之功,甚至可加罂粟壳。胆石症伴有发热者,多配用金银花、连翘、蒲公英、荆芥、薄荷等清热解毒之品;若为痰热熏蒸之发热,则可加用天花粉、法半夏、竹茹、瓜蒌等清化痰热之品;若为瘀血所致之发热,可加用当归、赤芍、牡丹皮、水牛角等清热凉血,活血化瘀之品,是宗叶天士"入血就恐耗血动血,直须凉血散血"之意;伴有明显黄疸患者,多加用茵陈、栀子、车前子、泽泻、酒大黄等,以求达到清热利湿退黄之功。

胆石症之发病涉及肝、胆及脾、胃,临床证候常表现为虚实夹杂,病情复杂,诸证可相兼致病,故临证需结合患者主要症状,抓住主要矛盾,仔细辨证,灵活运用,方能取得桴鼓之效。

(二) 分型论治

基于对胆石症病因病机的认识,张永杰结合多年的临床经验及体悟,认为本病治疗很难以一方统治,应在辨证的前提下分型治疗。

1. 肝郁气滞证

症状:右胁上腹胀痛,可牵扯至肩背部疼痛不适,食欲不振,遇怒加重,胸闷嗳气或伴恶心、口苦咽干、大便不爽,舌淡红,苔薄白,脉弦涩。

治法:疏肝理气,利胆排石。

方药:柴胡疏肝散加减,药用柴胡、白芍、枳壳、香附、川芎、陈皮、金钱草、炙甘草等。

2. 肝胆湿热证

症状:右胁或上腹部疼痛拒按,多向右肩部放射,小便黄赤,便溏或便秘,口苦、口黏、口干,腹胀纳差,全身困重乏力,恶心欲吐,舌红,苔黄腻,脉弦滑数。

治法:清热祛湿,利胆排石。

方药:龙胆泻肝汤加减,药用龙胆草、黄芩、栀子、柴胡、车前子、泽泻、木通、生地黄、当归、甘草等。

3. 肝阴不足证

症状:右胁隐痛或略有灼热感,午后低热,或五心烦热,双目干涩,口燥咽干,少寐多梦,急躁易怒,头晕目眩,舌红或有裂纹,或见光剥苔,脉弦细数或沉细数。

治法：滋阴清热，利胆排石。

方药：一贯煎加减，药用生地黄、沙参、麦冬、阿胶、赤芍、白芍、枸杞子、川楝子、鸡内金、丹参、枳壳等。

4. 瘀血阻滞证

症状：右胁部刺痛，痛有定处拒按，入夜痛甚，口苦口干，胸闷纳呆，大便干结，面色晦暗，舌质紫暗，或舌边有瘀斑瘀点，苔白，脉弦涩或沉细。

治法：疏肝利胆，活血化瘀。

方药：膈下逐瘀汤加减，药用五灵脂、当归、川芎、桃仁、丹皮、赤芍、乌药、延胡索、甘草、香附、红花、枳壳等。

5. 胆腑郁热证

症状：右胁痛阵发性灼痛或绞痛，可引至肩背部，伴口苦咽干，烦躁寐差，恶心欲吐，身目黄染，持续低热，小便短赤，大便干结，舌质红，苔黄或黄厚腻，脉滑数。

治法：清热利湿，行气利胆。

方药：大柴胡汤加减，药用柴胡、黄芩、半夏、枳实、白芍、大黄、大枣、生姜等。

第二节　胆　囊　炎

一、概述

胆囊炎可根据发病急、缓分为急性胆囊炎和慢性胆囊炎。急性胆囊炎是由胆囊管梗阻、化学性刺激和细菌感染等引起的胆囊急性炎症性病变，临床见发热、右上腹疼痛，或右胁肋胀痛放射至肩背部，伴恶心呕吐，可兼见黄疸、墨菲征阳性、外周白细胞计数增高等表现。慢性胆囊炎因胆囊结石、高脂饮食等诱发，呈慢性起病，也可由急性胆囊炎反复发作、失治所致，临床表现为反复右上腹胀痛或不适、腹胀、嗳气、厌油腻，右上腹部有轻度压痛及叩击痛等体征，是临床常见病与多发病，随着人们饮食结构的改变，胆囊疾病发病率不断增加。西医学认为消除病因和积极控制感染是治疗胆囊炎的关键，对本病的治疗除注意饮食外,常用解痉镇痛剂、利胆剂及多种抗菌药物联合应用或进行外科手术。西医对胆囊炎的病理分析很精细,但在治疗上不够重视肝和胆的密切联系,以中医药为主、中西医结合的非手术疗法是一种取得显著疗效的治疗方法,因此中医的辨证论治成为此病的关键治法。中医虽无急性胆囊炎及慢性胆囊炎的病名,但早在《黄帝内经》中便有相关论述,《灵枢·五邪》曰:"邪在肝,则两胁中痛。"《素问·缪刺论》曰:"邪客于足少阳之络,令人胁痛不得息。"《灵枢·本脏》谓:"胆胀者,胁下满而痛引小腹。"根据急性胆囊炎右上腹疼痛为主的临床表现,中医病名为"胁痛";慢性胆囊炎右上腹胀满或隐痛,伴见恶心、腹胀等表现,中医病名为"胆胀"。

二、张永杰对本病病因病机的认识

(一) 病因

胆属六腑之一,位于胁下而附于肝,与肝互为表里,内藏精汁,故中医认为胆是"中精之腑",输胆液而不传化水谷糟粕。胆以通为用,以降为顺,任何因素影响胆腑的"中清不浊""通降下行"即可引起胆病。

1. 情志失调　外界各种精神刺激程度过重或持续时间过长,超过人体精神及情绪活动的正常限度,则可导致阴阳失调、气血不和、经脉阻塞、脏腑功能紊乱而发病。气作为维持人体生命活动的基本物质,散布运行于全身,不断推动、激发各脏腑、经络、组织、器官的生理活动。诸脏腑气化失常,气机逆乱则可致病。脏腑之气化正常,有赖于肝胆之气鼓舞。肝为风木,胆火相寄,肝、胆互为表里,同应春之气息,共同主持少阳升发之气的相火。肝气的疏泄功能影响着胆汁的排泄,胆汁乃参与运化食物的"精汁",为肝之余气所化。肝脏之气主升,相对而言,胆腑能降,肝升胆降共同调畅气机,同疏脾土。肝胆同主疏泄,性喜畅达,能疏利气机,使人体气血运行保持畅通无阻。胆汁的分泌、输送、贮存、排泄,亦因之而正常进行。忧则气郁,思则气结,怒则气逆,情志致病,主要引起五脏的气机失调,故情志致病最易影响肝、胆的疏泄功能。

因情绪波动而发病者,临床十分常见,尤多见于女性。张永杰在临床中发现,胆囊炎患者中具有情志不畅、易郁善怒者约占70%,尤以女性为多。临床表现,一是胸胁胀痛,二是常由情志因素诱发,三是多见弦脉。表明情志失调确是本病的主要诱发因素之一。此外,情志致病,亦常影响脾的运化功能。由于忧愁思虑,精神紧张,或长期伏案工作,可使脾气郁结;或肝气郁结之后横逆克脾,均可导致脾失健运,进而饮食积滞,水湿不化,日久蕴化为热,阻于肝胆,肝失疏泄,则胆汁排泄不畅而发病。

2. 饮食不节 饮食不节是导致发病的常见诱因。《素问·六节藏象论》说:"五味入口,藏于肠胃,味有所藏,以养五气,气和而生,津液相成,神乃自生。"指出饮食是维持人体生存、保持健康的基本条件。同时饮食失宜亦可引起疾病,如《素问·痹论》指出:"饮食自倍,肠胃乃伤。"若饥饱失常,暴饮暴食,或五味偏嗜,过食肥甘厚味,酗酒过度,或过食辛辣煎炒等物,损伤脾胃,脾失健运,水湿不化,湿浊内生,困阻气机,久遏蕴化为热,湿热熏蒸肝胆,肝失疏泄,则胆汁排泄不畅而发病。严用和《济生方》说:"善摄生者,谨于和调,使一饮一食,入于胃中,随消随化,则无留滞为患。"饮食不节可以成为病因影响人体的生理功能,导致脏腑功能失调而发生疾病。食物的消化吸收主要依赖脾胃的纳运作用和肝胆的协助作用,其中脾胃的升降功能是以肝胆疏泄正常,气机调畅为前提的。《景岳全书》中认为:"以饮食劳倦而致胁痛者,此脾胃之所传也。"《张永杰医通》说:"饮食劳动之伤,皆足以致痰凝气聚……然必因脾气衰而致。"皆指出饮食失节是引起本病的另一主要因素。唐容川《血证论》指出:"木之性主于疏泄,食气入胃,全赖肝木之气以疏泄之,而水谷乃化。"胆藏精汁,助胃肠腐熟水谷,肝木疏土,以协助脾胃运化之功。张锡纯在《医学衷中参西录》中说:"肝气宜升,胆火宜降,非脾土之气上行,则肝气不升。胆火宜降,非胃土之气之下行,则胆火不降。"所以暴饮暴食、嗜食辛辣、过食油腻、酗酒过度等,均容易损伤脾胃,脾失健运,或内生湿热,蕴结肝胆,或升降失宜,导致肝胆疏泄失职,气机不畅,郁而为病。

李东垣提出"内伤脾胃,百病由生",随着生活节奏的加快、饮食结构的改变,因饮食不节而引起本病者,有逐渐增加的趋势。张永杰认为生活节奏快、饮食不规律、滥用食补、饮酒无度,极易损伤脾胃,致中焦运化失职,气机失常,脾胃之病累及肝胆,"土侮木",肝胆疏泄失常,胆腑不通,渐至成病,正如"脾主不运,胃土不降,二土气滞,木气遂郁……土病及木大概如此"。此即为"土壅木郁",脾胃受损,功能失常。

3. 外邪侵袭 《灵枢·五邪》说:"邪在肝,则两胁中痛。"外感湿热之邪入侵人体,内阻中焦,郁而不达,使脾胃运化失常,湿热交蒸于肝胆,使肝胆失于疏泄,或循少阳、厥阴经络入于胆道,影响胆汁疏泄,即可发病。故《素问·咳论》云:"邪气客于足少阳之络,令人胁痛,咳,汗出。"汉代张仲景《伤寒论》认为本病发生是由于外邪入侵少阳胆经所致,"本太阳不解,转入少阳者,胁下硬满,干呕不能食,往来寒热……予小柴胡汤"。描述了邪气侵入少阳经可以出现类似于胆囊炎胁痛、腹胀、寒热、呕吐的表现,并提出了治疗的用方。"血弱气尽,腠理开,邪气因入,与正气相搏,结于胁下,正邪分争,往来寒热……小柴胡汤主之",描述了少阳病的发生机制,分析了邪入少阳经的条件和寒热产生的原因,此与胆囊炎的发病机制颇为相似。

外邪之中,胆道疾病与湿热关系最为密切,所以《金匮要略》说:"黄家所得,从湿得之。"《圣济总录》:"黄病有三十六种……大抵东南之域,其地湿,其气热,湿热相蒸,易成瘴毒,人感其邪,有此黄病,疗不及时,及伤害至速。"指出感受湿热邪气与气候、环境有关。叶天士在《临证指南医案》亦说:"阳黄之作,湿从火化,瘀热在里,胆热液泄……身目俱黄。"湿邪既可以自外感受,也可能由内产生。其由外感受者,可以内犯少阳,熏蒸肝胆,引起胆液外滋,出现黄疸。

4. 蛔虫上扰 蛔虫为人体常见寄生虫之一,具有喜温喜暖,畏寒怕热,性动好窜的特性。进食生冷不洁之物,则可能发生肠蛔虫病,成为胆道蛔虫病的原发疾病。宿有蛔虫寄生肠道,若寒温不适,脾胃功能失调,蛔虫上窜,钻入胆道,肝胆气机郁闭,不通则痛,发生胆道蛔虫病。若失治、误治,虫滞胆道,可产生湿热、火毒及砂石等一系列并发症。《伤寒论》厥阴病篇所论述的乌梅丸证就已经认识到蛔虫的致病因素,如原有蛔虫病,病机发展到厥阴病阶段,出现肝木横逆,犯胃乘脾的上热下寒证时,易致蛔虫不安而上窜。《伤寒论》中还详细描述了蛔厥的发病过程和临床表现:"蛔厥者,其人当吐蛔,今病者静而复时烦者,此为藏寒,蛔上入其膈,故烦,须臾复止,得食而呕,又烦者,蛔闻食臭出,其人常自吐蛔。"不仅阐述了蛔虫活动的规律特点,同时也分析了蛔虫不安,向上窜扰的病理机制。西医学认为,蛔虫钻入胆道时,可机械性地刺激胆总管下端的 Oddi 括约肌,以致产生强烈痉挛而导致剧烈腹痛。同时蛔虫可将肠道内细菌带入胆道,引起胆囊炎症。临床上此类患者多发病较急,疼痛较剧烈,伴恶心呕吐,既往多有便蛔虫史。

(二)病机演变

1. 肝气不畅,胆失通降 气机郁滞是胆道疾病最基本的病机之一。吴昆《医方考》说:"胁者,肝胆之区也。肝为尽阴,胆无别窍,怒之则气无所泄,郁之则火无所越,故病证恒多。"肝性喜条达,恶抑郁,主疏泄,主司一身之气机。

《灵枢·经脉》中说:"肝足厥阴之脉,挟胃属肝络胆,布胁肋。"胆汁的排泄有赖于肝脏疏泄功能的正常,故维持肝脏正常的疏泄功能,使气机通畅条达,是保证胆汁能够正常地生成和排泄,进而协助脾胃运化的重要前提。

情志忧郁不畅,易伤肝脏条达之性,影响其疏泄气机之职,以致肝气郁结,疏泄不利;胆附于肝,胆气不舒,腑气不通,而生胁痛,《灵枢·邪气脏腑病形》说:"有所大怒,气上而不下,积于胁下则伤肝。"《金匮翼》说:"肝郁胁痛者,悲哀恼怒,郁伤肝气。"《杂病源流犀浊》也说:"气郁,由大怒气逆,或谋虑不决,皆令肝火动甚,以致肤胁肋痛。"凡此皆可以说明胁痛与肝气郁结之关系最为密切。中医学认为胆与精神情志活动也有联系。《素问·灵兰秘典论》说:"胆者,中正之官,决断出焉。"说明胆在精神意识方面具有判断要物,做出决定的能力。胆与精神情志活动的联系其实是与肝主谋虑、调畅情志作用分不开的,因为肝胆互为表里,病理上相互影响。肝主谋虑,还要取决于胆。张景岳在《类经·藏象类》中说:"胆察刚果之气,故为中正之官,而决断所出。相附于肝,相为表里,肝气虽强,非胆不断,肝胆相济,勇敢乃成。"精神情志异常,可导致胆的功能失常,如《医学准绳六要》说:"若夫谋虑不决,不眠辛苦,胆气伤而作痛。"

肝胆气机郁滞,经脉气血运行不畅,则见胸胁苦满、气窜胀痛、得嗳气则舒;胆气横逆犯胃,则见呕恶口苦;脘闷纳呆,反复发作,每与情绪波动有关。肝胆疏泄不利,胆汁郁阻浓缩,并可郁久化火,或形成瘀血、痰湿等,或致脾胃功能障碍,湿热易由外侵及,留恋不去等。

2. 湿热中阻,土壅木郁　湿热之邪是胆囊炎最常见、最重要的致病因素。湿性重浊黏腻,与水同类,故为阴邪;湿邪若困遏脏腑经络,可致气机郁滞,升降失常,而为腹胀脘闷、恶心呕吐、大便黏腻不畅等症。湿性滞着还表现为病情的缠绵难愈。脾胃运化功能失调是湿热内生的根本原因。因脾主运化水湿,其性喜燥恶湿。脾胃又是人体气机升降之枢纽。脾宜升则健,胃宜降则和。《医学求是》中说:"脾以阴土而升于阳,胃以阳土而降于阴,土于中而火上水下,左木右金,左主乎升,右主乎降,五行升降,以气不以质也,而升降之权在乎中气,升则赖脾气之左旋,降则赖胃气之右转也,故中气旺则脾升而胃降,四象得以旋转,中气败则肝郁而胃逆,四象失其运矣。"只有脾胃健运,气机升降有序,才能维持全身正常的气机运动和气化活动。因此,脾健胃和,是肝胆正常疏泄、排泌胆汁的重要保证。

脾运失健,水液聚而生湿,湿邪郁久易从热化,湿热胶结,尤难祛除。若饥饱失常、生冷不节，或五味偏嗜、过食肥甘厚味、饮酒过度，可损伤脾胃，使脾胃运化失度，湿浊内生，困阻气机，或郁久化热。脾胃虚弱，易招致外湿，湿邪内犯常先困脾，又湿为阴邪，易伤阳气，所以湿邪客于人体，最易困阻脾阳。终致脾虚为本，湿热为标之本虚标实证。《医学津梁》说："湿气不能发泄，则郁蒸而生热，热气不得宣扬，则固结而生湿，湿得热而益深，热得湿而益炽。"《东垣十书》也认为脾胃运化功能失常可以导致胁痛，并提出了相应的治法，如："如胁下痛或缩急，乃脾胃虚弱也，黄芪人参汤，加柴胡二分或三分……如饮食劳倦，伤脾胃，致胁下痛或急缩者，俱宜补中益气汤加柴胡……如脾胃为暑所伤，致胁下急或痛甚，俱宜清暑益气汤加柴胡、甘草。"肝胆同主疏泄，协调脾胃升降运化，若湿热蕴结中焦，势必熏蒸肝胆，影响肝胆之疏泄功能而致疏泄失常。肝胆失于疏泄，脾胃升降运化失常，则见腹胀、纳差、呕恶、口苦、便秘；湿热蕴结胆道，气血阻滞，不通则痛；正邪交争，则见寒热；湿热蕴蒸肝胆，以致肝失疏泄，胆汁外溢，而形成黄疸；湿热酿痰，上扰心神，则见心悸、怔忡；聚于局部，则成积聚；湿热化火，失于清解，内陷心营，则见昏谵；腐败血肉，则成内痈。

唐宗海在《脏腑病机论》中说："胆与肝连，司相火，胆汁味苦，即火味也。相火之宣布在三焦，而寄居则在胆腑。"黄坤载在《素问悬解》中指出："胆为少阳之府，属甲木而化相火。"胆的这一生理特性在临床上具有重要意义。相火内寄，易于酿成湿热，故临床上胆病以实证、热证居多。本病具有"气滞则湿郁，郁久必化热，热盛易酿毒"的发展规律。若素体阳盛，气郁血瘀，湿热蕴结，从火而化，塞结胆道，可形成火毒炽盛病机。火热毒盛，播于内外，气机失畅，胆汁外溢，则见高热烦渴、胁肋剧痛、身目深黄；热毒内陷，扰乱心神，则可见神昏谵语；热壅血瘀，腐败为脓，则成内痈。火毒炽盛，播于内外的病机多见于急性化脓性胆囊炎，临床上虽不常见，但由于病势急重，亦应给予一定的重视。

3. 瘀血内阻，久病入络　肝胆主协调气血运行，气为血之帅，气行则血行，气止则血止。肝胆郁结，气血运行不利，日久结为瘀血；湿热留恋，火毒壅结，久病邪气入血入络，脉道运行不畅，气行滞涩，或因病伤气，气虚则无力推动，血液瘀积于胆道及其脉络，可形成瘀血阻络病机。临床可见脘胁刺痛，固定不移，入夜尤甚，舌诊常见舌质紫暗、有瘀点或瘀斑、舌下静脉曲张等瘀血证候。瘀血结于肝胆，不通则痛，久痛入络，痛久必瘀，亦可引起本病急性发作。慢性胆囊炎可由于细菌感染、机械与化学刺激，造成胆囊组织慢性炎症改变，包括壁层小血管硬变与栓塞、纤维组织增生，黏膜上皮糜烂、溃疡或萎缩，肌层下肉芽组织、腺体腺管的郁积增生。结石性胆囊炎可因反复炎性病变而发生瘢痕组织增生。这些病理改变与中医学久病入络的理论相符合,治疗时在疏肝利胆的基础上佐以活血化瘀之法,既可改善局部血液循环,又可促使炎症吸收。

4. 年老久病,肝脾失调　胆囊炎虽以实证居多,但由于年老体弱,正气不足;或病程日久,正不敌邪;或失治、误治,皆可损伤人体正气,终致正虚邪恋,虚实夹杂之证。慢性胆囊炎反复发作者,在慢性缓解期,可见肝郁脾虚、肝阴亏虚的表现。脾之运化有赖于肝胆疏泄条达功能的正常,若肝胆气机郁滞,木不疏土,则会导致脾失健运,脾气虚弱。故《金匮要略》中早就提出"见肝之病,知肝传脾,当先实脾"的防治原则。治疗中每用苦寒攻下之品,亦可损伤脾气。脾失健运,水谷不化,则食欲不振、脘腹胀满、大便不实;胃气不降,浊阴上泛,故见嗳气、呃逆等症;脾胃亏虚,运化无力,气血匮乏,故神疲乏力、面色萎黄或不华、舌质淡、脉细濡;脾阳不振,则畏寒肢冷;劳累后正气益虚,故诸症加重,脾胃虚弱又会加重肝胆郁滞。张锡纯在《医学衷中参西录·论肝病治法》中说:"肝气宜升,胆火宜降,然非脾气之上行,则肝气不升;非胃气之下降,胆火不降。"脾胃虚弱,升降失宜,可导致肝胆气机不畅,郁而为病。脾为气血生化之源,肝藏血而主疏泄,胆藏精汁而主阳气之升发。若脾虚化源不足,则肝所藏之血匮乏,而影响其疏泄功能;胆所藏精汁不能盈满,而生发之力不足,皆可使肝之阴木、胆之阳木郁而为病。内藏相火,阳易亢逆而阴易耗损。《素问·阴阳应象大论》云:"年四十而阴气自半。"本病多发于老年人,老年人多有肝肾阴虚的情况。若素体阴亏,或年老阴精渐衰,复由胆病郁火湿热所伤,致阴液亏乏,加之治疗过程中,苦寒清利,使阴津益损,胆道及脉络失于濡养,胆汁分泌不足,则形成阴亏失濡的病机,临床上出现胁肋隐痛、发热久不退、五心烦热、虚烦易怒、口渴咽干、脉细数等邪恋阴伤之证。《景岳全书·胁痛》说:"内伤虚损胁肋疼痛者,凡房劳过度,肾虚羸弱之人,多有胸胁间隐隐作痛,此肝肾精虚不能化气,气虚不能生血而然。"《金匮翼·胁痛统论》也说:"肝虚者,肝阴虚也,阴虚则脉细急,肝之脉贯隔布胁肋,阴虚血燥则经脉失养而痛。"由此可见,肝阴不足与胁痛也有着密切的关系。

三、张永杰治疗经验

(一)治法特点

1. 调畅气机,疏肝利胆　张永杰指出,治疗胆囊炎,疏泄胆气是前提,因肝与胆之气机升降的关系密切,故以疏肝利胆,调畅气机之法为本,胆气疏泄正常,胆腑之功能才能发挥正常。临证上常用柴胡、金钱草、佛手、枳壳等药。柴胡体质轻清,芳香升散,气味俱薄,助春升之气,专疏肝胆之郁滞,以通调少阳之气息,如《本草经疏》云:"柴胡清轻,升达胆气,胆气条达,则十一藏从之宣化,故心腹胃肠中,凡有结气,皆能散。"现代药理研究也提示,柴胡对胆汁排出量的增加有一定作用,临床上以醋炒柴胡疏肝利胆之功效最强。金钱草归肝、胆经,清肝利胆,药理研究表明,促进肝细胞分泌胆汁,使之排泄增加可能是金钱草利胆作用的机制,且金钱草提取物还有抗炎作用,可促使由肝脏分泌的胆汁增多,使胆囊平滑肌松弛、胆囊排空增强。佛手善疏肝解郁,行气止痛,对于肝郁气滞所致胸胁胀痛效果甚佳,《本草再新》中亦言佛手"治气舒肝"。枳壳辛行苦降,善破气行滞而止痛,可并调气机,宽中除满,降逆利胆。张永杰强调治疗胆囊炎以疏肝利胆,调畅气机贯穿疾病始终,使肝气舒,胆腑利,升降相宜,气机调畅。

2. 益气补中,健脾和胃　张永杰在辨证论治慢性胆囊炎的过程中,始终强调人体后天之本脾胃的重要性。一方面,胆囊炎病位虽在胆,但实与脾胃关系密切。胆汁向下分泌排泄于肠道,协助脾胃运化吸收水谷精微。胆胃相关,同居中焦,相连于经络,相通于管腔,胃之纳运依胆相助,胆之降泄赖胃相协,胆安胃和,气机升降有序。肝胆之升降需脾胃之运化,若脾胃失其健运,则胆病益甚。另一方面,脾胃内伤,百病由生,又慢性胆囊炎患病日久或误治、延治,均可致脾胃受损,功能失常,症见食少纳呆、倦怠无力、大便溏薄等。因此,在治疗慢性胆囊炎过程中,顾护脾胃显得尤为重要。张永杰临证上多用扶正固本,健脾和胃之法治疗。健脾离不开补气,多以党参、炒白术等药健脾补气,多见良效。党参甘平,补脾胃之气,正如《本草正义》中言:"补脾养胃……健运中气。"白术甘温,补中益气健脾,《本草通玄》中强调白术为:"补脾胃之药,更无出其右者。"

3. 清热利湿,内外兼顾　张永杰指出,湿热之邪在慢性胆囊炎中既是致病因素又是病理产物,因此,清热利湿,内外兼顾在胆囊炎治疗过程中尤为重要。《温病条辨》言:"徒清热则湿不退,徒祛湿则热愈炽。"由此可见湿热胶结为患,难于速解,治疗中易受牵制,必于清热利湿并举之法中得愈,常以金钱草、黄芩、栀子、泽泻、猪苓、大黄等药治疗。金钱草功在清热利湿退黄,善于清利肝胆之火,又可祛除下焦之湿热,兼通淋利尿、排石解毒,可导火热下行从小便出。黄芩清肃除邪，苦寒燥湿，清热泻火解毒，《神农本草经》谓黄芩"主诸热黄疸，肠澼，泄利，逐水"。栀子味苦气寒，具有清利下焦肝胆湿热之功效，《本草经疏》亦言其可"泻一切有余之火"，黄芩与栀子相配，苦寒清降，使清热利湿之效益彰。对于湿邪较盛者，常用泽泻、猪苓等利水渗湿，以增其功；对于脾虚湿盛较著者，善用黄芪、炒白术、薏苡仁、苍术等益气健脾化湿，使脾气健运，肝胆之疏泄功能复常，脾气健运，避免湿邪内停化热影响治疗胆囊炎之疗效。清利湿热善用大黄，其功可荡涤湿热，利胆退黄。用大黄与诸药配伍，因势利导，使湿热之邪去有出路。

4. 行气活血，利胆通络　张永杰认为慢性胆囊炎之形成与肝胆之气机疏泄密切相关，而气机郁滞日久，可使血行不畅，血凝成瘀。故在治疗胆囊炎时，应辨证应用活血化瘀，通经利胆之法。临床上，常用赤芍、川芎、当归、姜黄、郁金、延胡索等以达理气活血之效。赤芍苦寒入肝经血分，行散恶血、破除坚积、清凉血热、利行血滞、通行血脉、消散痈肿，《本草求真》言"赤芍能于血中活滞"。川芎辛散温通，行气活血，化热止痛，以"血中之气药"著称，可通达气血，尤善治疗气滞血瘀者。当归辛行温通，补血活血止痛，为活血行瘀之要药，《医学启源》曰："当归，气温味甘，能和血补血，尾破血，身和血。"姜黄与郁金同属姜科植物的不同部位，两者均可治疗气滞血瘀之证。但用药部位有所不同，姜黄用其根茎，辛温散行，祛瘀作用较强，对寒凝气滞血瘀之证疗效为佳。郁金用其块根，苦寒降泄，偏于行气之功，且凉血，对血热瘀滞之证疗效为佳。延胡索辛散温通，既能行血中气滞，又可散气中血滞，是活血行气止痛之良药，《本草纲目》中亦对其早有记载："延胡索活血化气，第一品药也。"可见延胡索善于治疗气血瘀滞痛证。

5. 柔养肝阴，缓急止痛　张永杰指出胆囊炎病位虽在胆，而病之本源在肝。肝为刚脏，常常阳有余，阴不足。肝阴不足，肝络失养，胆失疏泄，故可见右上腹隐痛不适，发为胆囊炎。因此在辨证治疗时以养阴柔肝，缓急止痛治之。肝为刚脏，治宜柔润，养肝阴，补肝体，能使肝胆的疏泄功能恢复正常，肝之疏泄功能得复，则胆汁排泄恢复畅通，有助于消化吸收。同时，养阴亦达到了柔肝之目的，肝体健、肝气调有赖于肝之阴血、津液充足的滋养。柔肝体之本，助胆液之畅泄，寓通于补，以达疗效。临证多用白芍、枸杞子等。白芍酸苦甘，酸能敛阴柔肝，苦能泻肝抑阳，甘能缓急止痛，《本草备要》言白芍："补血，泻肝，益脾，敛肝阴。"枸杞子甘平，归肝、肾经，肝肾精血同源，可补益肝肾之阴,养阴柔肝。

6. 审明虚实,分辨寒热　胆囊炎虽以实证、热证为多,但确有虚证和寒证。因此,论治本病,同样存在分虚实、辨寒热,不可一见疼痛、炎证就一味清热,滥用攻伐。以往对该病的认识,多强调肝胆湿热蕴结,加之囿于"炎症多热"的说法,在治疗方面容易一味清热利胆为主,有悖于辨证论治的原则。一般说来,实证、热证多见于病程较短、体质壮实者,而虚证、寒证则多见于病程较长、年老体弱以及治疗中攻伐失当、屡用苦寒者,临床应据证分析,仔细辨别。《医学入门》中早就提出了"胁痛本是肝家病,它分左右审虚实"的气、血、虚、实辨证方法。对多次急性发作者,屡受攻伐,以致正气耗伤,体愈虚而发作愈频,发作愈频而体愈虚,故在病情缓解时,治疗的关键在于补虚扶正。据现代药理研究证实,益气温中药如党参、黄芪、干姜、桂枝等可明显地调节胆囊功能,改变胆汁成分,促使成石性胆汁的逆转,防止结石的形成。

(二) 分型论治

张永杰认为胆囊炎的辨证治疗,根据症状的急、缓、虚、实变化应采用相应的治疗方法。

1. 胆腑郁热证

症状:上腹持续灼痛或绞痛,胁痛阵发性加剧,甚则痛引肩背,晨起口苦,时有恶心,饭后呕吐,身目黄染,持续低热,小便短赤,大便秘结,舌质红,苔黄或厚腻,脉滑数。

治法:清热利湿,行气利胆。

方药:大柴胡汤加减,药用柴胡、黄芩、赤芍、半夏、生姜、枳实、大枣、大黄等。

2. 热毒炽盛证

症状:持续高热,右胁疼痛剧烈、拒按,身目发黄,黄色鲜明,烦躁不安,大便秘结,小便短赤,舌质红绛,舌苔黄燥,脉弦数。

治法:清热解毒,通腑泻火。

方药:茵陈蒿汤合黄连解毒汤加减,药用茵陈、栀子、大黄、黄连、黄柏、黄芩等。

3. 肝胆气滞证

症状:右胁胀痛,心烦易怒,厌油腻,时有恶心,饭后呕吐,脘腹满闷,嗳气,舌质淡红,舌苔薄白或腻,脉弦。

治法:疏肝利胆,行气解郁。

方药:柴胡疏肝散加减,药用陈皮、柴胡、川芎、香附、枳壳、赤芍、甘草等。

4. 肝胆湿热证

症状:胁肋胀痛,晨起口苦,口干欲饮,身目发黄,身重困倦,脘腹胀满,咽喉干涩,小便短黄,大便不爽或秘结,舌质红,苔黄或厚腻,脉弦滑数。

治法:清热利湿,利胆通腑。

方药:龙胆泻肝汤加减,药用龙胆草、黄芩、山栀子、泽泻、木通、车前子、当归、生地黄、柴胡、甘草等。

5. 气滞血瘀证

症状:右胁胀痛或刺痛,胸部满闷,喜善太息,晨起口苦,咽喉干涩,右胁疼痛夜间加重,大便不爽或秘结,舌质紫暗,苔厚腻,脉弦或弦涩。

治法:理气活血,利胆止痛。

方药:血府逐瘀汤加减,药用桃仁、红花、当归、生地黄、牛膝、川芎、桔梗、赤芍、枳壳、甘草、柴胡等。

6. 胆热脾寒证

症状:胁肋胀痛,恶寒喜暖,口干不欲饮,晨起口苦,恶心欲呕,腹部胀满,大便溏泄,肢体疼痛,遇寒加重,舌质淡红,苔薄白腻,脉弦滑。

治法:疏利肝胆,温脾通阳。

方药:柴胡桂枝干姜汤加减,药用柴胡、桂枝、干姜、瓜蒌根、黄芩、牡蛎、炙甘草等。

7. 肝郁脾虚证

症状:右胁胀痛,腹痛欲泻,体倦乏力,腹部胀满,大便溏薄,喜善太息,情志不舒加重,纳食减少,舌质淡胖,苔白,脉弦或弦细。

治法:疏肝健脾,柔肝利胆。

方药:逍遥散加减,药用柴胡、当归、白芍、炒白术、茯苓、炙甘草、薄荷、煨姜等。

8. 肝阴不足证

症状:右胁部隐痛,两目干涩,头晕目眩,心烦易怒,肢体困倦,纳食减少,失眠多梦,舌质红,苔少,脉弦细。

治法:养阴柔肝,清热利胆。

方药：一贯煎加减，药用北沙参、麦冬、当归、生地黄、枸杞子、川楝子等。

9. 脾胃气虚证

症状：右胁隐痛，体倦乏力，胃脘胀闷，纳食减少，肢体困倦，舌质淡白，苔薄白，脉缓无力。

治法：理气和中，健脾和胃。

方药：香砂六君子汤加减，药用人参、白术、茯苓、半夏、陈皮、木香、砂仁、炙甘草等。

第三节 脂 肪 肝

一、概述

脂肪肝是由多种疾病和病因引起的肝内脂肪蓄积过多的临床病理综合征。若肝内脂肪含量超过肝湿重的 5%，或肝活检 30% 以上肝细胞有脂肪变且弥漫分布于全肝时，称为脂肪肝。临床表现并不典型，主要以乏力、上腹部不适、食欲下降、肝区隐痛及上腹部胀痛等非特异性症状为主，严重者可表现为黄疸、恶心呕吐等，甚至后期发展为肝硬化失代偿期。脂肪肝是仅次于病毒性肝炎的第二大肝病，且发病率呈逐年上升趋势，其发病年龄日趋年轻化。随着社会与经济不断变化，脂肪肝发病率在 20 世纪 90 年代时就已突破 70%，且患病率随年龄增长有不断上升趋势。西医治疗一般会纠正患者营养失衡状态，对患者进行健康宣教，嘱其治疗注意事项，调控血脂水平，并避免药物或者毒物对机体造成损伤；进行肝功能检测，控制食用油与动物油的摄入量，根据病情进行个性化治疗。药物治疗方面主要是改善胰岛素抵抗，保持脂质代谢和脂质过氧化平衡，控制肥胖、糖尿病、高脂血症等，但是大多数降脂西药都存有潜在的肝毒性。中医学中无脂肪肝的病名，但症状表现与脂肪肝相似者很早就有论述，如《素问·脏气法时》云："肝病者，两胁下痛引少腹。"《济生拔粹》云："风、寒、暑、湿得以外袭，喜、怒、忧、思得以内伤，食啖生冷，过饮寒浆，扰动冲和，如是阴气当升不升，阳气当降不降，中焦痞塞，必成胀满。"《金匮要略·五脏风寒积聚》云："积者，脏病也，终不移。"《古今医鉴》云："胁痛者……若因暴怒伤触，悲哀气结，饮食过度，冷热失调……或痰积流注于血，与血相搏，皆能为痛。"根据脂肪肝发病特点及临床表现,其可归属于中医"胁痛""积聚""肝着""痞满"等范畴,1997 年中国中医药学会诊断专业委员会主编的《中医诊断学杂志》中将本病命名为"肝癖(痞)"。

二、张永杰对本病病因病机的认识

(一) 病因

中医认为本病多责之于饮食不节、嗜食肥甘厚味、恣饮醇酒、贪逸少劳、七情郁结等。劳逸失度、情志失调、饮食失节以及他病迁延均可引起脾肾不足、瘀血和痰浊内停,最终导致本病发生。

1. 饮食不节,过食肥甘　人体五脏六腑、四肢百骸的生理活动所需气血津液皆由正常饮食及五味所化生,饮食不懂节制,过食肥甘厚味,阻碍脾胃运化,脾失健运,水谷精微不能输布转化为营卫气血,反成痰浊膏脂,痰浊内蕴,蕴结于肝,发为肝癖。这在中国历代医籍中均有记载,《素问·六节藏象论》曰:"五味入口,以养五气,气和而生,津液相成,神乃自生。"《素问·生气通天论》云:"阴之所主,本在五味,阴之五宫,伤在五味。"《素问·痹论》云:"饮食自倍,肠胃乃伤。"《诸病源候论》中有:"夫五脏调和则荣卫气理,荣卫气理则津液通流,虽复多饮水浆,不能为病。若摄养乖方,三焦痞隔,三焦痞隔则肠胃不能宣行,因饮水浆过多,便令停滞不散,更遇寒气,积聚而成癖。"又有:"此由饮酒、多食鱼脍之类,腹内痞满,因而成渴,渴又饮水,水气与食结聚,兼遇寒气相加,所以成癖。癖气停聚,乘于脾胃,脾胃得癖气不能消化,故令宿食不消。腹内胀满,噫气酸臭,吞酸,气急,所以谓之酒癖宿食不消也。"丹波元简在《杂病广要》中云:"又有饮食填塞太阴,肝气被压,然肝者将军之官,其性猛烈,不受压制,上冲之则胃脘痛,横行之则两胁痛惟消食顺气,少兼温散,则食下而肝气自舒,胁痛自止。"清代张璐《张氏医通》有云"积之成也,正气不足,而后邪气跟之",又云"壮人无积,惟虚人则有之,皆由脾胃怯弱,气血两衰,四气有感,皆能成积"。陈士铎在《辨证录·五疸门》中曰:"酒湿之成疸,由于内伤饥饱劳役也。"《金匮翼·积聚通论》篇中说:"卒然多食饮则肠满,起居不节,用力过度,则络脉伤,血溢肠外,与寒相搏,并合凝聚,不得散而成积,此之谓也。"

2. 情志不畅,五脏失和　肝为将军之官,性喜条达,主调畅气机,若因情志所伤,或暴怒伤肝,或忧郁忧思,皆可使肝失条达,疏泄不利,气机不行,脉络受阻,血行不畅,气滞血瘀日久而成积聚;或气机逆乱,横犯脾胃,脾的运化有赖于肝的疏泄功能正常，脾失健运，则水谷不能归于正化，精微不布，化为脂膏痰浊沉积于肝，滞留不去而成脂肪肝。《金匮翼·积聚通论》篇中说："凡忧思郁怒，就不得解者，多成此疾。"《金匮翼·胁痛通论》篇中说："肝郁胁痛者，悲哀恼怒，郁伤肝气。"宋代严用和在《严氏济生方》中指出胁痛"多因疲极嗔怒，悲哀烦恼，谋虑惊忧，致伤肝脏。肝脏既伤，积气攻注，攻于左，则左胁痛；攻于右，则右胁痛；移逆两胁，则两胁俱痛"。明代虞抟在《医学正传》中云："大怒而血不归经，或随气而上出于口鼻，或留于本经而为胁痛。又或岁木太过而木气自甚，或岁金有余而木气被郁，皆能令人胁痛。"丹波元简在《杂病广要》中指出："五积当从郁论，《难经》所谓因受胜己之邪，传于己之所胜，适当旺时，拒而不受，因留为积。此皆抑郁不伸而受其邪，故五积六聚治同郁断……肥气者，木之郁……郁者，气不舒而抑郁成积，不独聚可以气言也。"清代罗美在《古今名医汇粹》中有云："郁者积聚而不能发越也，当升者不得升，当降者不得降，当变化者不得变化也。"其在《内经博议》指出："肥气属气血两虚，肝气不和，逆气与瘀血相并而成。"由此看来，情志失调、五脏失和为本病的主要病因之一。

3.劳逸失度，久坐少动　正常的劳动和休息是脏腑经络气化调畅的保证。长时间过于劳累，或过于安逸静养均能引起气化失常、脏腑功能紊乱而致疾病发生，《素问·上古天真论》有："起居有常，不妄作劳，故能形与神俱。"过劳少逸或贪逸少劳，均可损伤人体而致病，如《素问·举痛论》云："劳则气耗。"《素问·宣明五气论》有"久视伤血，久立伤骨，久行伤筋""久卧伤气，久坐伤肉"。张景岳也认为"惟安闲柔脆之辈……斯为害矣"（《景岳全书·虚损》）。少劳多逸，易使气血运行不畅，脾胃功能减弱，脾失健运，痰饮、水湿内停而致病，《张氏医通·胁痛》云："饮食劳倦之伤，皆足以致痰凝气聚。"陆九芝在《逸病解》中说"逸乃逸豫，安逸所生病，与劳相反"，并指出"逸之病，脾病也"。王孟英亦说："过逸则脾滞，脾气困滞而少健运，则饮停湿聚矣。"（《温热经纬·薛生白湿热病篇》）脾为生气之源，过度劳力劳神尤易耗伤脾气，脾伤则津液不敷，日久聚湿生痰，阻于胁下则成肝积。安逸少动，或长期卧床，则人体气机失于畅达、阳气失于振奋，脾胃等脏腑功能活动呆滞不振，运化失司，水谷精微不能输布，痰湿内停于胁下而成脂肪肝。

研究认为，脂肪肝与劳动强度、工作压力、体育锻炼及睡眠有关，是否参加体育锻炼与其发生关系密切，白天精神萎靡、睡眠过多是危险因素，一定的劳动强度、工作压力是保护因素。其他如肥胖、病后等因素所致脂肪肝，亦多由饮食不节、少劳多逸，致脾失健运，痰湿内生而成。

4. 恣饮醇酒，湿热蕴结　酒为百谷酿制而成，乃熟谷之液，其味美而清香可口，性热上升，能散寒行血、开胃进食，用酒炮制药材能增其行气血之力，能引药上行；如适量饮用，具有贻神御寒的作用；若长期大量嗜酒，必致湿热蕴结，热聚成毒。正如《本草纲目》所说"少则和气血，多饮则杀人顷刻"。

关于酒之为毒，历代早有认识，《黄帝内经》中指出："酒性苦热。"《本草求真》谓："酒，其味有甘有辛，有苦有淡，而性皆热若恣饮不节，则损烁精，动火生痰，发怒助欲，湿热生病，殆不堪言。"隋代巢元方《诸病源候论》曰："夫酒癖者，因大饮酒后，酒与饮不散，停滞于胁肋下，结聚成癖，时时而痛……今人荣卫痞涩，痰水停积者，因复饮酒，不至大醉大吐，反酒与痰相搏，不能消者，故令腹满不消。"《本草纲目》曰："痛饮则伤神耗血，损胃亡精，生痰动火。"《诸病源候论·黄疸候》曰："黄疸之病，此由酒食过度，腑脏不和，水谷相并，积于脾胃，复为风湿所搏，癖结不散，热气郁蒸。"长期饮酒过多，重者可导致酒精性肝病、酒精性脂肪肝、酒精性肝硬化，甚至酒精性脑病，不严重者，喜长期少量饮酒（每日酒精摄入量男性≤50 g，女性≤25 g），亦可引起非酒精性脂肪肝。从现代生物化学研究来看，白酒、啤酒、葡萄酒中，均含有酒精（乙醇），一两酒精（50 g，对肝脏不产生毒性作用）含有 1 500 kJ 热量，且绝大多数群众的酒桌上，配有营养较高的下酒菜肴，因此常饮酒者，会摄入过多热量，以致营养过剩，过剩的营养成分在体内转化为痰浊膏脂，储积于肝而产生非酒精性脂肪肝。

5. 禀赋不足，体弱多病　先天禀赋强弱与偏颇，形成身体体质类型。中医认为素体禀赋决定对某些病邪的易感受性，如《灵枢·五变》记载："肉不坚，腠理疏，则善病风。""五脏皆柔弱者，善病消瘅。""小骨弱肉者，善病寒热。"吴德汉在《医理辑要》中云："要知易风为病者，表气素虚；易寒为病者，阳气素弱；易热为病者，阴气素衰；易伤食者，脾胃必亏；易劳伤者，中气必损。"均说明素体禀赋在一定程度上决定对某些疾病的易发生性。明代李梴《医学入门》中指出："五积六聚皆属脾，《经》曰：积聚、癥瘕、痞满，皆太阴湿土之气。始因外感、内伤、气郁，医误补而留之以成积。"《圣济总录》曰："胃弱之人，因饮酒过多……故谓之酒癖。"明代袭廷贤提出："伤酒之病，虽为酒而作，实因脾土虚弱，不能专主湿热而发。"《世医得效方》指出："盖酒之为物，随人性量不同，有盈石而不醉，有孺唇而辄乱者。"由此观之，体质不同，发病情况亦不一样，素体脾胃虚弱、痰湿较重者较易发病。

肾主降，脾主升，当先天禀赋异常产生肾虚不足的现象，会对气化功能产生影响，阻碍脾功能，升降失调，不分清浊，致使津液与膏脂积聚，长久聚在肝脏，最终形成脂肪肝。同时，肝肾同源，不管哪一方受损，都会对另一方造成伤害，影响功能的正常发挥。因此，脂肪肝的发病机制与脾、肾关系也较为密切。

（二）病机演变

饮食物主要通过胃的受纳、脾的运化，生成水谷精微，并由脾的转输散精作用而布散营养周身。其中，肝主疏泄、肾藏精主水对于水谷精微的正常代谢也起重要作用。肝、脾、肾三脏功能失调均可导致水谷精微（包括脂质）的运化输布失常，痰饮、水湿内生，瘀血停留，形成脂肪肝。

1. 脾失健运，痰湿内生　脾主运化，为后天之本，为水谷精微、气血生化之源。脾胃功能正常，则可正常化生水谷精微，并经脾的转输，营运脉中，布散周身，以濡养五脏六腑、四肢百骸。若有饮食不节、劳逸失常，均可使脾胃受伤，脾失健运，水谷精微不归正化，生湿化痰，痰湿内蕴发为本病。《素问·经脉别论》说："饮入于胃，游溢精气，上输于脾，脾气散精，上归于肺，通调水道，下输于膀胱，水精四布，五经并行。"说明脾为气血津液输布代谢的枢纽。脾的运化功能正常，津液上升、糟粕下降，使气血津液正常的输运，防止痰湿浊瘀等病理产物；若脾运化失常则导致气血津液停滞，痰湿膏脂内蕴，正如《景岳全书》中所说："痰即人之津液，无非水谷之所化……但化得其正，则形体强，营卫充；若化失其正，则脏腑病，津液败，而气血即成痰涎。"叶天士《临证指南医案》指出："胃强脾健，则饮食不失其度，运化不停其机，何痰之有？"脂肪肝患者多因平素嗜食化甘、饮酒成痰，日久阻碍脾胃运化，导致水谷精微变生淀浊膏脂；脾胃损伤，造成津液输布失常，聚湿而生痰湿膏浊，停滞于周身肌肤之间、腹膜之中、脏腑之内，日久不化，而生成脂肪肝。

2. 肝失疏泄，气机失常　肝为风木之脏，其气春，性喜条达而恶抑郁，其功能主疏泄，肝体阴而用阳，具刚柔曲直之性，能敷布一身之阴阳气血，如《素问·五常政大论》云："木得周行阳舒阴布，五化宣平。"肝主疏泄，调畅一身之气机，并可助脾健运，即《素问·宝命全形论》云："土得木而达之。"肝气条达，气机通畅，则气血运行、脾胃运化正常，痰瘀无从化生。脂肪肝患者或因工作压力过大，或担心病体，致情志失调，肝失疏泄，木不疏土，脾失健运，水谷精微（包括脂质）不归正化而脂浊痰湿内生；又因痰湿蕴结肝经，复可致肝气不疏，气血运行不畅，而瘀血内生，痰瘀互结遂成积证（脂肪肝）。此即如《灵枢·百病始生》所讲:"湿气不行,凝血蕴里而不散,津液涩渗,著而不去,而积皆成矣。"《脉经》指出:"肝之余气,泄于胆,聚而成精。"胆汁的正常排泌依赖肝的正常疏泄,并助脾胃的运化,若肝失疏泄,胆不能正常分泌胆汁,净浊化脂,则浊脂内聚于肝,也可形成脂肪肝。

3. 肾气亏虚,清浊不分 《素问·生气通天论》有曰:"阳气者,若天与日。""阳不胜其阴,则五脏争气,九资不通。"水谷精微虽有脾主运化,但仍依赖于肾阳的鼓动与气化。肾气亏虚,失却蒸腾气化,无以温煦脾阳,则清阳不升,浊阴不降,津液内停,正如《景岳全书》所言:"痰之化无不在脾,痰之本无不在肾。"肾藏精,主水,司气化,"受五脏六腑之精而藏之"(《素问·上古天真论》),可温煦五脏六腑,并维持体内水液的代谢平衡。张景岳在《景岳全书·痰饮》中说:"五脏之病,虽皆能生痰,然无不由于脾肾。盖脾主湿,湿动则为痰;肾主水,水泛亦为痰。"年长体衰,肾中精气不足,蒸腾气化无权,津液可停聚而为痰为湿;肾阳不足,脾失温煦,健运失常,亦可生湿化痰。《医贯》谓:"盖痰者,病名也,原非人身之所有,非水泛为痰,则水沸为痰……阴虚火动,则水沸腾。动于肾者,犹龙火之出于海……水随波涌而为痰,是有火者也。"肾精亏虚,亦可致肾阴不足,水不涵木,阴不制阳,虚火内燔,蒸熬津液,清从浊化,痰湿内生胁痛(脂肪肝)。

4. 痰阻、血瘀是病理关键 痰湿由津液失布所化,瘀血由血行不畅或离经之血而生。津血同源于水谷精微,若水谷精微运化输布正常,气血运行通畅,则痰湿、瘀血无从而生。临床上脂肪肝多见于中老年人,由于饮食不节和(或)劳逸失常,引起脾失健运,肾精不足,肝失疏泄,导致水谷精微(含血脂)不归正化,生湿化痰。痰凝气滞,血行不畅,又可滞而为瘀,形成瘀血。诚如《证治准绳》:"夫人饮食起居,一失其宜,皆能使血瘀不行。"痰湿、瘀血停积于肝,为积为痛,形成脂肪肝。此外,由于津血同源,痰湿、瘀血可互化,由痰致瘀或由瘀致痰,痰瘀搏结成为新的病因,又使病情缠绵,或病情进展,变生他证。临床研究发现,痰湿证及痰湿夹瘀证患者血液聚集性、黏滞性及凝固性(主要包括血小板、全血黏度、红细胞比容)均升高,脂肪肝患者全血黏度、血浆黏度、红细胞比容也都显著提高,以痰瘀互结证明显,提示脂肪肝患者有痰湿、瘀血等病理产物的存在。

三、张永杰治疗经验

(一)治法特点

1. 行气解郁,调和肝脾 张永杰认为,肝脾失调导致痰浊内生是脂肪肝形成的基础,痰浊是津液输布及代谢异常的产物。脾健则气机调畅而肝气调达,脾健则生化有源而肝木得荣,脾健则水谷得化而无痰湿瘀滞。健脾可治肝,治肝须健脾,必须注重疏肝理气与健运脾胃的有机结合。因此,临床以燥湿健脾、理气化痰为要,常选半夏白术天麻汤或藿朴夏苓汤为主方,配以薏苡仁、白蔻仁、泽泻、砂仁等,健脾药味虽少却举足轻重;理气不忘疏肝,常配以柴胡疏肝散加减。

2. 化痰祛湿,痰瘀同治 痰饮是本病发病的重要病理产物。痰饮形成则脾运受阻、气血逆乱,从而加重病情。因此化痰祛湿成为治疗本病的关键。如姚平指出脂肪肝因酒食内伤而滋生痰湿、因肝脾肾功能失常而致痰浊互结,认为祛痰化湿为治疗本病的重要原则之一。用药方面,朱丹溪《脉因证治》说:“痰积,宜以祛痰行气,二陈汤加南星、青皮、香附、青黛等主之。”叶天士亦采用二陈汤加味治疗胁痛之痰饮证。张永杰在用药时注重化痰祛湿。然痰饮与瘀血密不可分,气血失调则痰饮内生,痰饮既成则气血运化受阻,必将导致瘀血内生,即久病成瘀,从而为临床治疗带来困难。因此现代医家关幼波在治疗肝病中提出:“治痰要活血,血活则痰化。”强调化痰活血,痰瘀同治的重要性。临床研究表明,脂肪肝后期可逐渐演变为脂肪性肝炎、肝纤维化,常出现胁痛、肝肿大等血瘀症状,因此应重视活血化瘀。张永杰在临床用药时同样注重化痰通络,痰瘀同治,在辨证化痰基础上配以鸡内金、泽兰、丹参、山楂等。

3. 清热利湿,行气导滞 张永杰认为,除了明显湿热蕴结之证,青壮年及体质壮实者痰湿易从热化,需注意密切结合舌苔、脉象,适时清热利湿并及时消导,以防瘀滞化热,常选用茵陈蒿汤或甘露消毒丹为主,或适当配伍虎杖、蒲公英、葛花、黄芩、生甘草等。临床湿热蕴结证常伴有胁肋胀痛、呕恶纳呆、烦躁易怒等气郁痰阻之证,故常配用柴胡疏肝散加减疏肝理气导滞,气行则痰湿得化,临证用药屡屡奏效。此外,湿热易耗伤阴血、炼液为痰,故常伴见瘀血或瘀象,需结合舌脉注意化瘀通络,以防病情进一步演变,达到未病先防、既病防变目的。

4. 滋肝补肾,顾护津液 肾阳为全身阳气之首,主温煦脏腑并推动全身气机运行,肾阳鼓动肾阴,则肾精得阳气之温煦化生为气。肾阳不足,则脾失温煦,水谷不化,聚湿生痰;肾阳不足,则津液失输,聚为痰湿;肾阳不足,则肾气乏源,气运无力,血运不畅,可致血瘀。故张永杰常选用五苓散、真武汤等温补脾肾,化痰逐饮。需要指出的是,肾阳既损则多已久病,此时痰湿泛溢而阳气被遏,故补阳先需通阳,因此尚需配伍桂枝等通阳之品。肝血赖肾精滋养,水不涵木,则阴不制阳,虚热内生,炼液为痰。另外,劳神过度则脏腑功能受损,日久肾精亏虚,终致痰浊内生可发为本病。故张永杰常采用枸杞子、女贞子、旱莲草、何首乌、龟板、黄精等滋肝补肾。张永杰认为,痰湿瘀血皆为津液运化失常之产物,痰瘀阻滞则脾运受阻、气血化生无源,故病久可致津血亏乏,进而耗损肾精。各种原因导致津液耗损则肾精受累,进而出现肾气亏乏、气运无力,终致痰瘀内生。因此肾虚与痰瘀可交互为病,治疗过程中注意适当顾护津液,可预防病情发展演变。用药时疏肝不忘养肝柔肝,配以白芍、决明子、枸杞子、女贞子等。《素问·阴阳应象大论》曰:"年四十而阴气自半也,起居衰矣。"中老年人易出现肾精、肾阳不足而发为本病,所以对于中老年患者需注意辨证基础上适当补肾益精,常选用生地黄、枸杞子、桑葚子等。

(二)分型论治

本病早期病理性质多属实,日久病势较深,正气耗伤,可转为虚实夹杂之证。病至后期,气血衰少,体质羸弱,则往往以正虚为主。其病位在肝,与脾胃相关,久则及肾。治疗应以清湿热、化痰浊为法,且贯穿治疗脂肪肝的整个过程,结合患者体质进行辨证施治,以期收到良好疗效。

1. 肝郁脾虚证

症状:神疲乏力,情志抑郁或急躁易怒,气短懒言,语声低微,胸胁胀满或疼痛,善叹息,胃纳减少,脘痞腹胀,大便薄溏或黏腻不爽,肠鸣矢气,或腹痛欲泻,泻后痛减,舌淡或淡红,舌体较胖或有齿痕,苔白或腻,脉弦细或细弱。

治法:疏肝理气,健脾消脂。

方药:柴芍六君子汤加减,药用柴胡、白芍、陈皮、半夏、党参、茯苓、白术、神曲、炙甘草等。

2. 痰湿阻滞证

症状:形体肥胖,胸脘满闷,腹部胀满,肝区胀痛,头身困重,倦怠乏力,胃纳欠佳,大便黏腻不爽,有的尚可见口黏痰多,舌胖大,苔白厚腻,脉弦滑。

治法:化痰祛湿,理气降脂。

方药:二陈汤合胃苓汤加减,药用陈皮、半夏、茯苓、泽泻、猪苓、桂枝、苍术、厚朴、白术、炙甘草等。

3. 湿热蕴结证

症状:形体肥胖,头身沉重,神疲乏力,脘腹胀满,单侧或双侧胁肋胀痛,或胀满不舒,口苦或口中黏腻,咽干、口干而不欲饮,厌食油腻,食少纳呆,尿黄,大便结或大便黏腻不爽,舌红,苔黄厚或黄腻,脉滑数。

治法:清热祛湿,降脂化浊。

方药:茵陈蒿汤合四苓散加减,药用茵陈、栀子、大黄、茯苓、泽泻、猪苓、白术等。

4. 痰瘀互结证

症状:肝区胀痛或刺痛,或脘腹胀痛不适,部位固定,倦怠乏力,头身困重,或眩晕耳鸣,或喉中有痰,面色晦暗,舌紫暗或有瘀斑瘀点,苔白腻,脉沉涩。

治法:祛湿化痰,活血通络。

方药:二陈汤合桃红四物汤加减,药用陈皮、半夏、茯苓、炙甘草、桃仁、红花、当归、川芎、地黄、赤芍等。

5. 肝肾阴虚证

症状:形体消瘦,头晕目眩,失眠多梦,口干咽燥,眼干眼朦,手足心热或午后潮热,耳鸣盗汗,胁肋隐痛不适,腰膝酸软,小便短赤,大便干结,舌红少津,苔少或无苔,脉弦细数。

治法:补益肝肾,养阴降脂。

方药:一贯煎合六味地黄汤加减,药用生地黄、北沙参、当归、枸杞子、麦冬、川楝子、山药、山茱萸、泽泻、茯苓、丹皮等。

6. 脾肾两虚证

症状:右胁下隐痛不适,腰困乏力,夜尿频,潮热盗汗,食欲不振,大便溏泻,手脚冰凉,舌红苔少,脉沉弱。

治法:健脾温肾,阴阳双补。

方药:四君子汤合金匮肾气丸加减,药用熟地黄、山药、山茱萸、泽泻、茯苓、丹皮、附子、桂枝、党参、白术、甘草等。

第四节　慢性乙型肝炎

一、概述

慢性乙型肝炎是指慢性乙型肝炎病毒(HBV)持续感染引起的肝脏慢性炎

症性疾病。本病早期临床表现不明显,最常见的症状是疲乏,偶有恶心、腹胀、厌油腻,典型的患者症状明显,有乏力、肝区疼痛,以及食欲减退、恶心、腹胀、消化不良等消化系统症状,严重者可发展为肝硬化、肝硬化腹水,甚至肝癌。HBV 感染呈世界性流行,但不同地区 HBV 感染的流行强度差异很大。据WHO 报道,全球约有 2.57 亿慢性 HBV 感染者,非洲地区和西太平洋地区占68%。全球每年约有 88.7 万人死于 HBV 感染相关疾病,其中肝硬化和原发性肝细胞癌死亡分别占 52% 和 38%。东南亚和西太平洋地区一般人群的HBsAg 流行率分别为 2%(3 900 万例)和 6.2%(1.15 亿例)。亚洲 HBV 地方性流行程度各不相同,多数亚洲地区为中至高流行区,少数为低流行区。据估计,目前我国一般人群 HBsAg 流行率为 5%~6%,慢性 HBV 感染者约 7 000万例,其中慢性乙型肝炎患者 2 000 万~3 000 万例。慢性乙型肝炎发病机制复杂,目前尚无法根治。其治疗包括一般治疗、抗病毒、抗炎护肝、免疫调节、抗纤维化、对症治疗等,其中抗病毒治疗是关键。中医药在治疗慢性乙型肝炎方面有一定的优势,如抑制 HBV 的复制、改善临床症状、纠正异常的肝功能、阻断和逆转肝纤维化、调整患者的免疫功能等,可抑制和阻断病情的进展,改善患者的终末结局。慢性乙型肝炎为西医学病名,中医古籍并无此病名记载,根据其临床症状的不同,多数医家将其归属于"黄疸""胁痛""癥积""鼓胀""肝瘟"等范畴。然病名是一个诊断概念,应反映疾病的病因、病位、病性等本质特点,而胁痛、黄疸、鼓胀等只是慢性乙型肝炎在不同阶段的不同表现,难以概括慢性乙型肝炎的本质,故不能用其中任何一种名目来概括慢性乙型肝炎。

二、张永杰对本病病因病机的认识

(一)病因

对于慢性肝炎的病因,张永杰认同古代先贤及当代诸多医家的观点,认为可分为内因和外因两大类,内因多以正气不足、情志不畅为主,外因则以感受邪毒、失治误治等为多见,此外,饮食不节亦可导致本病的发生。

1. 正气不足   《素问遗篇·刺法论》曰:"正气存内,邪不可干。"《素问·评热病论》又云:"邪之所凑,其气必虚。"这些均强调了正气对于人体的重要性。正气,指的是一种能力,包括人体对外界环境的适应能力、遇到病邪时的抵抗祛邪能力以及患病之后的康复能力。张永杰认为,若一个人的正气很强,外邪侵袭时则不易感邪,即便感邪也容易康复;而当一个人正气不足时,抗病能力、驱邪能力均会降低,即便不强的邪气也容易使之罹患疾病。诚如《医宗必读》所言:"积之成也,正气不足,而后邪气居之。"亦如后世医家所总结的:"正虚之处,便是留邪之地。"所以,感受邪气之后是否发病,正气的强弱往往起着决定性的作用,如《温疫论·原病》记载:"邪之所着,有天受,有传染,所感虽殊,其病则一……若其年气来盛厉,不论强弱,正气稍衰者,触之即病……正气被伤,邪气始得张溢。"又如《冯氏锦囊秘录》曰:"正气旺者,虽有强邪,亦不能感。"《景岳全书·胁痛》指出:"内伤虚损,胁肋疼痛者,凡房劳过度,肾虚羸弱之人,多有胸间隐隐作痛,此肝肾精虚。"《景岳全书·黄疸》:"阴黄之病何以致……或劳倦伤形,因致中气大伤,脾不化血,故脾土之色自见于外。"《金匮翼·肝虚胁痛》曰:"肝虚者,肝阴虚也。阴虚则脉绌急,肝之脉贯膈布胁肋,阴虚血燥,则经脉失养而痛。"陈复正《幼幼集成·黄疸症治》曰:"脾土强者,足以捍御湿热,必不生黄。惟其脾虚不运,所以湿热乘之。"清代《名医方论》记载:"肝为木气,全赖土以滋培,水以灌溉。若中土虚,则木不升而郁。"以上可见,先天不足,素体虚弱,或久病体虚,或劳欲太过,以致肝、脾、肾等脏腑气血津液亏耗,阴阳失调,则六淫邪气侵袭而引发诸如胁痛、黄疸、肝郁等病。

所以,张永杰认为同样是一种病邪入侵,不同个体会表现出不同的证候:一是正强而邪不盛,不药而愈。正气强盛,抗病能力强,适逢邪气不太盛,在无任何表现的情况下,病毒被清除,如在健康人中检查发现抗 HBs 阳性。二是正盛邪盛,急性发病。正气旺盛,邪气亦盛,感染邪气后呈急性发病过程,有明显临床症状,可在短时间内清除病毒,修复病理改变,不使病情迁延,预后好。三是正弱邪弱,病毒携带。感染乙肝病毒后患者可无明显肝炎症状,肝功能亦无异常指标的出现,但病毒不能被清除,长期携带病毒。若正气来复,病毒可被清除,临床自愈;若正气削残,病毒复制加强,造成肝损。四是正弱邪盛,转为慢性。由于人体正气不足,抗病能力弱,发病后正邪抗争反应不剧而转为慢性。

2. 感受邪毒 正虚之体,若无病邪入侵,则不会致病;反之,若正气不足,又兼为外邪所侵,则易于发病。中医"邪气"的范围较为广泛,指各种致病因素,包括六淫、疫疠、饮食不节、七情内伤、劳逸失常、外伤,等等。不同性质、不同类别的邪气作用于不同的人体,可以发生不同的疾病,也可以表现出不同的发病特点和证候类型。同时,邪气的强盛与病情的轻重也有很密切关系,同一邪气伤人,邪气强盛则伤人深而病重,邪气轻弱则伤人浅而病轻。所以,感受邪毒已成为罹患疾病的重要条件。

慢性乙型肝炎感染的邪毒,不是普通的外感邪气,也不是简单的"从湿得之",是种较为特殊的"疫毒"感染。《黄帝内经》云"湿热相交,民多病瘅",《瘟疫论》云"疫邪传递,移热下焦,小便不利……其传为疸,身目如金",《沈氏尊生书》载"有天行疫病,以致发黄者",反映出"杂气""疫毒"与人体固有的内湿有极强的亲和力。上述致病之邪入侵体内,与内湿相合,借肝经气火之力迅速化热,湿热搏结,阻滞气机,熏蒸肝胆从而引起急性发病。肝主疏泄,体阴而用阳,喜条达而恶抑郁,肝木疏土,助其运化,脾土营木,利其疏泄。疫毒侵入肝脏,导致肝郁气滞,乘脾犯胃,影响脾胃运化功能,水谷津液不归正化,变生内湿。由此常可见乙肝患者胁肋胀痛、嗳气、性情急躁等肝郁不达症状,且常易出现脘腹胀闷、厌食油腻、恶心呕吐等脾虚湿盛症状。

张永杰认为疫毒感染,最伤人正气,引起肝脾气虚,肝肾阴亏,命门火衰,正虚不能驱邪外出,邪气羁留不清。湿热疫毒内侵,隐藏于肝,深伏血分,又不易化除,逐步造成气血失调,使得毒、虚、瘀、滞交织,羁留不去,导致疾病迁延反复,缠绵不愈而成慢性。

3. 情志不畅 肝主疏泄,疏通调畅全身气机。肝疏泄功能正常,则气机调畅,气血调和,经脉通利,脏腑的生理活动就能保持调和。情志不畅,肝气郁滞,肝失疏泄,气血不能正常运行,脏腑功能失去协调则会引发疾病。正如《类证治裁·肝气肝火肝风论治》所言:"肝木性升散,不受遏郁,郁则经气逆,为嗳,为胀,为呕吐,为暴怒胁痛,为胸满不食……皆肝气横决也。"指出肝郁气滞可引起胁痛、嗳气、呕吐等病症。宋代严用和《重辑严氏济生方·胁痛评治》言:"夫胁痛之病……多因疲极、嗔怒、悲哀、烦恼、谋虑、惊扰,致伤肝脏。"间接说明胁痛与恼怒、悲忧、思虑等情志不畅损伤肝脏有关。

张永杰认为,对于慢性肝炎患者而言,不良的情绪会诱发疾病的发生。患病之后,因病情缠绵,患者多会产生郁闷烦躁之思,从而出现情志失调,日久导致疾病愈发迁延难治。

4. 饮食不节 饮食是人体维持生命活动的最基本条件之一,人体通过获取食物,进而转化为气血精微而提供全身活动所需能量。饮食不当,如饮食不洁、饮酒过度、偏食择食等,可成为多种疾病从口而入、因口而生的重要原因。饮食不洁泛指饮用或进食有寄生虫、疫毒及秽浊污染的不洁之物,造成的肝病感染。饮酒过度指一次大量饮酒或是长期嗜酒。酒为水谷之液,其味美而清香可口,适量饮用可以和血御寒,有祛除疲劳之效。酒性喜上升,大热,其味辛辣,为湿热之最。若是暴饮过量,则扰乱气血,气逆于上,至昏冒眩晕或者头痛如破、恶心呕吐,甚至吐血、昏迷等。长期大量嗜酒者,湿热蕴结,热毒内攻,症见两胁满痛,腹中或见痞块、黄疸等。《本草纲目》曰:"人饮多则体弊神昏。"宋代赵佶敕《圣济总录·黄疸门》曰:"大率多因酒食过度,水谷相并,积于脾胃,复为风湿所搏,热气郁蒸,所以发生黄疸。"《诸病源候论·酒疸候》曰:"夫虚劳之人,若饮酒多,进谷少者,则胃内生热……身目发黄……小便黄。"以上均指出饮食过饱或饮酒过多易引起饮食积滞,酒毒内蕴,化湿化热,湿热困于脾胃,熏蒸肝胆,引发黄疸。饮食偏嗜酸味、辛味易损伤肝、脾,如《素问·生气通天论》云:"味过于酸,肝气以津,脾气乃绝。"《素问·五脏生成》曰:"多食辛,则筋急而爪枯。"过食酸味易致肝气过,而乘脾土,从而导致肝郁脾虚。过食辛味则会使肺偏盛乘肝。肝、脾脏腑功能受损,则气血运行不利而易引发胁痛、积聚、黄疸等疾病的发生。

张永杰认为,饮食不节,易伤脾胃,脾胃位居中焦,属后天之本,担负着化生气血精液、顾护全身其他各脏腑功能正常运行的责任,一旦脾胃虚弱,气血化生乏源,机体失养,则易导致人体正气亏虚,从而易感病邪。

(二) 病机演变

1. **肝郁脾虚为发病之本** 本病发病虽因外感湿热邪毒、七情内伤所引,或为饮食失节、劳欲过度所诱,张永杰认为诸多原因必本于正气亏虚。对于慢性乙型肝炎,正气亏虚又主要表现为肝脾损伤。肝主疏泄,喜条达,恶抑郁,湿热邪毒留于肝脏,影响肝的疏泄功能,肝郁则气失疏泄,以致出现两胁隐隐作痛、胸闷、精神抑郁等症状。"上得木而达",木气条达,则脾升胃降、纳化有常,中焦健运,气血和调。肝木与脾土生理上的相克关系,决定了肝病时脾土最易受病,肝郁脾虚,而脾又为气血生化之源,脾失健运,气血生化乏源,故临床多见脘腹胀满、气短乏力、面色不华等。此外,肝病伐脾,则脾失健运,生湿化热,又可致湿热更甚,壅塞肝胆,疏泄不利,进一步加重肝郁之证。慢性乙型肝炎日久,可以累积于肾,张永杰认为,正气亏虚之证,病久往往都累积于肾,可以出现肾阴虚、肾阳虚之证。有人临床观察发现,慢性乙型肝炎肝郁脾虚一证,不仅出现最早,而且具有持续、发生极为广泛的特点。观察表明,绝大多数慢性活动性乙型肝炎患者都出现过肝郁脾虚的证候,有的甚至贯穿病程始终,故肝郁脾虚当为慢性乙型肝炎的发病之本。

2. **湿热瘀毒为致病之标** 张永杰认为慢性乙型肝炎的致病之标乃湿热毒

邪。该湿热既可是外感湿热,如季节变化,或久居湿热之地,亦可为内生之湿热,如饮食不洁,或过食辛甘厚味生冷之品,损伤脾胃,脾失健运,转输失职,水谷精微敷布失常,水湿停滞,蕴久化热,湿热内生。此"毒邪"首先包含了"外感疫毒",这与西医学认为慢性乙型肝炎的病因是感染的认识一致,其次包括了遗传的"胎毒",这与西医学研究提出的乙肝或乙肝病毒长期携带者,在围产期可通过母婴途径传播乙肝病毒相符。还包含了其他邪气蕴蓄所化之毒,即《金匮要略心典·百合狐惑阴阳毒病证治》所云"毒者,邪气蕴蓄不解之谓"。如火热之极为毒,湿浊蕴久生毒,此毒邪往往兼夹湿热,临床多见病毒复制活跃,血清谷丙转氨酶明显升高,血清胆红素升高。近年来国内外的各种研究亦证实湿热活动与慢性乙型肝炎病毒的复制、血清谷丙转氨酶的升高存在相关性。研究表明谷丙转氨酶升高主要见于湿热型肝炎,并发现谷丙转氨酶升降与湿热邪毒的进退呈正相关,从而证明了湿热活动是慢性乙型肝炎的重要病理机制。张永杰根据患者体质不同,病机复杂多变,病情易反复的特点,认为湿热邪毒壅滞于肝,进一步引起肝失疏泄,木郁乘土则脾失健运,胃气失和,气机郁滞,血行不畅,日久化瘀,从而出现湿、热、郁、瘀、毒互相交结,使得病情迁延缠绵难愈。治疗时当清解毒邪与清热利湿并用,且需长期治疗。

慢性乙型肝炎湿、热、郁、瘀、毒蕴结,郁滞体内,故见全身乏力、不耐劳累、食欲不振、恶心厌油、右胁或两胁部隐痛或胀痛、胸闷食后腹胀、大便不调、舌红、苔黄腻、脉滑数,迁延日久,则逐渐出现腹部癥块、面色晦暗、乏力加重、胁肋刺痛反复或持续出现黄疸及发热。血清谷丙转氨酶明显升高,HBV-DNA、HBeAg等病毒复制指标阳性,提示慢性乙型肝炎处于活动期,以湿热邪毒蕴结为主,因此清热化湿解毒为慢性乙型肝炎的主要治法,清热指清热泄火解毒,化湿包括运脾化湿、淡渗利湿,解毒指解除热毒、湿毒。张永杰常冀其清湿热疫毒,使邪去正安,而不早用、过用补益,以免滋寇助邪,加重病情。

3. 肝郁脾虚、湿热瘀毒蕴结不解是病机关键 张永杰认为,慢性乙型肝炎主要病机是肝郁脾虚、湿热瘀毒蕴结不解,肝和脾为本病的主要病变脏腑,日久可累及于肾。毒邪壅滞于肝,肝不能遂其调达之性,便可引起气机郁滞,患者出现两胁胀痛、嗳气等。此外,肝与脾在生理和病理上密切相关,肝主疏泄、脾主运化,则脾土升降失常,肝气横逆,侵凌脾胃,木旺克土,导致肝胃、肝脾不和,出现乏力、恶心呕吐、胸闷脘痞、泄泻诸象。湿性毒邪困遏脾胃,脾胃运化不健,胃失和降,阻碍气机,可见胸闷脘痞、不思饮食、便溏不爽。湿邪壅塞肝脾,疏泄不利,胆汁泛溢,则见口苦。湿邪蕴久化热,湿热毒邪胶着留恋,导致病程较长,缠绵难愈,此与慢性乙型肝炎反复发病、迁延难愈的特点相符。湿热内阻最易使气血运行失畅而致脉络瘀阻,可见瘀血阻络之兼证,临床可见胁下癥积、面颈胸臂出现红丝赤缕、两手掌鱼际殷红等。病程日久累及于肾,出现肝肾阴虚、脾肾阳虚之证,但究其根本,仍是在肝郁脾虚、湿热瘀毒蕴结基础上发展而来。

三、张永杰治疗经验

(一) 治法特点

1. 健脾扶正,贯穿全程 病毒性肝炎属疫病之邪,湿热毒邪可随血液遍布全身,临床表现也多种多样,可病及多个脏腑,表现为肝胆湿热、肝郁脾虚、肝胃不和、肝肾阴虚、肝脾血瘀及心肝火旺等多种证型。尽管湿热为患多以实证见诸临床,表现为烦躁易怒、面赤目黄、口干口苦、舌红、脉弦,然而标实的背后往往都蕴含着脾虚的本质。肝木过旺乘克脾土,必然导致土塞木郁,出现乏力、食欲不振,或纳食不香、腹胀腹满等脾胃呆滞及脏腑气血不足之征象。即便患者食欲良好、精神健旺,无明显脾虚的表现,但是毒邪潜藏体内久而不去,伏而待发上述症状仍是脾虚气弱,正气不足,无力拒邪的体现,故增强正气,当从补益后天入手。

然补益后天并非单纯强调以补进补,而是以调脾健脾、养胃和胃,理顺脾胃升降之机,健运中州,以达到使人之气血有度,阴阳调恰,脏腑安和的目的。故张永杰常选用黄芪、山药、党参、白术、茯苓健脾益气,当归、陈皮、大枣、生姜、麦芽、砂仁养血和胃化湿,并配以柴胡、枳壳、木香、升麻、莱菔子、佛手、香橼疏理脾胃升降气机,使脾胃和,肝脾调。对于脾虚纳呆者,还可佐以鸡内金、焦山楂等药物磨谷消食,开胃健脾,尤对于处方中遇有金石之药味配伍使用,可助运化,消积滞,以防金石伤胃,起到佐制之妙用。脾胃为后天之本,气血生化之源,脏腑之正常生理活动都有赖于脾胃运化水谷的功能,脾胃之气乃人体正气之根本,故若想祛邪,首先要固护脾胃,这一原则当贯穿治疗用药之始终。

2. 清热祛湿,不忘解毒 湿热毒邪留恋是本病的一个重要特征。因急性期失治、误治或治疗不彻底,可致余邪残留潜伏,日久脏腑功能气血失调,脾胃运化失职,以致湿从内生;湿郁化热,热郁成毒,湿热毒邪相互胶结,湿与热合,蕴结郁蒸,上郁肺金,中困脾土,下注膀胱,阻遏三焦,终致气化不利,水湿弥漫。发展至慢性阶段,因阳为湿困,可使湿热之征不甚明显,但仍表现以纳呆、脘腹胀满、口微渴、小便色黄、大便时溏或黏滞不爽等湿热不清,缠绵难去之征象。此时,热非火毒,乃为伏火,湿性黏滞,流于经络,病邪伏于里,往往是利其湿而湿难尽,清其火而火易伏,湿热邪毒隐伏血分。故张永杰认为于健脾化湿之剂中勿忘清热解毒,尤应注重凉血解毒,力求用药直达血分,才能使邪无隐伏之所,失其萌发之机。慢肝病久伤正,苦寒解毒易伤脾胃,故多选白花蛇舌草、土茯苓、银花等甘寒之品,与凉血活血之丹皮、丹参、水红花子、栀子、白茅根等配伍,入血凉血,使毒从血清,再配以清热利湿之茵陈、金钱草、车前子等使湿毒从小便而解,给邪以出路。慢性乙型肝炎迁延不愈,反复发作多是由于湿热毒邪隐伏血分,每遇正气虚弱之时,或复感外邪而诱发,且由于湿性黏滞,疫毒留于血分,邪易合而病难清,故治疗用药应针对性给予抗病毒治疗。对于湿热偏著者,在扶正基础上配以大剂清热解毒之品,乘胜追击,直捣巢穴,尤利于病毒的清除,适时用药,抓住有利时机,可获奇效。对于湿热不显,虚象偏重之人,解毒之品应轻用、少用,甚至是不用,先以益气化湿为主,待正气恢复,脏腑功能协调,再给予抗病毒之药物,使邪毒借正气渐复之机随之而除。抗病毒治疗也是慢性乙型肝炎治疗中不可或缺的一环。

3. 疏肝调气,柔养肝体　肝为风木之脏,喜条达而恶抑郁,能斡旋一身之气血津液,肝气或疏或结,关乎气之运塞,血之行涩,水之流止。正如《读医随笔》说:"肝握升降之枢,凡脏腑十二经之气化,皆必籍肝胆之气化以鼓舞之,使能调畅而不病。"病毒性肝炎病因为湿邪,具疫病之气,湿为阴邪,性黏滞,易阻遏气机,损伤阳气,使肝失疏泄,气机不畅,故多表现为郁而易怒、胁肋胀痛、善太息等肝气不疏之象。肝为刚脏,体阴而用阳,多表现以阳常有余,阴常不足的特征,故张永杰认为治肝须用补,补肝须柔润,而肝体易柔,肝用易疏,根据"肝之病,补用酸,助用焦苦,益用甘味药以调之"的原则,柔肝宜用芍药、当归、甘草、鸡血藤、枸杞子养肝柔肝,疏肝宜选用偏凉或微酸之郁金、川楝子、枳壳、柴胡等而不宜选用大量辛温香燥之品,以恐有灼津伤液,不利肝体之弊。其中,张永杰尤喜爱用柴胡。柴胡味辛苦,气微寒,为肝胆经之引经药,芳香疏泄,尤善于疏散少阳半表半里之邪,乃治疗邪在少阳,胸胁苦满、口苦咽干等症之要药,且能条达肝气,疏肝解郁,升举脾胃清阳之气,有利于正气的萌发。然柴胡性升散,古有"柴胡劫肝阴"之说,故久服方剂中用量宜小,宜在 10～15 g 之间,并与柔肝之药配伍,既协同增强疗效,又有拮抗作用以制药性发散耗阴。

因气机是人体正常生理活动之源动力,故在补阴柔肝,充养肝体的基础上佐用疏肝调肝之品,方可使气机调畅,气血津液正常运行,脏腑安和,诸证自除。

4.燥湿化痰,活血通络　湿性多变,善于流窜,与热邪合而为病,多可炼液成痰,阻于肺则见咳喘,舍于心则见心悸,留于胃则见厌食呕吐,着于肝则见胁肋胀满刺痛,停于肾则见下肢及全身浮肿,故临床肝病证见多端。湿伤阳气,阻遏气机,血失温煦推动之力,气血运行不畅,多可至血瘀,临床又以痰瘀互结多见,证见厌食,呕恶,胸腹、胁肋胀闷隐痛,面部、颈胸部可见蛛丝赤缕,掌如朱砂,肌肤甲错,面色晦暗,肝脾肿大,质地偏硬,舌青紫,苔白腻或厚腻,脉弦滑或细涩。见此证可知病邪羁留日久,已经结聚体内,非大剂燥湿活血之剂不可解。故多采用健脾燥湿与清热燥湿之品,如白术、苍术、砂仁、白豆蔻,不仅健脾行气,又可温化痰湿,使痰湿遇温则化,顺气而行。燥湿化痰宜选用黄芩、黄连、苦参,尤适于湿热内蕴,热象较著者,燥湿清热,气血双清。对于气血瘀滞较明显者,往往单用祛湿、化湿、燥湿之品难于取效,故当配合活血化瘀通络之品,宜用丹参、牛膝、鸡血藤活血而不伤血,赤芍、丹皮、郁金、大黄凉血清瘀热,三七、茜草、蒲黄、归尾化瘀而不伤正,土鳖虫、水蛭活血而通经络。对于已有肝脾肿大且质地较坚硬者,更应配合活血软坚之药物,如龟板、鳖甲等血肉有情之品软坚散结,加用三棱、莪术、桃仁、红花破血消癥,有助于祛瘀缩脾,防止病情进一步发展,逐渐恢复肝脾的正常疏泄运化功能。用药上张永杰尤其擅用大黄,它既可生用又可酒制。大黄苦寒,生用量宜小,因慢性肝病,肝木宜乘克脾土,故多伴有脾虚便溏之征象,量大更易中伤脾胃,可用 5~10 g,且下药时与他药同时煎煮,不像方书上通常所说的那样后下,取其缓泄的作用,清理脏腑湿热瘀滞,并兼活血通经之功。生大黄通肠腑,泄湿毒之作用在肝病治疗中显得尤为重要,既有清理内环境之用,又取其釜底抽薪之意。此法本应适用于湿热疫毒显著,体质盛实之人,然经过调整剂量及煎煮方法,于脾虚羸弱之人也可使之,若不耐受者可投以山药、五味子健脾益肾,收涩止泻之药以佐之。酒制大黄偏于温,性走散,故取其活血祛瘀之义,对瘀象明显,血络不通,或有癥瘕痞块聚而不散者皆可用之。酒制大黄入血分,活血化瘀力强,尤主下瘀血,祛瘀生新,并具通利水谷,调中化食,安和五脏之功,用量可于 10~30 g 不等。大黄性虽威猛,但若配伍得当,便可"发挥其走而不守,斩关夺门之力",实为药品中之将军。慢性肝炎是急性肝炎的延续,始于肝郁气滞,湿痰瘀阻,进而肝郁血滞,湿痰与瘀血凝聚形成痞块,以致肝、脾、肾气血失和,所以调理脏腑气血,务当活血化瘀,通经血,活络脉,才更有利于扶正解毒,行气化湿,使周身气血通畅以驱邪外出。

5. 滋肾益精,固本培元　湿热之邪间夹为患,既有湿邪黏滞重着,停于脏腑、经络不去的一面,发展至慢性肝病的后期,更有热灼津伤,耗劫阴液,伤及肝阴的一面,临床常证见胁肋隐痛、劳累则著、头昏耳鸣、少寐多梦、两目干涩、手足心热、口干唇焦、舌红苔少、脉细数。肝阴不足,加之湿热和瘀血蓄积为患,治疗既不能偏于滋腻,又不可过于苦燥。故张永杰主张用滋水涵木之法柔养肝阴。肾之阴阳乃一身阴阳之根本,肝阴亏损日久必累及肾阴不足,正所谓肝藏血,肾藏精,乙癸同源,是以补益肾精则能充实肝体,此亦"虚则补其母"之意。张永杰喜用女贞子、旱莲草、枸杞子、首乌养肾阴,滋肝阴,熟地黄、龟板、黄精滋养精血,然不可过量及久服,以防滋腻碍脾,更添湿气。并佐以菟丝子、肉苁蓉、杜仲等阳中求阴,阴得阳助而泉源不竭。如阴虚火旺,虚火灼络,以致出现鼻衄及齿衄者,还可以仙鹤草伍之,不仅能止血,还能护肝,配以阿胶,性黏滞,养气生血,滋补肝肾,既预防出血,又可加强止血之效。对于肝肾俱虚者,选用五味子酸涩补益,既敛肝阴,且宁心神,保肝降酶疗效迅速。然单用五味子降酶极易出现反跳,清代周严著《本草思辨录》曾有五味子"能安正,不能逐邪,有邪用之,须防收邪气在内"。因此,张永杰认为该药用药时间不宜过长,且不宜单用,应同时配以活血化瘀解毒之品制其敛邪于内、收涩瘀血之性,取其旧血不去、新血不生之意,且一收一散相得益彰。

(二) 分型论治

基于对慢性乙型肝炎病因病机的认识,张永杰结合多年的临床经验及体悟,认为本病治疗很难以一方统治,应在辨证前提下分型治疗。

1. 肝郁气滞证

症状:胸胁胀满疼痛,走窜不定,饮食减少,恶心呕吐,厌油,烦躁易怒,或心情抑郁,舌淡红,苔薄,脉弦。

治法:疏肝行气。

方药:柴胡疏肝散加减,药用柴胡、川芎、赤芍、枳壳、陈皮、香附、炙甘草等。

2. 肝郁脾虚证

症状:胁肋胀痛,情志抑郁,纳呆食少,脘痞腹胀,身倦乏力,面色萎黄,大便溏泻,舌质淡,有齿痕,苔白,脉沉弦。

治法:疏肝健脾。

方药：逍遥散加减，药用柴胡、当归、白芍、白术、茯苓、薄荷、甘草等。

3. 肝胆湿热证

症状：胁肋胀痛，纳呆呕恶，厌油腻，口黏口苦，大便黏滞秽臭，尿黄，或身目发黄，舌红，苔黄腻，脉弦数或弦滑数。

治法：清热利湿。

方药：甘露消毒丹加减，药用白豆蔻、藿香、木通、石菖蒲、浙贝、射干、茵陈、栀子、大黄、滑石、黄芩、虎杖、连翘等。

4. 瘀血阻滞证

症状：胁肋刺痛，痛有定处，入夜更甚，胁下有痞块，赤缕红掌，面色晦暗，舌质紫暗，或有瘀斑，或舌下青筋怒张，脉弦涩。

治法：活血化瘀。

方药：膈下逐瘀汤加减，药用当归、桃仁、红花、川芎、赤芍、丹参、泽兰等。

5. 肝肾阴虚证

症状：胁肋隐痛，遇劳加重，腰膝酸软，两目干涩，口燥咽干，失眠多梦，或五心烦热，舌红或有裂纹，少苔或无苔，脉细数。

治法：补益肝肾。

方药：一贯煎加减，药用当归、北沙参、麦冬、生地黄、枸杞子、玄参、石斛、女贞子等。

6. 脾肾阳虚证

症状：面色不华或晦暗，肝区困痛，乏力消瘦，纳食不佳，腰膝酸困，畏寒肢冷，便溏或完谷不化，或五更泻，肢体浮肿，舌淡胖，有齿痕，脉沉细。

治法：温补脾肾。

方药：附子理中汤合金匮肾气丸加减，药用党参、白术、制附子、桂枝、干姜、菟丝子、肉苁蓉等。

第五节 慢性胃炎

一、概述

慢性胃炎是由多种原因引起的胃黏膜慢性炎性反应，是消化系统常见病之一。多数慢性胃炎患者可无明显临床症状,有症状者主要表现为非特异性消化不良,如上腹部不适、饱胀、疼痛、食欲不振、嗳气、反酸等,部分还可有健忘、焦虑、抑郁等精神心理症状。2014 年,由中华医学会消化内镜学分会牵头开展了一项横断面调查,纳入包括 10 个城市、30 个中心,共计 8 892 例有上消化道症状且经胃镜检查证实的慢性胃炎患者。结果显示,在各型慢性胃炎中,内镜诊断慢性非萎缩性胃炎最常见(49.4%),其次是慢性非萎缩性胃炎伴糜烂(42.3%),慢性萎缩性胃炎比例为 17.7%;病理诊断萎缩占 25.8%,肠化生占 23.6%,上皮内瘤变占 7.3%。说明我国目前慢性萎缩性胃炎的患病率较高,内镜和病理诊断的符合率有待进一步提高。西医治疗以缓解症状和改善胃黏膜炎症为主,如根除幽门螺杆菌、药物治疗(保护胃黏膜、促胃动力药物等),临床效果较好,但存在不良反应多、易复发等问题。中医古籍无慢性胃炎病名记载,但根据其临床症状,应归属于中医学脾胃病中"胃脘痛""痞满""嘈杂""泛酸"等病证的范畴,有关记载最早见于《黄帝内经》,对其病因、症状及治法等已有一定的认识,但多数篇章主要将"胃脘痛"和"痞满"视为胃病的主要症状,并没有视为独立的病证,只是笼统称其为"胃脘痛""胃脘当心而痛""痞""痞满""痞塞""痞隔",后世医家在此基础上多有所阐发。随着胃镜及病理诊断技术的不断发展,对上述病证的认识越来越深入。为提高中医病名的准确性和规范性,结合近年来中医界多数医家的意见,提出浅表性胃炎基本相当于"胃脘痛",萎缩性胃炎基本相当于"痞满"(亦有称为"胃痞"),但两者实际上密切相关,萎缩性胃炎多由淡表性胃炎长期迁延不愈转变而来,两者常同时并存。

二、张永杰对本病病因病机的认识

(一) 病因

慢性胃炎病因多为感受外邪、饮食伤胃、情志失调、脾胃虚弱,终致中焦气机不利,升降失司,不能受纳腐熟水谷,其病程长,病情复杂,迁延难愈。

1. 感受外邪 《黄帝内经》认为外感风、寒、湿、热诸邪均可导致脾胃损伤,阻碍脾胃气机,致气机升降失调,如《素问·举痛论》云"寒气客于肠胃间……故痛而呕",论述了寒邪是导致胃脘痛和呕吐的主要病因,寒邪客胃,阻碍脾胃气血运行,不通则痛。胃本为阳土,喜润勿燥,但若火热太过则反受其灾,清代叶天士在《临证指南医案》中言"胃为阳土,宜凉宜润""阳明阳土,得阴自安"。

脾者,性喜燥而恶湿,湿者,为阴邪,易困脾土,致脾阳不振,中阳内阻,湿从内生,相互制约,纳运失司,脾胃气机升降失衡,乃致腹满痞闷、腹痛呕吐,正如李东垣《兰室秘藏》所云"脾湿有余,腹满食不化"。《诸病源候论》分析外邪致胃痛多从"风冷"立论,云"风入腹,拘急切痛者,是体虚受风冷",风为百变之长,风邪所乘,邪正相干,亦是导致胃脘痛不可忽视的外因。胃与外界相通,为易受邪之地,外邪入胃,阻滞气机,使经脉气血不得正常循行,气机壅滞,胃络瘀阻,胃失通降,从而导致慢性胃炎的发生,如《医方辨难大成》所载"外邪屈抑其中气,使气无由宣发于肢体,外邪阻滞其中气,使气无由舒布于脏腑,且外邪遏闭其中气,使气无由交通于肌肤,是以腹见为痛"。

随着医学研究的深入,幽门螺杆菌感染成为慢性胃炎发病不容忽视的重要因素。此外,部分用于治疗关节疼痛等自身免疫疾病及预防心脑血管疾病的药物,如非甾体抗炎药等所导致的胃黏膜损伤亦是慢性胃炎发病的因素之一。

2. 饮食失调 饮食因素导致慢性胃炎主要有饮食不节、饥饱失宜、饮食偏嗜等。中医学对饮食因素致病认识悠久,如《灵枢·小针解》载"寒温不适,饮食不节,而病生于肠胃"。李东垣《脾胃论》曰"饮食不节则胃病"。明代龚廷贤《寿世保元》详细论述了饮食因素导致胃脘痛的病因病机:"胃脘痛者,多由纵恣口腹,喜好辛酸,恣饮热酒煎煿,复食寒凉生冷,朝伤暮损,日积月深,自郁成积,自积成痰,痰火煎熬,血亦妄行,痰血相杂,妨碍升降,故胃脘疼痛,吞酸嗳气,嘈杂恶心。"饮食无节制,暴饮暴食,皆能损伤脾胃。《素问·痹论》云"饮食自倍,肠胃乃伤"。宋代严用和《严氏济生方》曾指出"过餐五味,鱼腥乳酪,强食生冷果菜,停蓄胃脘,遂成宿滞,轻则吞酸呕恶,胸满噎噎,久则积聚,结为癥瘕,面黄羸瘦,此皆宿滞不消而生病焉"。明代王纶《明医杂著》亦认为"人惟饮食不节,起居不时,损伤脾胃。胃损则不能纳,脾损则不能化,脾胃俱损,纳化皆难,元气斯弱,百邪易侵,而饱闷、痞积、关格、吐逆、腹痛、泄痢等症作矣"。嗜食肥甘厚味,运化不及,宿食停滞胃脘,阻滞气机,胃失和降,亦可导致脘腹胀闷、嗳腐酸臭,如《杂病广要》所载"饮食过多,不能克化,伤乎胃脘,病根常在,略伤饮食,即闷闷作痛"。饮食无规律,饮食过少,饥而不食,饮饱失常,气血生化乏源,皆能损伤脾胃。明代龚廷贤《寿世保元》曾告诫"不欲极饥而食,食不可过饱,不欲极渴而饮,饮不可过多,食过多,则结积,饮过多,则成痰癖"。清代王孟英《潜斋医话》亦说"饥饱劳逸,皆能致疾"。过度摄入醋、蒜、辣椒、酒浆等刺激性食物,既可直接损伤胃络,又可间接使胃内发生病理变化,或化火、伤阴、耗血、动气,导致胃脘疼痛、胀满等症。过食生冷瓜果、过度饮用冰冻饮料皆可损伤脾胃阳气,寒性凝滞收引而致胃痛。明代张景岳《景岳全书》云"此脾胃之伤于寒凉生冷者,饮食嗜好之最易,最多者也。脾胃属土,惟火能生,故其本性则常恶寒喜暖……寒凉之物最宜慎用"。当今社会,生活条件优越,物质丰富,现代人饮食不规律,或应酬,或快餐,或节食,或偏食肥甘厚味,或偏食辛辣刺激之物,或过食寒凉,或偏嗜烟、酒、浓茶、咖啡,或晚餐过盛等不良的饮食习惯,均会加重脾胃负担,这些因素长期反复作用于人体,均是导致或加重慢性胃炎的重要原因。此外,食品添加剂、防腐剂等的摄入,亦应引起高度重视,应尽量避免。所以,张永杰认为脾胃受损,纳运失宜,脾失健运,胃失和降,气机升降失司,轻则胃痞胀满,重者气机阻滞,不通则痛。若病情反复迁延,日久脾虚胃损,胃络失养,或发为萎缩,或化生,或异型增生。

3. 情志内伤　脾主升清,胃主降浊,为脏腑气机升降的枢纽,人体的情绪波动对中焦气机升降有重要的影响,且情志会直接影响脏腑之精气输布。思伤脾,思则气结,忧者,气闭而不行,以致气机壅塞不通,气机升降失衡;怒逆伤肝,失于疏泄,气机郁滞,横犯脾土,影响气机升降功能。中医学对情志因素导致胃病很早就有深入的认识,如《素问·举痛论》云"百病生于气也,怒则气上……思则气结",《脾胃论》载"皆先由喜、怒、忧、悲、恐,为五贼所伤,而后胃气不行",明代方贤《奇效良方》曰"胃心痛者,腹胀满不下食,食则不消,皆藏气不平,喜怒忧郁所致,属内因"。从以上论述可以看出,情志因素和胃病有密切的关系,其中以郁怒忧思最为常见,情志失调,郁怒忧思既是一种潜在的致病因素,又可作为一种诱发因素而致病。《素问·六元正纪大论》载"木郁之发……故民病胃脘当心而痛",指出肝木偏盛,肝胃不和能导致胃脘疼痛。《沈氏尊生书》载"胃痛,邪干胃脘病也,惟肝气相乘为甚,以木性暴,且正克也",认为胃脘痛以肝气犯胃最重。叶天士亦指出"肝为起病之源,胃为传病之所……情志不遂,肝木之气,逆行犯胃,呕吐隔胀,开怀谈笑可解……悒郁动肝致病,久则延及脾胃"。可见剧烈持久的精神刺激,特别是忧思郁怒,皆可导致胃病。

随着当前社会生活节律的加快和竞争的激烈,人们所承受的精神和心理压力较以往明显增大,精神常处于紧张状态,长期忧思郁怒不解,情志过极,肝气不舒乃至郁结,肝失疏泄,不能疏土,皆可影响到胃的消化吸收,思虑劳倦过度亦会损伤脾胃,胃受纳运化功能失常。肝气郁结,郁久化火,耗气伤阴,导致气血俱病,使胃病加重或病程缠绵。因此情志因素导致慢性胃炎越来越受到重视。

4. 素体虚弱 先天脾胃虚弱或年老体衰是本病发病的重要原因,《普济方·虚劳心腹痞满》载"夫虚劳之人,气弱血虚,荣卫不足,复为寒邪所乘,食饮入胃,不能传化,停积于内,故中气痞塞,胃胀不通,使人心腹痞满也"。张景岳认为"虚寒之痞,或过于忧思,或过于劳倦,或饥饱失时,或病后脾气未醒,或脾胃素弱之人而妄用寒凉克伐之剂,以致重伤脾气者,皆能有之……又凡脾胃虚弱者多兼寒证,何也盖脾胃属土,土虚者多因无火,土寒则气化无权,故多痞满,此则寒生于中也",说明饥饱失常、劳倦过度,或久病不复,均可致脾胃受伤,脾胃虚弱,运化无权,升降失常,而发为胃脘痞满、胀痛等症。不合理使用中药、中成药等也可损伤脾胃,往往易被忽视,例如辛热药易劫灼胃阴,苦寒药多能败胃。明代王纶曾痛陈滥用辛热燥热药物之害:"近世论治脾胃者,不分阴阳气血,而率皆理胃所用之药,又皆辛温燥热助火消阴之剂,遂致胃火益旺,脾阴愈伤,清纯中和之气,变为燥热,胃脘干枯,大肠燥结,脾脏渐绝,而死期迫矣。"明代薛已认为滥用苦寒药物亦能损伤胃气,"尤不宜用苦寒之药,世以脾虚为胃虚,辄用黄柏、知母之类,反伤胃中生气,害人多矣"。

张永杰认为脾胃受损后,往往导致纳运失职,升降失常,气机郁滞,湿热内生,日久渐致脾胃亏损,中土羸弱,运化无权,胃不能受纳、腐熟水谷,脾不能运化、转输精微,生化乏源,气血俱虚,胃络瘀阻,胃体失养,渐致胃黏膜腺体萎缩。因此慢性胃炎大多以脾胃虚弱为发病基础。

(二) 病机演变

1. 脾失健运,胃失受纳 脾主运化水谷,胃主受纳腐熟水谷,脾主升清,胃主降浊,通过受纳、腐熟、运化、升降以化生气血津液而奉养周身,故脾胃为气血生化之源。临床实践表明,脾胃虚弱是慢性萎缩性胃炎发生、发展的内在因素,李东垣《脾胃论》中强调"百病皆由脾胃衰而生也",正不御邪,则病邪滞留难去,缠绵难愈,终至胃黏膜萎缩或消失,此为因虚致病。由于胃络受损则不能受纳,脾气虚损则不能运化,水谷之精无以化为气血,内不能养脏腑,外不能充肌肤,脾胃虚则脏腑皆虚,形体日损,常见胃脘痞满胀痛、嗳气纳呆、面色萎黄或苍白、神疲乏力、眩晕消瘦、便结或便溏等脾胃虚弱症状。故慢性胃炎的脏腑基本病机多为脾胃虚弱,纳运失常。

2. 脾失升清,胃失降浊 脾胃功能的发挥必依赖脾升胃降,气机的正常发挥,脾胃虚弱,脾胃气机升降失常,受纳、运化功能减弱,清浊之气升降无力,日久中焦脾胃气机痞塞不通、气机阻滞而生"痞满"之证,甚者水谷精微化生不足,不能充养(胃腑),则"胃虚而萎",并波及他脏。现代研究表明胃运动功能紊乱可表现为胃动过速、胃动过缓、胃节律紊乱、胃排空障碍和肠胃反流等。其中肠胃反流发生时,十二指肠内容物破坏胃黏膜屏障而导致胃炎。若破坏较重,极易发展为萎缩性胃炎癌前病变。慢性萎缩性胃炎及萎缩性胃炎癌前病变患者存在胃动力紊乱和排空延缓,许多研究在探索慢性萎缩性胃炎的发病原因中,都观察到萎缩性胃炎的发生与胃肠道运动功能的异常有很大关系,胃动力障碍是主要病理基础之一。这符合脾胃升降功能受损,气机升降失调,湿毒内生病机特点,且湿毒积滞中焦,阻碍气血津液运行输布,进一步影响脾胃升降,使"浊气在上,则生膜胀"。故慢性胃炎之证多为脾胃虚弱,气机升降失和所致。

3. 脾胃虚弱,燥湿失济　脾属至阴,为湿土,其性喜燥恶湿,其主湿功能主要表现在对水谷、水湿的运化方面。同气相求,湿易伤脾,所以"脾恶湿"。脾病的症状常与湿病相一致,多见纳呆运迟、大便溏泻、四肢头身困重乏力等重浊、黏滞之象,甚者可见肌肉萎软或肢体水肿等症状。临床中大部分慢性萎缩性胃炎患者可表现为不同程度的消瘦、乏力、倦怠,甚至贫血等症状,舌可见淡白、水滑之象,或伴大便溏泻等。临床观察萎缩性胃炎患者存在胃黏膜屏障功能障碍(胃黏膜水肿、微循环破坏、上皮间隙增宽、黏液分泌减少等)、黏膜免疫功能低下,部分患者细胞及血清免疫功能低下,细胞器超微结构改变(如线粒体肿胀,不仅表现在胃黏膜组织,也表现在小肠、肝胆等组织),与中医学脾虚湿浊内生密切相关,胃黏膜的胃镜特点如黏膜变薄、色泽苍白或灰白也是萎缩性胃炎脾虚湿阻,血行不畅,胃腑失养的微观表现。故慢性萎缩性胃炎黏膜腺体萎缩之变乃因脾胃虚弱,运化失司,从而使湿毒内生,血运不畅,胃络失养之"燥湿失济"所致的病理转归。

三、张永杰治疗经验

(一) 治法特点

1. 补益中焦,调和脾胃　张永杰认为脾胃虚弱是慢性胃炎的发病之本。发病初期,即慢性胃炎病情较轻的阶段。"初为气结在经",此阶段主要在气分,脾虚为主要致病因素,同时与肝密切相关,气机升降紊乱是主要表现形式。

临床症状为胃胀、嗳气、早饱、纳呆等气滞、气逆表现。治以健脾养胃，理气调肝为主。脾胃虚弱含脾气虚和胃阴虚两方面。若以脾气虚为主，多选用四君子汤、山药、黄芪等健脾益气；若以胃阴虚为主，多选用太子参、北沙参、生地黄、玉竹、麦冬、天花粉等甘凉养阴之品；若以肝郁为主，则选用当归、川楝子、白芍、郁金等药物解郁疏肝；若肝火犯胃明显，则选用丹皮、栀子、夏枯草、白蒺藜等平降肝火药，同时辅乌梅、木瓜等柔肝药物；若气阴两虚，将党参易为太子参。补益脾胃时，应选用枳壳、陈皮、苏梗、厚朴花、玫瑰花等理气药物，既可理气助运，使气机升降有序，又可防补益药过于滋腻，补而不滞。选择理气药时忌刚宜柔，从防伤阴。结合胃镜下的微观表现，若脾气亏虚，多胃黏膜色泽白相或苍白，胃蠕动减缓。胃阴不足，多为胃液减少，胃黏膜呈龟裂状。若潴留液为黄绿色，或胃黏膜可见胆汁涂布，幽门呈开放状，多合并胆汁返流。胃酸与胆盐结合对胃黏膜损伤较重，可辨而治之。胆汁返流时，若黏膜以红相为主，伴黏膜糜烂充血，提示为肝失疏泄，胆汁上逆，多有肝胆湿热，可酌加黄连、黄芩、茵陈、金钱草、栀子等祛肝胆湿热药物，辅以理气降逆；若黏膜以白相为主，胃体蠕动明显减慢，为脾胃气虚，胃气不降，胆汁不循常道上逆犯胃所致，选用党参、黄芪、白术等健脾益气之品及陈皮、法半夏、厚朴花、旋覆花、代赭石等理气降逆药。慢性胃炎的中、后期，仍应重视补益脾胃，"正气存内"，方可祛邪于外。脾胃纳运如常，气血方可化生无穷，促进胃黏膜及腺体的生长、再生，以延缓慢性胃炎的发展。故无论在慢性胃炎的早、中、晚期，张永杰均重视补益脾胃，以之为治疗之本。

2. 活血化瘀，通络祛邪　随着病情发展，"久则血伤入络"，气滞、火热、痰湿诸邪在胃络中与瘀血胶结一起，阻滞于脉络，氤氲难化，致胃络功能障碍而胃膜受损，病情加重。此时慢性胃炎发展至中期，病理多提示为轻中度萎缩，或（和）轻度肠化。张永杰认为本阶段因诸邪阻于胃络而致病，其中瘀血阻络为主要致病因素。治时应在扶正治本的基础上，结合胃黏膜像运用活血通络法治之，可选用丹参、川芎、当归、蒲黄、五灵脂、莪术等活血化瘀药，或穿山甲、三棱等破血逐瘀药，使瘀血去、新血生。在应用活血破血药时，应注意标本兼顾，防止正气受损，并强调忌攻伐过度、峻烈伤正，应中病即止。莪术虽为破血药，但药性平和，功效甚速，可通络消积、健脾助运，现代研究发现莪术具有增强机体免疫功能及抗肿瘤之效，为张永杰所擅用。瘀血阻络证，胃镜下易见到黏膜出血、糜烂，应辨而治之。若胃黏膜充血红肿明显，可见鲜红新鲜出血灶，多为胃热炽盛,迫血妄行,选用黄连、生地黄、丹皮、仙鹤草、白茅根等凉血止血药物;若胃黏膜色泽苍白,蠕动减慢,可见血痂或暗红色陈旧出血灶,多为脾胃气虚,气不摄血,止血之时应加用黄芪、党参等益气药;若胃黏膜凹凸不平,呈灰白色或暗红色,多为胃络瘀滞所致离经之血,应因通用、止血化瘀,选用蒲黄、五灵脂、三七粉等。现代研究表明,血液高凝状态是胃黏膜细胞萎缩变性的主要因素之一,适当选用活血破血药通络化瘀,利于清除阻于胃络之诸邪,改善胃膜濡养,延缓胃膜久而发萎、积而成形的变化过程,从而发挥"逆流挽舟、已病防变"的关键作用。

3. 解毒散结,既病防变 随着病程迁延,诸邪阻滞胃络日久,痰湿、痰浊、寒热诸邪交织蕴结,变化为"毒"。毒损胃络致病情加重,并易化积成形,表现为因虚致瘀,蕴久化毒的演变特点。毒邪的化生,是导致慢性胃炎病情发展、变生他病的重要因素,并可能最终触发癌毒,导致胃癌。"邪盛谓之毒",毒邪致病往往具有损伤胃体、败坏形质、肉腐血败、易积成形的特点,使胃黏膜肠化增生,多伴有结节状、颗粒状隆起。张永杰根据毒邪致病的特点,总结概括"毒损胃络"证的特征如下:① 慢性胃炎病程已久,往往数年甚至数十年,疾病"由气及血入络"发生变化。② 表现为神疲乏力、形瘦体弱,甚则畏寒肢冷等脾胃虚衰的症状。③ 病理报告为重度萎缩、中重度肠化,或(和)异型增生。④ 内镜下可见胃黏膜广泛粗糙不平,颗粒状或结节状隆起。⑤ 舌质暗红,舌体可见瘀点或瘀斑,舌下可见静脉迂曲,脉象多沉、缓、涩。⑥ 或伴耐药幽门螺杆菌感染。上述特征之中,胃镜、病理检查具有一定特异性,尤为重要。

慢性胃炎至此阶段,多已演变为胃黏膜癌前病变,若不积极诊治,存在癌变的可能。张永杰认为顽病需猛药,仅凭化瘀活血已难奏效。在健脾和胃的基础上,应选用软坚散结、清热解毒、破血散结等药物,方能祛除痼疾,解难解之"毒邪",从而延缓增生肠化、防治癌变。用浙贝母、猫爪草、夏枯草、山慈菇、牡蛎等药软坚散结,以使结节消散;白花蛇舌草、败酱草、半枝莲、藤梨根等药清热解毒,谨防癌变;水蛭、蜈蚣、穿山甲、全虫等虫类破血祛瘀散结药通络化瘀,虫类药散结通络之功最显,如叶天士所言"每取虫蚁迅速飞走诸灵,俾飞者升,走者降,血无凝著,气可宣通""藉虫蚁血中搜逐,以攻通邪结"。

(二) 分型论治

1. 肝胃气滞证

症状:胃脘胀满或胀痛,胁肋部胀满不适或疼痛,症状因情绪因素诱发或加重,嗳气频作,舌淡红,苔薄白,脉弦。

治法:疏肝理气和胃。

方药:柴胡疏肝散加减,药用柴胡、陈皮、枳壳、芍药、香附、川芎、甘草等。

2. 肝胃郁热证

症状:胃脘灼痛,两胁胀闷或疼痛,心烦易怒,反酸,口干,口苦,大便干燥,舌质红,苔黄,脉弦或弦数。

治法:清肝和胃。

方药:化肝煎合左金丸加减,药用青皮、陈皮、白芍、牡丹皮、栀子、泽泻、浙贝母、黄连、吴茱萸等。

3. 脾胃湿热

症状:脘腹痞满或疼痛,身体困重,大便黏滞或溏滞,食少纳呆,口苦,口臭,精神困倦,舌质红,苔黄腻,脉滑或数。

治法:清热化湿。

方药:黄连温胆汤加减,药用半夏、陈皮、茯苓、枳实、竹茹、黄连、大枣、甘草等。

4. 脾胃气虚证

症状:胃脘胀满或胃痛隐隐,餐后加重,疲倦乏力,纳呆,四肢不温,大便溏薄,舌淡或有齿印,苔薄白,脉虚弱。

治法:益气健脾。

方药:香砂六君子汤加减,药用木香、砂仁、陈皮、半夏、党参、白术、茯苓、甘草等。

5. 脾胃虚寒证

症状:胃痛隐隐,绵绵不休,喜温喜按,劳累或受凉后发作或加重,泛吐清水,精神疲倦,四肢倦怠,腹泻或伴不消化食物,舌淡胖,边有齿痕,苔白滑,脉沉弱。

治法:温中健脾。

方药:黄芪建中汤合理中汤加减,药用黄芪、芍药、桂枝、生姜、大枣、饴糖、党参、白术、干姜、甘草等。

6. 胃阴不足证

症状:胃脘灼热疼痛,胃中嘈杂,似饥而不欲食,口干舌燥,大便干结,舌红少津或有裂纹,苔少或无,脉细或数。

治法：养阴益胃。

方药：一贯煎加减，药用北沙参、麦冬、地黄、当归、枸杞子、川楝子等。

7. 胃络瘀阻证

症状：胃脘痞满或痛有定处，胃痛日久不愈，痛如针刺，舌质暗红或有瘀点瘀斑，脉弦涩。

治法：活血化瘀。

方药：失笑散合丹参饮加减，药用五灵脂、蒲黄、丹参、檀香、砂仁等。

第六节　肠易激综合征

一、概述

肠易激综合征是一种功能性肠病，表现为反复发作的腹痛，与排便相关或伴随排便习惯改变。典型的排便习惯异常可表现为便秘、腹泻，或便秘与腹泻交替，同时可有腹胀或腹部膨胀的症状，可以合并上消化道症状如烧心、早饱、恶心、呕吐等，也可有其他系统症状如疲乏、背痛、心悸、呼吸不畅、尿频、尿急、性功能障碍等。部分患者伴有明显的焦虑、抑郁倾向。常无特异性临床体征。肠易激综合征患病率逐年增高，截至 2012 年，我国有近 1 亿 5 000 万人口患有本病。本病好发于中青年，经过 6 个月至 6 年的治疗及随访发现，有 2％～18％的肠易激综合征患者病情加重，30％～50％的患者病情未见缓解，仅 12％～38％的患者病情缓解。肠易激综合征的治疗以改善症状、提高患者的生活质量、消除顾虑为主。医生应与患者保持良好的沟通以及对症状的解释，通过生活方式和社会行为的调整，如减少烟酒摄入、注意休息、充足睡眠等行为改善等；以及根据症状选择合适的药物，常用药物主要有解痉剂、止泻剂（腹泻型）、胃肠动力剂、通便剂、肠道微生态制剂等，对伴有明显焦虑或抑郁状态的患者，可选用抗焦虑、抑郁药物。西医学的治疗多从改善症状入手，并日益重视心理和行为疗法，但至今尚无一种药物或单一疗法对肠易激综合征完全有效。中医学擅长把疾病治疗重点放在生命活动的功能调节上，追求"阴平阳秘，精神乃治"的内环境协调，重视个体与整体的有机结合。目前，虽并无与肠易激综合征相对应的中医病名，但根据其症状表现，可归类为中医的"腹痛""泄泻"

"便秘"。与"泄泻"相关的最早的中医记载有"溏泄""濡泄""飧泄""洞泄""注泄"等病名,最早出现于《黄帝内经》中。

二、张永杰对本病病因病机的认识

(一) 病因

张永杰认为本病的病因较多,既有外感六淫之邪,又有脏腑虚弱、情志失调、饮食内伤。通过临床发现肠易激综合征的发病很少是由单一病因导致的,大多是多种因素相互干扰致病,为临床诊疗工作带来了一定的困扰。但正如《素问·阴阳应象大论》中提到的"治病必求于本",在诸多复杂的症状表现及病因中,医者应探求疾病的本质。

1. 感受外邪　外感六淫为主要发病诱因之一。六淫外邪或从皮毛由表入里,或从口鼻直中于里,造成脾胃功能失调,皆可致肠易激综合征的发生。《素问·咳论》云"感于寒则受病,微则为咳,甚者为泄为痛",《素问·气交变大论》云"岁上太过,雨湿流行,病腹满溏泄肠鸣",《灵枢·论疾诊尺》云"春伤于风,夏生后泄肠澼"。《脾胃论》曰:"肠胃为市,无物不受,无物不入,若风、寒、暑、湿、燥气偏胜亦能损害脾胃,观证用药者,宜详审焉。"外感寒湿暑热之邪,由表入里,侵及脾胃,致脾胃升降失司,脾胃运化失常,清浊不分,水谷混杂而下,发为泄泻。脾居中焦,中焦气机不畅,不通则痛,故发为腹痛。《杂病源流犀烛》:"湿盛则飧泄,乃独于湿耳。不知风寒热虚,虽皆能为病,苟脾强无湿,四者均不得而干之,何自成泄? 是泄虽有风、寒、热、虚之不同,未有不源于湿者也。"虽寒邪、暑热之邪可独侵肌表,但引起泄泻又必与湿邪密切相关。脾喜燥恶湿,外来湿邪易困脾阳,外感六淫中,湿邪导致泄泻最为多见。古有"湿多成五泄""无湿不成泄"之说。同时外邪侵犯导致脾虚又会产生内湿而致泄泻。如寒邪入中伤及中阳,则会使脾胃运化失常,寒凝气滞,经脉运行受阻不通则痛。当外感温热病邪,邪犯于肺,移热大肠,或内传阳明耗伤津液,或感受寒邪,阴寒凝滞,肠道失于传导,均可致便秘的发生。

2. 情志内伤　烦恼郁怒易伤肝脏,肝气郁结不舒,克伐脾土,导致脾失健运,在临床上可见排便异常等现象。《景岳全书·泄泻》文中亦有"凡遇怒气便做泄泻者,必先以怒时挟食,致伤脾胃,故但有所犯,即随触而发,此肝脾二脏之病也。盖以肝木克土,脾气受伤而然。使脾气本强,即有肝邪,未必能入,今即易伤,则脾气非强,可知矣"。《医学求是》中有"腹中之痛,称为肝气……木郁不达,风木冲击而贼脾土,则痛于脐下"之言,说明了郁怒可以导致肝气不舒,最终导致腹痛。忧思过度可使脾胃之气郁结,导致气机升降出入运动受到阻碍,脾胃的功能紊乱,运化失常,可致腹痛、腹胀、肠鸣,甚至影响大便的性状。赵镰在《医门补要》中说"善怒多思之体,情志每不畅遂,怒则气结于肝,思则气并于脾,一染杂症,则气之升降失度,必加于呕恶,胸痞,胁胀,烦冤"。

张永杰认为,长期的精神刺激或突发、剧烈的精神创伤,超过了人体本身生理活动所能调节的范围时,则会引起脏腑气血功能的紊乱,从而导致疾病的发生。例如大怒伤肝,肝失疏泄,乘脾犯胃,脾胃受制则发为泄泻;又如情志怫郁,肝气郁滞,日久横逆犯脾,脾胃气机失畅则引起腹痛;情志抑郁,肝郁乘脾,脾气郁结,升降失调,则可致肠腑气滞而发生便秘。总而言之,情志因素会影响气机,引起肠易激综合征的发生。

3. 饮食失常　饮食失节或饮食不洁,使脾胃受害而出现胃肠证候,如腹痛、呕吐、泄泻、痢疾、便秘等。如过食生冷,损伤脾阳,脾失运化而寒湿停滞,阻滞气机则发为腹痛;脾胃气机升降失调,则导致大肠传导失常而发为泄泻;又如饮食过量,肠道积滞,蕴而化热,则腑气失于通降而成便秘;若恣食生冷之品而致阴寒内盛,凝滞肠胃,损伤脾阳,亦会使大肠传导失常而致便秘。良好的饮食习惯及规律的生活起居是拥有和维持健康体魄的基础。起居生活没有节度、饥饱无常,加上工作、学习的压力刺激长年损害,影响脾胃正常的功能运行;过度挑食,或嗜食辛辣酒食、膏粱厚味、咖啡饮料,或食减肥药等刺激品,损伤脾胃之气,导致湿热内生,聚于肠内,耗气伤津,这些均是导致肠易激综合征发生的因素。

4. 素体虚弱　先天禀赋不足,素体脾胃虚弱,或劳倦内伤,损伤脾胃,不能运化受纳饮食物,而生泄泻。《脾胃论》曰:"形体劳役则脾病,脾病则怠惰嗜卧,四肢不收,大便泄泻。"从临床特点来看,肠易激综合征病程长,患者大多面色少华、形瘦纳呆、神疲乏力,一派脾胃虚弱之象,该病反复发作,脾胃虚弱又与疾病互为因果。《素问·厥论》中说:"少阴厥逆,虚满呕变,下泻清。"汪昂《医方集解》论:"久泻皆由命门火衰,不能专责脾胃。"久病之后损伤肾阳,或年老体衰,肾气不足,或房劳无度,命门火衰,脾失温煦,运化失常,水谷不化,积谷为滞,湿滞内生,而致泄泻。《景岳全书·泄泻》指出:"肾为胃关,开窍于二阴,所以二便之开闭,皆肾脏之所主,今肾中阳气不足,则命门火衰,而阴寒独盛,故于子丑五更之后,阳气未复,阴气盛极之时,即令人洞泄不止也。"明代王纶《明医杂著》云："元气虚弱,饮食难化,食多则腹内不和,疼痛、泄泻。"故久病命门火衰,脾失温煦,寒自内生,不能温化水谷,脾气下陷则虚满、下泻清谷。《景岳全书·秘结》云："凡下焦阳虚,则阳气不行,阳气不行,则不能传送,而阴凝于下,此阳虚而阴结也。"提示阳虚可致腹泻及便秘症状,与肠易激综合征有关。

素体虚弱,或长期饮食不节,或情志失调,或久泻伤正,以致脾胃亏虚,升运无权,则发泄泻;素体阳虚或腹痛日久伤及脾阳,中阳衰惫,运化失职,则气血不足,导致脏腑、经络失其温养而致腹痛;素体阳盛,易于化热,则导致肠胃积热少津而成便秘;素体阴虚或阴血不足,则易因肠道失润而发生便秘。

(二) 病机演变

1. 脾失升清,胃失降浊,五脏相关 脾喜燥恶湿,胃喜润物燥,脾被湿困则脾气不得升,胃中燥扰则胃气不得降,机体气机紊乱,小肠无以分清泌浊,大肠不能传化糟粕,则可见腹胀、腹痛、泄泻、便秘等症状,同时与肝、心、肺、肾密不可分。肝主疏通,畅达全身气血津液,促使周身之气通而不滞、散而不郁,维持机体正常活动,协调脾胃的升降功能。若肝泄失常,气郁而脾不运,土壅木郁,气机运行不畅,经络不通,则可见抑郁、纳呆、腹胀腹痛、大便不调等症状;若肝郁不散日久而化火,灼伤大、小肠津液,则肠道失去濡养,可见大便秘结等症;若因脾气虚弱,肝气来乘,致土虚木贼之证,升降失常,可见胁肋胀满、纳呆便溏等症;若肝气虚弱,致土木失养之证,升降失常,则可见纳呆、便溏等症。心血供养脾胃以维持其生理功能,脾升水谷精微,上输于心、肺,继而化赤为血,可保证心血充盈,心、脾两者相互协同。劳神思虑过度,则耗心之血而损脾之气,心、脾皆虚,若脾虚失于健运而化源不足,也能反使心神失养,心、脾两脏相互影响,气机升降失常,则可表现为失眠、纳呆、乏力、大便不调等症。心与小肠相表里,心阳的温煦与小肠化物泌别清浊、吸收水谷精微和津液相互为用,两者在病理上亦相互影响,若小肠虚寒,化物失职,不能泌别清浊,则可见腹胀腹痛、肠鸣泄泻等症状;若心火下移小肠,小肠有实热,则可出现尿少、便秘等症状。肺主气血津液的制节,脾生化精气津液有赖于肺气的宣降而输布全身,肺维持其生理活动又有赖于脾胃生成的精气津液,肺能通调水道,助脾运湿,脾可生成、输布水液,散发精气上归于肺,两者协同。若忧悲过度、意志消沉、情绪低落则容易造成肺气的不足,子病犯母即肺病累及脾,两脏皆虚,气机升降失常,则可见腹胀、便溏、肢倦、少气等症状。肺与大肠相表里,大肠主津且主传化,若肺气壅滞,上不得通,中焦郁阻,津气不得下行,则可引起腹胀腹痛、大便不调;若大肠实热,燔灼津液,或传导过慢而水液吸收过多,则大肠津亏,大便秘结不通。肾藏精,主水、主纳气,肾为生命本源能藏先天之精,乃先天之本,脾运化水谷可生成气血,为后天之本,两者相互滋生,脾气运化水液有赖于肾气蒸化,肾主水液代谢又有赖于脾之制约,两者相互协同。若惊恐过度,则常伤肾气,而肾气、肾阴、肾阳不足,常造成脾气、脾阴、脾阳的不足,脾肾气虚,气机升降失常,则可表现腹胀、便溏、虚喘、乏力等;脾肾阳虚,中下焦虚寒,小肠不能分清泌浊,则可出现畏寒腹痛、五更泄泻等;脾肾阴虚,可有阴虚火旺,肾阴不能上济于心,心火可下移小肠,常表现为五心烦热、饥不欲食、大便不调等症状。

2. 气滞、湿浊、污浊阻滞中焦,情志失调参杂 气滞、湿浊、污浊三者,既是造成脏腑气血阴阳受损的致病因素,亦是多种原因造成脏腑气血阴阳受损后的病理产物。三者阻滞中焦,中焦不通,气机升降失常,复加情志问题从中干扰,可致小肠不能泌别清浊,大肠传导失常,清不升,浊不降,可表现为腹痛、腹胀、便秘、泄泻等症状。情志致病有太过与不及之分,为外界刺激超过可承受度而引起疾病。心为君主之官,藏神,乃五脏六腑之大主,调畅情志及心理活动,情志虽分属五脏,但由心所主,若情志失调,首伤心神,而后再及他脏。情志过极之人,其脏腑气机多受影响,脏腑精气及阴阳气血受损,百病乃生。现代研究表明,肠易激综合征患者多有心理异常倾向,焦虑、抑郁、社交恐惧等精神障碍,或心理暗示、压力过大等心理问题,皆可导致患者出现肠易激综合征的相关表现。气滞、湿浊、污浊、情志失常既可单一为病,亦可相互影响,共同为病,如湿浊壅于中焦可以导致气滞,而气滞亦可酿生湿浊,污浊可由气滞、湿浊而来,污浊内生亦可造成气滞、湿浊,情志失常也可引起气滞、湿浊等,四者共同作用,成为肠易激综合征发生的重要环节。

3. 虚实相间,寒热错杂,缠绵难愈 肠易激综合征病因繁多、病机复杂,初发疾病多为实证,此时人体正气充实,脏腑津液气血充足,纵使外邪侵袭,亦可克邪于外,或正邪相争而正气胜,疾病不药而愈,但若疾病反复发作,则常造成脏腑虚弱,导致气血生化不足,机体不能抗邪于外,故而病情常迁延不愈。张永杰认为,今人过食油腻滋补之品,加之饮酒过度,湿热成为脾胃病的主要病因,湿邪重浊黏滞而趋下,热邪炎上可灼伤津液,随着病情进展,脾胃湿热复又外感或内生寒邪,可致阳气受损,脾阳不足而致寒气内生,或湿热内伤脾胃之阴,则病证愈加复杂,常表现为寒热错杂、虚实夹杂之证。

三、张永杰治疗经验

(一) 治法特点

1. 调和脾胃,升清降浊　本病调和脾胃治疗,张永杰多选药性平和之品,少用味厚性烈、性偏之物,恐其攻伐脾胃之气,健脾喜用太子参、炒白术、仙鹤草、炒山药、炒薏苡仁等。白术、太子参、山药为补气药中的清补之品,《黄帝内经》云"清气在下,则生飧泄",张永杰在补脾同时指出脾虚气馁,清气下陷,用太子参、白术等守补中土之品,甘温益气,可致中土气滞,宜用升补之法,使补中有升,脾气复来,浊阴自降。张永杰治疗本病,薏苡仁乃必用之品。仙鹤草又名"脱力草""泄痢草",功在健脾补虚,清热止血,用之取其健脾清热之功,并用黄连以健脾开胃。对夹湿者,张永杰常在疏肝健脾同时加重芳香化湿醒脾之品,如藿香、佩兰、厚朴、豆蔻等。临证之时,常用葛根,其气轻升扬,善入阳明之分,既能生津通脉,又能升清止泻,鼓舞胃气,清阳之气得行阳道,则飧泻自除。在健脾药中佐以风药,如防风、柴胡之类,不但能疏肝散郁结,所谓"木郁达之",且取"风能胜湿"之意,鼓荡脾胃气机升浮,展气流湿之谓也。风药多气轻微香而偏燥,能鼓舞振奋脾阳,祛风胜湿,脾之清气得升,浊气得降,三焦通利,水湿不易停留。但风药不可多用,量大则反而疏泄太过而泄泻更甚。

2. 扶土抑木,形神同调　情绪的变化是导致肠道功能紊乱的内在因素。本病常因焦虑、愤怒、抑郁、精神紧张和恐惧等情志变化而激发。患者过度紧张抑郁,使肝失疏泄而木郁不达,风木冲击而贼脾土,发为腹痛、腹胀、嗳气、大便不爽等。腹痛为主者,加用吴茱萸、延胡索、郁金、乌药、苏梗等;腹胀者,多用厚朴、木香、香附、枳实、枳壳;有后重者,用郁金、槟榔、大腹皮、莱菔子、枳实。抑肝有柔缓与疏泄二法,腹痛较甚者,用白芍柔和肝体,缓肝之急,斯为柔肝,即取《黄帝内经》"肝苦急,急食酸以缓之"之意。胁腹胀明显者,用柴胡疏达肝气,解肝之郁,斯为疏肝。张永杰临床常用柴胡配白芍,疏柔并用一可辛散解郁,一可酸柔敛肝,体现了中药的双向调节作用。调肝固然重要,但尚须兼顾理脾,因脾虚是致病之本,且肝旺凌弱,肝木乘脾,肝脾不和者,多有脾气虚弱。治疗应在疏肝的同时健脾益气,补气应以健脾助运为先,脾胃属土而喜甘,故欲补脾胃,则多以甘药调之,常用四君子汤甘补温运,强健脾胃,补而不滞,崇土以助中运。

张永杰临证时强调,健脾宜甘淡,不能过分应用燥辛之品,燥之则伤肝阴,肝逆更甚。用疏肝理气法应注意的是,肝体阴而用阳,宜疏泄条达,不可太过,以防伤及肝阴。敛肝柔润药物也不可使用太多,以防影响肝气升发。抑肝宜用酸味,用量宜随脾气渐复而递减,才能做到柔肝不碍脾。

3. 温清通涩,灵活运用　肠易激综合征基本病机为肝脾不调,易生痰、湿、寒、热,寒热痰湿互结,虚实夹杂,故治疗本病,在调和肝脾的基础上寒温并用,在辛开苦降的基础上适投疏导之品以调理气机,荡涤肠间积滞。用方常仿仲景泻心汤之意用黄连、黄柏配干炮姜相须相佐,黄连泻中焦之火,黄柏清下焦湿热,配伍辛温之干炮姜以调寒热,理气机,开结散邪,或以高良姜、肉桂、小茴香之类配伍凤尾草、马齿苋、黄柏等。因考虑脾虚为致病之本,故苦寒之品不可过用、久用,以免苦寒败胃、损伤脾阳。诚如《医学入门》中告诫"补虚不可纯用甘温,太甘则生湿,清热亦勿太苦,苦则伤脾"。此外,本病之便秘、泄泻与一般的便秘、泄泻迥异,治疗不能急功近利。相当部分的患者以便秘与腹泻交替为主要症状。

对便秘者,不能急于攻下通便,如治便秘滥用泻剂,势必会加重下一阶段的泄泻。因此宜通涩并用,常以肉豆蔻、诃子、乌梅等配伍大黄、枳实、槟榔等,但苦寒药用量较小,且不宜久用,恐其克伐胃气。如此通涩并用使守不致敛邪,攻不致伤正,能攻善守,方可药到病除。治泄泻滥用固涩剂,势必加重下一阶段的便秘。对腹泻者虽可使用涩肠止泻法,但需根据腹泻次数、程度不同灵活用药,并注意寒热温凉的药性差别。久泻,大便溏薄,次数较多,腹冷胀满者,可加少量温涩药,如诃子、补骨脂、肉豆蔻、赤石脂、焦山楂等,与升阳理气之品合用,使其涩而不滞,无闭门留寇之弊;但对因湿热、食滞所致,应慎用收涩药物,以防病邪留滞不去,变生腹胀、腹痛诸症。急于固涩收敛,虽可求效于一时,但有弊而无利。

4. 消补并施,畅达气机　肠易激综合征表现为便秘与腹泻不规则间歇交替出现,伴有胸胁痞闷、饱满、恶心、大便不畅等。此为脾虚失运,湿邪内聚,影响中焦气机升降,气滞湿阻所致。脾虚湿胜则泻,中虚气滞则结,在治疗上宜消补兼施,理气健脾,化湿消滞。气滞湿阻往往可见胸胁痞闷、肠鸣矢气、大便稀烂不畅或便秘,或两者交替出现,故治疗时宜在益气助运药中佐以疏通之品,以调畅气机。张永杰临床上常用枳实、木香、陈皮等,疏导通利,斡旋中州气机,或枳实配葛根导滞升阳,调理升降。若夹有积滞者,可以枳实配伍槟榔、全瓜蒌等药消积导滞,又能开结散郁。

(二) 分型证治

肠易激综合征中医辨证分型一直没有统一的标准,这为临床诊断和治疗带来了很大困难,因此长期以来有关肠易激综合征中医辨证分型一直是中医界讨论的热点,张永杰根据自己的临床实践列举一些常见的辨证分型如下。

1. 肝气乘脾证

症状:腹痛即泻,泻后痛缓,发作与情绪波动有关,肠鸣矢气,胸胁胀满窜痛,腹胀不适,舌淡红或淡暗,苔薄白,脉弦细。

治法:抑肝扶脾。

方药:痛泻要方加减,药用白术、白芍、防风、陈皮等。

2. 脾胃虚弱证

症状:餐后大便溏泻,畏生冷饮食,腹胀肠鸣,易汗出,食少纳差,乏力懒言,舌质淡,或有齿痕,苔白,脉细弱。

治法:健脾益气。

方药:参苓白术散加减,药用党参、白术、茯苓、莲子肉、薏苡仁、砂仁、桔梗、白扁豆、山药、炙甘草等。

3. 脾肾阳虚证

症状:黎明即泻,腹部冷痛,得温痛减,腰膝酸软,大便或有不消化食物,形寒肢冷,舌质淡胖,边有齿痕,苔白滑,脉沉细。

治法:温补脾肾。

方药:附子理中汤合四神丸加减,药用附子、党参、白术、干姜、五味子、补骨脂、肉豆蔻、吴茱萸、炙甘草等。

4. 大肠湿热证

症状:腹痛即泻,泄下急迫或不爽,脘腹不舒,渴不欲饮,口干口黏,肛门灼热,舌红,苔黄腻,脉滑数。

治法:清热利湿。

方药:葛根芩连汤加减,药用葛根、黄芩、黄连、炙甘草等。

5. 肝郁气滞证

症状:腹痛,大便干结难解,每于情志不畅时便秘加重,胸胁不舒,腹痛腹胀,嗳气频作,心情不畅时明显,舌质淡或暗淡,苔薄白,脉弦。

治法:疏肝理气。

方药：六磨汤加减，药用沉香、木香、槟榔、乌药、枳实、生大黄等。

6. 大肠燥热证

症状：腹痛，大便秘结，干硬，腹部胀痛，按之明显，口干口臭，舌质红，苔黄少津，脉细数。

治法：泻热润肠通便。

方药：麻子仁丸加减，药用麻子仁、白芍、枳实、大黄、厚朴、杏仁、白蜜等。

7. 寒热夹杂证

症状：腹痛，腹泻、便秘交作，腹胀肠鸣，口苦，肛门下坠，排便不爽，舌暗红，苔白腻，脉弦细或弦滑。

治法：平调寒热。

方药：乌梅丸加减，药用乌梅、细辛、干姜、黄连、当归、附子、蜀椒、桂枝、党参、黄柏等。

第四章　肾病及风湿免疫系统疾病

第一节　肾病综合征

一、概述

肾病综合征是临床常见的一组肾脏疾病综合征,是以大量蛋白尿、低蛋白血症、水肿、高脂血症为基本特征的临床综合征,其中大量蛋白尿和低蛋白血症是诊断必备条件。根据病因学,可分为原发性(特发性)和继发性肾病综合征;根据其对糖皮质激素治疗的反应,又可分为激素敏感型、激素依赖型、激素无效型。目前西医治疗方案是适当补充优质蛋白,利尿消肿,抗凝降脂,运用ACEI 或 ARB 类、糖皮质激素、细胞毒类药物及其他免疫抑制剂治疗等,但疗效并不确切,且容易反复发作,产生激素依赖或激素抵抗,成为难治性肾病综合征。有关本病的记载始见于《黄帝内经》,称之为"水",《灵枢·水胀》载"水始起也,目窠上微肿……足胫肿,腹乃大,其水已成矣"。根据临床表现,本病可隶属于中医学"水肿""尿浊""腰痛""虚劳""癃闭"之范畴。

二、张永杰对本病病因病机的认识

张永杰以临床特征性症状为切入点,对本病中医病因病机概述如下。

(一) 大量蛋白尿

大量蛋白尿是本病最根本的病理、生理改变,类似中医之"精微"概念,追溯古籍中有"精""津""液""膏"等记载,由脾运化之水谷精微与肾藏之精气化生。《素问·上古天真论》云:"肾者主水,受五脏六腑之精而藏之。"《景岳全书》谓:"精以至阴之液,本于十二脏之生化,不过藏之于肾……血者水谷之精也,源源而来。而实生化于脾,总统于心,藏受于肝,宣布于肺,施泄于肾。"蛋白经尿液漏出主要责之脾、肾两脏,但与他脏亦相关。

1. **肾失封藏** 蛋白从尿中流失,中医病机可责之于肾失封藏。肾主封藏,为先天之本,藏真阴而寓元阳,若肾气虚开阖失司,水湿停聚,不能化气行水,固摄无权,精微随溲出,即"精气下泄",形成蛋白尿,继而肾水无制而泛滥。

2. **脾气亏虚** 脾为后天之本,气血生化之源,脾主运化、统摄而升清。若脾气虚弱,则运化升清乏能,致转输无权,精微不布,温化失职,则脾虚谷气下流,清气不升反下注,即"中气不足,溲便为之变",下注膀胱而为蛋白尿。

3. **肺卫不固** 肺为水之上源,主通调水道。脾为肺之母,脾虚日久,母病及子,致肺气亏虚,水湿停聚于中,脾阳更受困顿;肾为肺之子,肾虚子盗母气,肺气不展,失其通调水道之职,使肾气更虚。肾病肇端总因肺郁,一旦外感风邪,肺气闭郁,宣肃失司,上焦壅遏,则水道不利,脏气违度而精微下漏。难治性肾病综合征,在急性发作的过程中,大多可见此表现。另患者因激素、免疫抑制剂等的运用,免疫力低下,"肺卫不固,治节失司",临床见患者常有外感,致蛋白尿反跳或迁延,精微漏失愈多。

(二)低蛋白血症

低蛋白血症是肾病综合征病理、生理改变中的关键环节。其多因太阴脾虚导致精微物质生化乏源,同时运化无权,难以摄取精微,加之肾虚精微外漏而发生。若脾土劣弱,温化失职,阳道乖戾,则肾精反受其克;精伤而开阖失司,肾水无制而泛滥,脾土精华乘机流失,此亦为产生蛋白尿而致低蛋白血症的机制之一。

临床上观察到本病患者病久不愈则损及脾肾,于大量蛋白尿后期出现低蛋白血症,常伴乏力、神疲、身倦、脉弱诸脾气虚证,应从虚损论治。"虚损"病名见于《肘后备急方》《景岳全书》,主要指脏腑亏损,气血阴阳不足的虚证。精、血、津、液皆由气而化生,且相互化生、转化。元气源于先天,根于肾,赖肾中精气所化生;其主持诸气,为气化之根本。基于《难经·八难》"气者,人之根本也"及《素问·通评虚实论》"精气夺则虚",故"元气亏虚"为本病发病及虚损之根本内因。

(三)水肿

1. **肺、脾、肾三脏功能失司** 肺、脾、肾失其通调宣肃、运行转输、气化泌别清浊之功,致水精输布固摄失调、精微外泄、水湿停聚,是形成水肿最主要的病因病机。《素问·阴阳别论》云"三阴结谓之水",责之于肺、脾、肾三脏。《证治汇补》云:"肺主皮毛,风邪入肺,不得宣通,肺胀叶举,不能通调水道,下输膀胱,亦能作肿。"《素问·至真要大论》曰:"诸湿肿满,皆属于脾。"《素问·水热穴论》云:"肾,胃之关也,关门不利,故聚水而从其类也。"《景岳全书·肿胀》云:"凡水肿等证,乃肺、脾、肾三脏相干之病。盖水为至阴,故其本在肾;水化于气,故其标在肺;水惟畏土,故其制在脾。"

2. 三焦枢机不利　肾与三焦生理上相联,病理上相互影响,三焦枢机功能对肾之气化、肺之宣肃,乃致一身气、火、水的升降出入均具重要意义。《灵枢·本输》谓:"三焦者……水道出焉",言明三焦是水液运行通路,肺、脾、肾功能协调要以三焦通调才能实现。三焦气机壅塞,或上焦雾结,或中焦沤滞,或下焦渎闭,水津输布异常必发水肿。若少阳三焦枢机不利,则气、火、水为之郁,气化受阻,脏腑升降失司,肺、脾、肾功能失调,三焦水道输布、排泄不利,水液潴留,水肿难消。

本病病变过程,以肺、脾、肾功能失调为中心,以阴阳气血不足,尤其是阳气不足为病变之本。以水湿、湿热、瘀血为病变之标,表现为虚中夹实证,且患者易患感冒,每因感冒而加重病情,形成恶性循环,致病情迁延难愈。正气愈虚,邪气愈盛,湿浊诸邪阻滞更甚,则会并发"癃闭""关格"等病,而治之棘手。

三、张永杰治疗经验

(一)治法特点

1. 激素治疗肾病综合征过程中的中医辨治　张永杰认为激素为阳刚之品,大剂量应用必定导致阳亢,阳亢则伤阴,故阴虚火旺为激素的最常见副作用。其中肾阴虚则相火内动,虚热上炎,故出现五心烦热、两颧红赤、潮热盗汗、舌红少津、脉细数等一系列阴虚内热的表现。肾经络于咽喉,阴虚则阴精不能顺利上承,故出现咽干口燥。肾阴虚则肾水亏耗无以上滋心阴,心火亢盛,故出现兴奋激动、烦躁不寐等症状。毛发增生、皮肤痤疮多为热极所致,胃热亢盛则消谷善饥。故养阴清热为治疗激素所产生副作用的关键。临床一般以知柏地黄汤合二至丸为基本方。伴有咽痛口苦,加山豆根、马勃、薄荷;伴有肺炎、腹膜炎、尿道炎、丹毒、化脓性扁桃体炎等各种感染,加连翘、蒲公英、金银花、白花蛇舌草、萹蓄、瞿麦、滑石等;若热毒炽盛,伤及血络出现血尿,辨证加小蓟、白茅根、侧柏叶,或大黄、桃仁等。其中大黄、桃仁为药对,生大黄泻下攻积,清热泻火解毒,活血祛瘀,又能通利小便,清热止血。桃仁活血化瘀,润肠通便,擅治血结、血燥、血秘,善破蓄血。大黄与桃仁配伍即取法桃仁承气汤之意,治疗下焦蓄血。对于阴阳两虚,治疗以温补肾气为主,以左归丸与右归丸同时加减治疗。对于脾肾亏虚,治疗以健脾补肾,方以参芪地黄汤为主以调补脾肾,恢复正气,预防复发。

2. 虚则补之,补虚之中佐以祛邪　张永杰认为,肾病综合征虽有阴虚、阳虚、气虚、血虚之别,但脾肾虚损是导致水肿的主要病理环节,因此治疗该病的重点应放在补虚上,临床可根据脾、肺、肾诸脏的虚损不同,酌选益气温阳、滋阴养血、气血双补、滋肾平肝等法以补虚,在此基础上佐以利水化瘀、清化湿热等法以祛邪,正邪兼顾,可取得良好疗效。张永杰扶正补虚健脾常用实脾饮、参苓白术散、防己黄芪汤等;温补肾阳常用真武汤、济生肾气丸、金匮肾气丸,药用淫羊藿、巴戟天、肉苁蓉、鹿茸、肉桂等;滋补肾阴常用六味地黄汤、知柏地黄丸、杞菊地黄汤、二至丸等;滋阴平肝常用白芍、钩藤、龟甲、鳖甲、龙骨、牡蛎等。

3. 久病血瘀,治宜活血利水兼顾　叶天士言:"初病气结在经,久则血伤入络。"张永杰认为久病入络导致瘀血阻滞,水行不畅,血不利则为水,水液停滞是肾病综合征发病的病因之一。肾病综合征发病过程中有血液浓、黏、凝、聚的特点,故其属中医学"血瘀"范畴。临床多表现为腰痛,疼痛固定或刺痛,肌肤甲错,面色黧黑晦暗,脉细涩等。病机或为血脉失和,或为气滞血瘀,或为湿热伤阴,或为气滞血瘀,或为病久缠绵,肾阳失运。张永杰认为瘀血既是病理产物,又为致病因素。肾病综合征本由低蛋白血症引起高凝而导致血瘀,而血瘀又可使肾病综合征病情加重,使蛋白尿不易控制。瘀血影响肾病综合征的病情可以表现在病变的各个阶段,瘀血不去,新血不生,从而使脏腑、经络进一步失养。因此,张永杰在诊治肾病综合征过程中,时时不忘活血化瘀,利水兼顾。

4. 常用中药举隅　张永杰将常用的现代药理研究证明的特异性药物按中医理论进行归类辨证使用。

(1)减少尿蛋白的排出,具有激素样作用的中药:附子、冬虫夏草、肉桂、何首乌、杜仲、地黄、鹿茸、枸杞子、菟丝子、肉苁蓉、淫羊藿、巴戟天等。

(2)具有免疫抑制作用的中药:柴胡、天花粉、天冬、五味子、北沙参、黄芩、夏枯草、泽泻、山豆根等。

(3)具有血管紧张素转换酶抑制作用的中药:丹参、赤芍、水蛭、牛膝等。

(4)具有非甾体消炎药作用的中药:防风、细辛、羌活、益母草、桃仁、丹参、芍药、三七、柴胡、桂枝、当归、麦冬、女贞子、红花等。

(5)具有促进蛋白合成作用的中药:党参、黄芪、白术、灵芝、三七、当归、熟地黄、冬虫夏草、黄精、淫羊藿、巴戟天等。

（6）具有调节免疫作用的中药：黄芪、灵芝、人参、补骨脂、肉苁蓉、女贞子、麦冬、沙参、当归、白花蛇舌草、大青叶、蒲公英、山豆根、半枝莲、丹参、桃仁、赤芍等。

（7）具有抑制血栓形成作用的中药：丹参、鸡血藤、当归、益母草、桃仁、赤芍、红花、王不留行、穿山甲等。

（8）具有降低血脂作用的中药：丹参、红花、赤芍、鸡血藤、当归、益母草、泽泻、何首乌、杜仲、女贞子、桃仁等。

（9）具有利水消肿作用的中药：泽泻、益母草、葶苈子、白茅根、猪苓、麻黄、茯苓、大黄等。

（10）具有抗肾纤维化作用的中药：丹参、桃仁、赤芍、红花、王不留行、穿山甲、枸杞子、沙参、麦冬、黄芪、汉防己、茯苓、鳖甲等。

（二）分型论治

1. 风邪袭肺证

症状：全身浮肿，面目尤甚，偏风寒则见恶寒重，发热轻，咳嗽气促；偏风热则见发热头痛，口干，咽喉肿痛，小便短少；舌质淡，苔薄白，脉象浮数或浮紧。

治法：疏风清热，宣肺利水。

方药：偏风寒用麻黄汤加五皮饮加减，药用麻黄、桂枝、杏仁、陈皮、桑白皮、大腹皮、茯苓皮等；偏风热用麻黄连翘赤小豆汤或越婢汤加减，药用麻黄、连翘、赤小豆、桑白皮、石膏、茯苓皮、白茅根、金银花、射干、山豆根、淡竹叶等。

2. 湿热壅滞证

症状：身肿，面红气粗，口黏口干，口干不欲饮，面部生有痤疮、痈疖，小便短涩，大便不畅，舌尖边红，苔黄腻，脉数或弦数。

治法：清热利湿。

方药：萆薢分清饮加减，药用川萆薢、黄柏、石菖蒲、茯苓、白术、薏苡仁、莲子肉、丹参、车前子、金银花、蒲公英等。

3. 脾肾气虚证

症见：面浮肢肿，面色萎黄，少气无力，易感冒，腰脊酸痛，舌质淡红，舌苔薄润，脉细弱。

治法：补益脾肾。

方药：益气补肾汤加减，药用黄芪、党参、白术、茯苓、山药、山茱萸、泽泻、炙甘草、大枣等。

4. 脾肾阳虚证

症状：全身皆肿，腰背以下尤甚，或伴胸水、腹水，小便不利，脘腹胀满，食少便溏，面色㿠白，鼻塞肢冷，舌质淡，苔薄白，脉沉细。

治法：温阳利水。

方药：真武汤合五皮饮加减，药用熟附子、干姜、茯苓皮、白术、白芍、桑白皮、陈皮、大腹皮、生姜皮等。

5. 阴虚湿热证

症状：面红肢肿，怕热汗出，手足心热，口苦口黏，心烦少寐，小便短少，大便干结，舌质偏红，苔黄腻，脉弦滑数或细数。

治法：滋阴益肾，清热利湿。

方药：知柏地黄汤加减，药用知母、黄柏、生地黄、山药、茯苓、泽泻、山茱萸、丹皮、焦山栀、车前草、金银花等。

6. 气阴两虚证

症状：面色无华，少气乏力，或易感冒，心悸少寐，午后或夜间低热，或手足心热，口干咽燥，咽部暗红，舌质红，少苔，脉细或弱。

治法：益气养阴。

方药：参芪地黄汤加减，药用黄芪、生地黄、丹皮、地骨皮、山药、山萸肉、茯苓、泽泻、沙参、麦冬、女贞子、旱莲草等。

7. 瘀水互结证

症状：尿少浮肿，面色黧黑萎黄，唇舌、肌肤有瘀斑瘀点，常伴见腰痛如刺，固定不移，纳差泛恶，血尿，皮肤粗糙，舌质紫暗或有瘀斑，苔白，脉弦或涩。

治法：活血利水。

方药：桂枝茯苓丸加减，药用桂枝、茯苓、丹参、鸡血藤等。

第二节　高尿酸血症

一、概述

高尿酸血症是由嘌呤代谢紊乱导致尿酸生成增多和（或）排泄减少，使血液中尿酸浓度高出正常范围所致的病症，是痛风发病的生化基础。临床诊断标准为在正常嘌呤饮食状态下，非同日两次空腹血尿酸水平男性高于 $420\,\mu mol/L$，女性高于 $360\,\mu mol/L$。高尿酸血症是一种复合性的代谢综合征，其发病机制涉及多种基因遗传，如某些酶基因突变，使其活性在嘌呤的分解代谢过程中发生改变，致使体内血尿酸浓度升高，导致高尿酸血症的发生。高尿酸血症不仅是痛风的发病基础，还是心血管疾病、脑卒中、代谢性疾病、慢性肾脏疾病等病的独立危险因素，严重危害人类健康。西医治疗主要是生活方式干预的前提下，给予抑制尿酸生成及促进尿酸排泄的药物。别嘌呤醇是一种竞争性黄嘌呤氧化酶抑制剂，通过抑制尿酸生成，达到降低尿酸的作用，使血液及尿中的尿酸含量降低。苯溴马隆及丙磺舒是两种促尿酸排泄的药物，通过抑制肾小管对尿酸的重吸收，达到促尿酸排泄的目的。高尿酸血症平素常无明显症状，仅表现为血尿酸的增高，因此中医古籍中并无明确记载。王新陆在《脑血辨证》一书中提出"血浊"的概念，明确血浊为血液受体内外各种致病因素影响，使其失去了原有的清纯状态，影响血液的生理功能，并扰乱脏腑气机的病理现象，血液流变学异常、血液中滞留有害代谢产物以及循行障碍等皆可称之为"血浊"。尿酸为嘌呤代谢的产物，各种原因引起尿酸的生成过多与排泄减少，导致血液中的尿酸不断累积，从而出现高尿酸血症，即血液的物质成分发生改变，因此高尿酸血症可归于"血浊"的范畴。

二、张永杰对本病病因病机的认识

高尿酸血症期，相当于痛风性关节炎发作缓解期，常无明显的症状，可称无症状期。但医学检查，血尿酸常高居不下，亦有部分患者因急性痛风性关节炎反复发作，给予降尿酸中西药物，而某阶段生化检查血尿酸正常。对此类患者，治疗目的为近期预防痛风性关节炎发作，远期减少心脑血管病、痛风结石、痛风性肾病发生。但因部分患者缓解期无任何不适，给中医辨证论治带来无证可辨的尴尬。张永杰结合多年的临床经验认为，血尿酸作为体内物质，其值正常，为人体生理所需，其值超过正常范围，当为"病"，相当于西医亚健康状态，亦是中医"不治已病治未病"的对象。

（一）病因
高尿酸血症湿浊内阻的成因，主要包括以下两个方面。

1. 地理因素　张永杰所处的海南地区为我国最南端，地处热带北缘，属热带季风气候,长夏无冬,气候湿热,湿度较大,同时因四面环海,为久居湿地的环境,此为湿浊形成之外因。

2. 饮食因素 长期高嘌呤饮食,属饮食不节,久则脾失健运,嘌呤代谢紊乱,湿浊内阻,酿生湿热,影响血液运行,病程进展湿浊痹滞筋脉,发而为病,此为湿浊形成之内因。

(二) 病机演变

天人相应,同气相求,是大部分湿热地区高尿酸血症亚健康人群湿浊内阻体质形成的外在因素,为湿浊内伏之机要。对此类亚健康人群,若不积极干预治疗,后天饮食不节,过食肥甘厚腻、酒肉海鲜等发物,损伤脾胃,进一步发展则脾失健运,升清降浊无权,湿浊排泄障碍,湿浊内生,久则致瘀;同时病程日久,久病及肾,肾失气化,分清泌浊失司,精郁为毒,水郁必浊,浊毒结聚。病程进展,湿浊瘀毒等病理产物内壅,日久化热蓄于脏腑而成积热瘀毒体质,若遇诱因引动,则湿浊瘀毒积热流注关节、肢体、经络,痹阻经络、关节,不通则痛,故见关节、肌肉红肿热痛、拒按、屈伸不利等症状,导致急性痛风性关节炎发作。同时湿热内阻,流注下焦,煎熬尿液,结为结石,或痰郁热瘀互相胶结于络脉,形成肾络微型癥瘕,故湿浊内阻为发病的病理机要。《证治准绳·痛风》亦认为:"痛风因风湿客于肾经,血脉瘀滞所致。"

究其病理机制,从中医辨证角度看,凡物质过盛积蓄,即是实证,故高尿酸血症可辨为邪实之证。同时经过多年的临床观察,此类亚健康人群常懒动喜卧,不愿锻炼,且常嗜食肥甘厚味,导致形体肥胖,尤其腰围明显,即《素问·奇病论》"此人必数食肥甘而多肥者",中医体质辨证为痰湿体质。其次舌体的观察常有助于辨证,临床观察此类人群多为舌体胖大,边有齿印,舌质淡红,苔腻,亦提示湿浊中阻,故张永杰认为其病性为湿浊内阻,壅滞血脉。

三、张永杰治疗经验

(一) 治法特点

张永杰根据高尿酸血症的病因病机,沿承中医"治未病"中"既病防变"的思维,治疗以除湿泄浊,理气通络,佐以清热为治法,组方以四妙散加味,创立化湿降浊汤,药用土茯苓、萆薢、苍术、黄柏、薏苡仁、威灵仙、木瓜、当归、丹参、鸡血藤。四妙散出自清代张秉成的《成方便读》,由二妙散(苍术、黄柏)加味而来。方中黄柏苦寒清热燥湿,苍术苦辛温燥,燥湿健脾,薏苡仁淡渗利湿,利痹为佐,牛膝活血,引药下行为使药,共奏祛湿泄浊,舒筋利痹之功。现代中药药理及临床研究表明,四妙散降低尿酸血水平疗效确切。在此基础上,加用土茯苓、威灵仙,土茯苓甘淡性平,泄浊解毒,威灵仙辛散宣导,走而不守,宣通十二经络,"积湿停痰,血凝气滞,诸实宜之"。临床用药,尊前贤经验,上二药用量较大,常在30g以上,具有明显降尿酸作用。佐以当归、丹参、鸡血藤者,宜从中医整体观念出发,湿浊内阻,常影响气的升降出入、血液的正常运行,致经络筋脉郁滞,故在化湿泄浊前提下,配合活血通络利滞之品,共达湿浊去,血脉通,筋脉利之效。因高尿酸血症为慢性代谢性疾病,疗效缓慢,且宜反复,故服中药前应和患者沟通,坚持服药1~3个月,且血尿酸降至正常后,不要马上停药,常嘱患者2日1剂,坚持1个月余,再改为3日1剂,以巩固治疗。因本病与患者不良的生活方式、饮食习惯相关,故在服药期间及平素的生活调养过程中,结合现代食物成分研究,嘱低嘌呤饮食、多饮水,加强锻炼,适度活动,以取得事半功倍且长久之效。

(二) 分型论治

湿浊内阻,痹阻关节证

症状:全身困倦懒动,会阴部潮湿,双下肢踝关节及足趾红肿热痛不适,舌质淡红,舌体胖大,苔薄黄腻。

治法:祛湿泄浊,舒筋通络,佐以清热。

方药:自拟方,药用土茯苓、萆薢、黄柏、苍术、薏苡仁、威灵仙、当归、丹参、地龙、鸡血藤、大血藤、甘草等。

第三节　痛风性关节炎

一、概述

痛风性关节炎是机体内嘌呤代谢紊乱与尿酸排泄减少,致血尿酸水平升高,尿酸盐结晶沉积于关节所致。临床以突发关节红肿、疼痛剧烈,以累及肢体远端单关节,特别是第一跖趾关节多见,常于24小时左右达到高峰,数日至数周内自行缓解,早期试用秋水仙碱可迅速缓解症状。常因饱餐、饮酒、过劳、局部创伤等诱因,上述症状反复发作,间歇期无明显症状。随病程迁延,皮下可出现痛风石结节及痛风性肾病,导致关节活动受限。部分患者因肾结石出现肾绞痛、血尿,严重者导致慢性肾功能不全。因急性痛风性关节炎由长期高尿酸血症诱发,故积极控制高尿酸,使尿酸降至基本正常范围是减少急性痛风性关节炎发作的根本,首先碱化尿液,同时积极治疗与血尿酸升高相关的代谢性危险因素,避免应用使血尿酸升高的药物,最后使用合适的药物将血尿酸控制在目标值。急性痛风性关节炎发作时,缓解红肿热痛是当务之急,临床主要选用非甾体抗炎药,如依托考昔、秋水仙碱,部分红肿热痛难以缓解者可短期使用糖皮质激素等。急性痛风性关节炎是西医学病名,临床表现为关节局部及周围软组织出现红、肿、热、痛的症状,属中医"痹证""脚气""历节""痛风"等范畴。

二、张永杰对本病病因病机的认识

中医对于痛风性关节炎的认识最早见于《黄帝内经》,将痛风归属"痹证"范畴,认为其病乃"三气杂至"而成。汉代华佗最早提出"脚气"病名,《华佗神医秘传·论脚弱状候不同》云:"邪毒从内而注入脚者,名曰脚气。""是以先从气冲穴隐核痛起,及两足胫红肿,或恶寒发热,状若伤寒,筋挛掣痛,是其候也。"其论述与急性痛风性关节炎特点多有吻合。汉代张仲景在《金匮要略·中风历节病脉证并治》中谓"盛人脉涩小,短气,自汗出,历节痛,不可屈伸,此皆饮酒汗出当风所致",提出"历节"病名,认为"病历节,不可屈伸,疼痛,乌头汤主之"。元代朱丹溪首次明确提出"痛风"病名,并在《格致余论·痛风论》进行详细记载:"痛风者,大率因血受热,已自沸腾,其后或涉冷水,或立湿地,或扇风取凉,或卧当风,寒凉外搏,热血得寒,汗浊凝涩所以作痛,夜则痛甚,行于阴也。"其后"痛风"病名沿用至今。张永杰结合前贤论述,并结合多年的临床实践,提出该病是内因发病,浊毒内伏为病理机要,病变脏腑为脾、肾两脏。病机特点为痰瘀、湿浊、热毒下注,痹阻关节经络。脾、肾功能失调,水液代谢紊乱引起水液内逆,因逆致变,由变生毒,侵犯关节而发本病。

痛风性关节炎常与高血压、冠心病、高脂血症、糖尿病、肥胖伴发,上述疾病的共同土壤为代谢综合征,即相当于中医之痰浊内阻。本病的诱因为饮食不节、暴饮酗酒或食用某些特定食物等。浊毒内伏与饮食不节之诱因相互作用,引起脾胃运化功能缺陷,肾之分清泌浊功能失调。西医治疗本病缓解疼痛的药物为秋水仙碱,该药副作用为腹泻。临床观察,患者出现腹泻症状,则关节疼痛缓解明显;若服药后无腹泻,则疼痛减轻不明显,提示本病与阳明腑实、肠道积热有关,为中医通腑泄热治疗本病提供了依据。长期过食膏粱厚味,导致脾、肾功能失常,脾失健运,升清降浊无权,则湿浊排泄障碍,痰浊内生,久则成瘀;肾失气化,分清泌浊失司,精郁为毒,水郁必浊,浊毒结聚,湿浊瘀毒等病理产物内壅,日久化热蓄于脏腑而成积热瘀毒体质。若遇诱因引动,则湿浊瘀毒积热流注关节、肢体、经络,痹阻经络、关节,不通则痛,见关节、肌肉红肿热痛、拒按、屈伸不利等,故湿、热、瘀阻络为发病的主要机制。如《类证治裁·痛风》云:"寒湿郁痹阴分,久则化热攻痛。"《证治准绳·痛风》亦云:"痛风因风湿客于肾经,血脉瘀滞所致。"

三、张永杰治疗经验

(一) 治法特点

张永杰认为,中医治疗痛风性关节炎,应从发病机制着眼。本病为内因发病,病变脏腑在脾、肾两脏。其本为脾肾清浊功能失调,其标为关节局部病变。需审清标本、轻重、缓急,分期进行辨证论治。

1. 急性发作期　多突然发病,以下肢中小关节红、肿、热、痛为主,部分患者伴发热、心烦口渴、舌红、苔黄。辨病属热痹或痛痹,为痰瘀、湿浊、热毒下注,痹阻关节、经络,导致气血流通不畅,不通则痛。治以化瘀泄浊,清热解毒,通络止痛。药用土茯苓、威灵仙、萆薢、薏苡仁、黄柏、苍术、牛膝、当归、赤芍、独活、川断、防己、泽泻、秦艽、甘草。其中,土茯苓、威灵仙、萆薢为必用之药,且用量在30～60 g。热盛,红肿热痛明显,加银花藤、生地黄、两面针、地骨皮;大便秘结,加生大黄、芒硝、桃仁;肿痛较甚,加乳香、青风藤、鸡血藤;关节屈伸不利,加伸筋藤、木瓜。部分患者经积极治疗后,关节疼痛消失,皮肤不红但关节局部肿胀难消,持续多日。遇此类患者,可配合予中药外洗方,疗效甚佳。

2. 间歇期　常症状不明显,亦称无症状期。此期血尿酸常高居不下,只有积极治疗,方可防其复发。张永杰认为,中医辨证论治应包括三个方面,即辨证论治、辨证与辨病结合、辨证与现代理化检查结合。血尿酸作为体内物质,其量正常为人体生理所需,超过正常范围当为病。从中医辨证角度看,凡物质过盛积蓄,即为实证;虚少耗散,则为虚证,故高尿酸血症可辨为邪实之证。西医学认为,血尿酸水平升高与尿酸的生成和排泄有关。尿酸的生成与脾的运化功能有关,排泄与肾之气化功能有关。故此期病变脏腑仍与脾、肾两脏有关。体内物质,适度则为正、为常,匮乏则为虚、为亏,多余则为实、为邪、为浊。故对过盛之血尿酸,似可定性为浊邪,为急性期的"余邪未清,内伏于体内",即浊邪实邪稽留。张永杰遵《黄帝内经》"留者攻之""客者除之"原则,以调节脾、肾升清降浊功能治其本,佐以化瘀泄浊渗利治其标。经过一两个月治疗,血尿酸多可降至正常。此期治疗乃击鼓再进,续清余邪,以使邪尽而病已。正如徐大椿在《用药如用兵》中所言:"病方衰,则必穷其所之,更益精锐,所以捣其穴。"

3. **皮下痛风结石** 是指慢性痛风性关节炎未经治疗或治疗不正规,关节炎的发作越来越频繁,间歇期缩短,痛疼逐渐加重,受累关节逐渐增多,因持续的高尿酸血症导致尿酸盐结晶析出而沉积在软骨、关节滑膜、肌腱及多种软组织处,形成痛风结节,若病情控制不佳,关节中尿酸盐不断增多,可使关节结构及其周围的软组织受到破坏,引起纤维组织及骨质增生,导致关节畸形和活动障碍,严重影响患者的生活质量,给患者本人、家庭及社会造成沉重负担。张永杰认为,此期患者为长期过食膏粱厚味,失治、误治,导致脾、肾功能失常,进一步脾失健运,升清降浊无权,则湿浊排泄障碍,痰浊内生,久则致瘀;肾失气化,分清泌浊失司,精郁为毒,水郁必浊,浊毒结聚。湿、浊、瘀、毒等病理产物内壅,日久化热蓄于脏腑而成积热瘀毒体质,若遇诱因引动,则湿、浊、瘀、毒积热流注关节,痹阻经络,久则见关节痛疼,屈伸不利等症状。《证治准绳·痛风》认为:"痛风因风湿客于肾经,血脉瘀滞所致。"对于此期患者,治疗的重点当为缓解患者疼痛,改善关节活动的灵活性,减少急性痛风性关节炎的发作,但本期为疑难杂症,首先应与患者沟通,提高患者的信心和配合度,同时告知患者疗程长,起效慢,应坚持药物治疗和生活方式改变相配合,方能取得较好的疗效。因基本病机为痰瘀痹阻,治疗当以祛湿化痰,活血通络,佐以软坚散结。

4. **专病专药** 张永杰认为,治疗痛风性关节炎,在辨证论治的前提下,辨证与辨药相结合会收到一定的疗效,如土茯苓、萆薢、蚕沙可降低血尿酸;威灵仙、秦艽能溶解尿酸结晶,并解除尿酸疼痛;生薏苡仁、泽泻、车前子、茯苓、地龙能增加尿酸排泄;泽兰、桃仁、当归、地龙可抑制尿酸合成;山慈菇鳞茎中含秋水仙碱等,可根据具体情况适当选用组方。

5. **生活调理** 痛风性关节炎的发作与膳食关系密切,饮食不当常可导致本病反复发作,故合理膳食对痛风性关节炎的预防及治疗非常重要。中医强调忌食酒醇厚味、辛辣油腻。西医强调限制高嘌呤类食物,如动物内脏、鱼、厚味膏汤、花生、豆类、菠菜、芹菜、花菜类,以选用低嘌呤、低脂肪类食物为主;适当控制进食量,尤其是肥胖者当限制至正常量的 80% 左右;忌食刺激性饮料,如酒类(尤其是甜酒、啤酒)、咖啡等;注意食物的酸碱度,血尿酸值超过 500 μmol/L,或尿液化 pH 值 6 以下时,应限制酸性食物的摄入。此外,应多饮水,保持大便通畅,使邪有出路。同时,要避免过度劳累、精神紧张、寒冷、穿鞋过紧、外伤等。

(二)分型论治

1. 痰瘀湿毒证

症状:下肢中小关节红、肿、热、痛为主,部分患者伴发热,心烦口渴,舌红,苔黄,脉滑涩。

治法:化瘀泄浊,清热解毒,通络止痛。

方药:自拟方,药用土茯苓、威灵仙、萆薢、薏苡仁、黄柏、苍术、牛膝、当归、赤芍、独活、川断、防己、泽泻、秦艽、甘草等。外洗药用生大黄、苏木、金银花、薄荷、黄柏、川牛膝、两面针等。

2. 浊邪实邪稽留证

症状:关节无明显红、肿、热、痛,伴有乏力,纳差,大便溏烂或不成形,舌暗,苔白,脉滑或弱而无力。

治法:升清降浊,化瘀泄浊。

方药:自拟方,药用黄芪、白术、陈皮、车前子、土茯苓、防己、薏苡仁、泽泻、蚕沙、萆薢、木瓜、防己、地龙等。

3. 痰瘀痹阻证

症状:软骨、关节滑膜、肌腱及多种软组织处,形成痛风结节,关节痛疼,屈伸不利,舌质淡暗,苔白,脉细涩。

治法:祛湿化痰,活血通络,佐以软坚散结。

方药:自拟方,药用土茯苓、萆薢、黄柏、苍术、木瓜、秦艽、川牛膝、桃仁、红花、鸡血藤、海风藤、威灵仙、三棱、昆布、土鳖虫、当归、甘草等。

第四节 痹 证

一、概述

痹证指正气不足,风、寒、湿、热等外邪侵袭人体,痹阻经络,气血运行不畅所导致的,以肌肉、筋骨、关节发生疼痛、麻木、重着、屈伸不利,甚至关节肿大灼热为主要临床表现的病证。按其临床表现及症状可归属于西医学风湿性关节炎、类风湿关节炎、强直性脊柱炎、骨质增生等骨关节病。多与结缔组织和自身免疫有关,病程呈慢性、进行性、反复发作,该病病因不明,可引起相当高的致残率和病死率,对糖皮质激素及免疫抑制剂类药物治疗有一定反应,西医缺乏特异性治疗。中医对本病的诊疗,进行了长期的研究并积累了丰富的经验。

二、张永杰对本病病因病机的认识

(一) 病因

《素问·痹论》谓"风、寒、湿三气杂至,合为痹",后世医家又在此基础上提出热、痰、瘀等致病因素。《黄帝内经》论痹,又有骨、筋、脉、肌、皮五痹,大率风、寒、湿所谓三痹之病,又以所遇之时,所客之处,而命其名。痹证的发生,与体质强弱、气候条件、生活环境有密切关系。素体虚弱,正气不足,或卫气空虚是发病的内在因素,感受外邪是发病的外在条件。

叶天士在《临证指南医案》中提出"痹者,闭而不通……湿痰浊血,留注凝涩而得之"。《儒门事亲》"痹病以湿热为源,风寒为兼",提出湿热之邪为痹证的主要致病因素。《丹溪心法》提出"风湿与痰饮流注经络而痛",表明痹证多是由风、寒、湿、热、痰、瘀等为致病因素。张子和《儒门事亲》"此疾之作,多在四时阴雨之时,及三月、九月,太阴湿土用事之月,或凝水之地,劳力之人,辛苦过度,触冒风雨,寝处浸湿,痹从外入",表明痹证的发生与环境因素的相关性。张仲景《金匮要略》"厉节者,盖非肝肾先虚,则虽得水气,未必便入筋骨",提示厉节病发生的先决条件是"肝肾先虚"。喻嘉言《医门法律》"盖小儿非必为风寒湿所痹,多因先天所禀,肾气衰薄,随寒凝聚于腰膝而不解",认为先天禀赋不足是痹证发生的条件。《诸病源候论》认为"痹者,风、寒、湿三气杂至,合而成痹。由人体虚,腠理开,故受风邪也"。《诸病源候论》描述痹证是"血气虚,受风邪而得之者",表明痹证发生的内因是素体虚弱,正气不足,腠理不密,卫外不固,而致外邪乘虚而入,导致发生。

1. 内因 多是由于正气不足,气血、津液等营养运输的功能减弱,导致人体的抗病、防御、调节,甚至康复功能降低,带来一系列的临床症状。

(1) 体质亏虚:喻嘉言《医门法律》曾言:"盖小儿非必为风、寒、湿所痹,多因先天所禀……而不解。"先天禀赋不足乃是正气亏虚的首要原因。另外,久病、大病或产后机体仍处正气亏虚之时,卫外不固,而致外邪乘虚而入,诱发此病。

(2) 劳逸过度:劳神、劳力、劳心以及房劳过度均会耗伤正气,使得正气不足,机体防御功能降低,此时外邪乘虚入侵便会致病。另外,机体过逸,缺乏锻炼,气血运行迟缓亦可导致本病的发生。

(3) 后天失养:若饮食不节,嗜食肥甘厚味或酒热海腥发物,则会导致脾运失健,湿热痰浊内生;或是跌扑损伤,导致肢体筋脉,气血运行受阻,亦会致此病的发生。

2. 外因　感受风、寒、湿、热之邪,使得外邪侵袭肌表,气血运行不畅,经络阻滞或痰浊瘀血,深入关节筋肉,甚则伤及脏腑。

(1) 风寒湿邪:多由于久居寒冷潮湿阴暗的环境,或涉水淋雨等感受了寒湿之邪。另外,《儒门事亲·痹论》曰"此疾之作,多在四时阴雨之时……寝处浸湿,痹从外入",由于地理位置的不同,南北方气候之间的差距,北方多寒冷,南方多潮湿,皆会因风、寒、湿邪入侵而致病。

(2) 风湿热邪:外感风热,与湿邪并进,郁久生热致使风、湿、热杂致而痹阻经络,使得关节、肌肉气血运行不畅,疼痛、肿胀等症状发生。

(二) 病机演变

素体亏虚或腠理开泄,湿邪夹风、寒、热、痰、瘀之六淫,乘正气亏虚侵袭人体,病之初期在于皮肤、腠理,入于肉则不仁,入于皮则寒;袭人经络,入于骨则重而不举,入于脉则血凝不流,入于筋则屈而不伸。病至晚期,失治、误治或未治,致久不已则入脏,肢体关节变形、肿胀,形如"天鹅颈""鹤膝风""尻以代踵,脊以代头"等。

张永杰认为病历节、痹证,明其病因,大抵风、寒、湿三气,究其病源,大抵虚致邪聚也。何脏虚,乃从肝、脾、肾论之。《金匮要略》中论历节病,诊其两手寸、关、尺之寸口脉沉而弱,沉即主骨,弱即主筋,沉即为肾,弱即为肝;脉象如此,肝肾之虚可知也。尤在泾亦云:此证若非肝肾先虚,则虽水气,未必便入筋骨,非水湿内侵,则肝肾虽虚,未必便成历节,仲景明其委而先溯其源,以为历节多从虚得之也。明代周慎斋《慎斋遗书》:"诸病不愈,必寻到脾胃之中,方无一失。何以言之? 脾胃一伤,四脏皆无生气,故疾病日多矣。万物从土而生,亦从土而归。补肾不若补脾,此之谓也。"脾主四肢,脾胃乃后天之本,气血生化之源。如机体正气充沛,脏腑精气健旺,营卫调和,风、寒、湿等六淫邪气则拒之于外,痰浊、瘀血病理产物亦不会形成。肾主骨生髓,脾主四肢肌肉,肝主筋脉。痹证后期,常累及先后天之本,导致关节变形,骨质受损。肝肾同源,肝筋失濡养,则肢体僵直踡挛,不能屈伸,重者肢体功能活动受限,生活不能自理。

总的来说,痹证的发生多因风、寒、湿、热、痰、瘀等邪气闭阻经络,影响气血运行,导致肢体筋骨、关节、肌肉等处发生疼痛、重着、酸楚、麻木,或关节屈伸不利、僵硬、变形等症状。病位责之于肝、脾、肾,血、气、精,筋、肉、骨;病因多属本虚标实,内因是素体虚弱、正气不足、肝脾肾亏虚,外因是风、寒、湿三气侵袭,病久入络,痰瘀互结;证型或实或虚,或虚实夹杂。邪气闭阻经络,气血津液不通,不通则痛;肝肾不足,气血失养,不荣则痛,是本病的关键。

三、张永杰治疗经验

(一)治法特点

1. 痹病以湿为著,贯穿始终　痹者,闭也。风、寒、湿三气合成为病,痛中带麻也。然三气之中,以湿为主。《类证治裁·湿证论治》:"湿为阴邪,乃重浊有质,不比暑热弥漫无形,其自外受者,雾露泥水,由地气之上蒸,经所谓地之湿气,感则害人皮肉筋脉也。""在经络,则痹痿重着……又或在肌表,则恶寒自汗;在肉分,则麻木浮肿;其身重如山,不利转侧;腰膝肿,筋骨痛。"因此张永杰认为,湿邪贯穿痹病发病始终,治当以祛湿温通为法。又可借用《金匮要略》痉湿、历节风治法,施发汗、祛湿、温阳之法。

痹证初起阶段,风寒湿邪,最先袭表,邪气郁闭肌肤而发为痹。邪在表当汗而发之。《金匮要略直解》有云"汗亦湿类",当汗壅阻于皮毛之内则成湿。病传入络,湿与血凝,脉络痹阻,不通则痛,当从祛湿活血通络治之。湿入于筋骨,湿毒之邪蚀骨噬血,而肾主骨生髓,肝主筋藏血,筋脉、骨节之间需要精血濡养方可运动自如,久病致精亏血少,失于濡养则致关节肿胀、变形。因此疾病后期,重视补养五脏以除湿。湿为阴邪,易耗伤人体阳气,湿邪携六淫之气入侵,久病致人体阳气虚弱。《素问·生气通天论》:"阳气者若天与日,失其所,则折寿而不彰……是故阳因而上,卫外者也。"张景岳亦重视温阳理论,认为:"天之大宝只此一丸,人之大宝只此一息真阳。"因此,张永杰治疗痹病,重视温阳、扶护阳气。阳气得胜,则湿气得温则化。一身之阳气顾护于外,邪气亦不可攻。常选用桂、附类回阳气,散阴寒。

痹证为风、寒、湿、瘀、虚共存,是虚中夹实证之渐进性慢性疾病,常见多发,病情复杂,变化多端,有的经久不愈肢体变形,而造成终身肢体活动不便,甚者僵硬不能活动。治疗时必须标本兼顾,即在祛邪的同时还要扶助正气,只有两者密切配合才能使气血通畅,痛苦消除;若长期服用镇痛药求一时之快,就会导致正气更虚、滞瘀加剧,延误痹证的治疗。风湿痹证证型复杂、病程绵长、病情多变,单一疗法见效很慢,临床用药须合理搭配,采取多种疗法并用以提高疗效,促使痹证的早日康复。

2. 用药心得

(1)虫类药使用:治疗痹证,尤其是久痹、尪痹,"久病入络,久痛入络",虫类药必不可少。张永杰运用虫类药,推崇吴鞠通、叶天士,赞其为最善用虫类之人。吴鞠通:"以食血之虫,飞者走络中气分,走者走络中血分,可谓无微不入,无坚不破。"叶天士:"久则邪正混处其间,草本不能见效,当虫蚁疏逐,以搜剔络中混处之邪。"张永杰认为痹证多日久,肢体关节肿胀、变形,形成顽疾,加入少量通络之虫类药,搜风剔骨,确能效如桴鼓,常选用全蝎、蜈蚣、蕲蛇、白花蛇、乌梢蛇等。虫类性燥,易生风耗血,故注意酌加滋阴之品如黄精、熟地黄、大枣、徐长卿等。辨证选药亦是关键,按《黄帝内经》痹证分类选药,因病制宜。风气胜者为行痹,可选用僵蚕、全蝎祛风通络止痛;寒湿之气胜者为痛痹、着痹,可选全蝎、蜈蚣、蕲蛇祛湿通络止痛;热胜者,以地龙、蚕沙清热通络祛风;全蝎或蜈蚣善于搜风剔骨,通络止痛,土鳖虫、穿山甲长于破血消癥,活血祛瘀力强,用于痹证日久,疼痛明显、关节变形之痛痹、着痹、尪痹者。

此外,川乌、草乌、附子类有毒之品,也可适当运用,尤其适用于寒湿,久痹所致疼痛明显的患者。但需注意三药均含乌头碱,有大毒,一般炮制后用,生者应酌减其量,并先煎1小时,以减其毒,且中病即止,不可久用。因各人对乌头的耐受反应程度不同,故用量宜逐步增加,一般成人每日量由5~10 g开始,逐步加至15~30 g,且与甘草同用,或蜜制,既不妨碍乌头的作用,又有解毒之功。

(2)兼顾脾胃:张永杰认为祛风药多伤及脾胃,损伤中阳,故临证用药强调顾护脾胃,处方时,即使无明显的消化道症状,亦当加入化湿开胃、制酸止痛之药砂仁、乌贼骨等。一旦出现脾胃受损的症状,以顾护脾胃为主,脾虚者,以四君子汤加味;胃阴虚者,用一贯煎加减;脾胃寒热错杂者,用半夏泻心汤加减;肝郁脾虚者,用逍遥散加减。并根据气、血、阴、阳的偏虚,增入补气、补血、补阴、补阳之品。

（3）灵活应用引经药：针对病痛之部位，循经辨证，选用相应引经药，使药达病所。如上肢病变，选用羌活、桑枝、片姜黄；颈肩痛者，选用葛根、钩藤；病在下肢，可用独活、防己、牛膝、木瓜；手、足小关节肿痛者，选用桂枝、忍冬藤；若湿邪偏重，加苍术、薏苡仁。另张永杰喜用藤类药，藤类植物多是祛风湿通络良药，且有引诸药入筋脉之妙，常用的有海风藤、忍冬藤、青风藤。

3. 未病先防，既病防变　早在《素问》中就有未病先防重要的观点："夫病已成而后药之，乱已成而后治之，譬犹临渴掘井，斗而铸锥，不亦晚乎？"《素问·宝命全形论》："天覆地载，万物悉备，莫贵于人。"现代人久坐不动，长期空调取凉，加之饮食不洁，生冷油腻皆俱。人体平日应注重四时调养、调畅情志、合理膳食、慎微房事等，使正气充沛，加之有效的预防措施，外邪不易侵害人体。对痹证的高发人群来说，应早期预防，以免传变。经过临床经验总结痹证的预防措施，如避免夏季长时间吹空调、冬季注意保暖、注意正确姿势、加强功能锻炼。特别是电脑操作者或长期低头工作、学习者等更应注意劳逸结合，以减少痹证发生。饮食要规律，宜定时定量，不宜饥饱无度，不宜偏食嗜食，少食辛辣炙煿之物，即所谓"食饮有节"。

《素问·上古天真论》："其知道者，法于阴阳，和于术数，食饮有节，起居有常，不妄作劳，故能形与神俱，而尽终其天年，度百岁乃去。"按时作息，劳作有度，不妄做强，即所谓"起居有常，不以妄为常"。过度损耗人体正气，损伤筋骨，亏耗精气，故应适时避免。中医学认为，怒则气上，喜则气缓。情志活动影响人的脏腑气血运行，情志太过、不及都会影响人体气血的正常运行而发病。情志调畅，心胸开阔，避免压力过大和心理刺激，方能促进脏腑气血运行通畅，"阴平阳秘，精神乃治"，做到防患于未然。

"治痹证未病"既提倡"痹证未病"先防，又要注重"痹证既病"防变，防中有治，治中有防，引导痹证临床转归沿着"未病防发—既病防变—病愈防复"的良性循环发展。痹证的临床应对措施，应密切监测，根据传变的不同阶段，施予干预措施。不仅体现中医个体化治疗方案，也从西医学尚未阐明痹证病因机制的亚健康层面反映出三级分层、防病养生、辨证施防等痹证预防理念。

4. 辨证施护

（1）行痹：指导患者以清淡温热饮食为主，避免辛辣刺激食品，不吃寒凉酸冷食品，可增加桑葚、阿胶、豆豉、荆芥煮粥食用。日常生活中，户外活动要选择合适时机,在天气晴好的时间外出,尽量避免阴冷、下雨天到户外活动。居住环境要避免受潮,夏天不宜过度降温,洗澡水温不宜过凉。要根据病情的变化及时增添衣物,注意保暖。

(2)痛痹:以温热饮食为主,忌食生冷,可多食乌头粥、狗肉、羊肉、花椒等。痛痹患者不宜久坐,应根据气候变化,尽量选择在天气晴好、气候干燥的时间外出活动,加以拍打身体各个部位,对疼痛明显处加强按摩。气候变化时应及时添加衣物,避免受凉。居住环境要避风、防潮、光线充足。如果局部疼痛严重,可以加针刺、艾灸、隔姜灸、火罐等进行治疗。

(3)着痹:饮食应热,避免寒凉刺激食品,不宜饮酒。可将薏苡仁、赤小豆等食物熬粥或打糊食用。居住环境应干燥通风,阳光充足,避免阴暗潮湿。外出时要注意保暖,避免雨淋或受凉。观察疼痛部位、肿胀程度、关节功能活动,疼痛严重时可进行艾灸、拔罐、刮痧等手法治疗,可针刺合谷、足三里、阳陵泉等穴,可将食盐炒热外敷于疼痛部位,持续疼痛者可服用止痛药物治疗。

(4)风湿热痹:以清淡饮食为主,应温热或偏凉食用,避免食用过热食品,多食用蔬菜、瓜果,忌食热辣刺激食品,忌饮酒。外出注意避免阳光直射,应选择通风、凉爽、晴天为主。居住室内要保持光线柔和,凉爽通风。如果患者关节红肿明显、疼痛剧烈,可适当将患肢抬高,减少衣物穿着,减少压迫,局部可覆以冷水袋降温,并运用祛风除湿药物进行涂擦,以消肿止痛。

饮食调护以高热量、蛋白质、维生素、钙、易消化食物为主,如瘦肉、青菜、豆类等活络舒筋之品,忌生冷、肥甘厚腻、辛辣刺激,戒烟酒,同时鼓励患者多饮水。对关节肿胀较重者适当限制钠盐及水分的摄入。急性期患者饮食要清淡,久病引起身体虚弱者适当增加补益气血之品。根据中医理论痹证多表现为体质下降、脾肾阳虚,嘱其配合温热饮食为宜。风寒湿痹当食祛风除湿健脾之品,行痹者建议多食用健脾和胃理气之品,痛痹者多食用低脂肪类食物,如羊肉、花椒、乌头粥等,着痹者多食车前饮、赤小豆、薏苡仁等祛湿健脾之品,风湿热痹者宜食清热疏利清淡食物,并可多食用蔬菜、水果、绿豆汤、香蕉等。

(二)分型论治

1. 风寒湿痹　风寒湿痹可分为行痹、痛痹、着痹。根据不同的临床表现,采取不同的护理方法。

(1)行痹

症状:侵入关节,关节疼痛不固定,屈伸不利,或伴有恶寒发热,舌质暗,苔白,脉浮。

治法:祛风驱寒,利湿通脉。

方药:防风汤加减,药用防风、甘草、当归、茯苓、杏仁、桂枝、黄芩、秦艽、葛根、麻黄等。

(2) 痛痹

症状:侵犯关节部位比较固定,关节活动受限,关节部位较冰冷,遇寒疼痛加剧,热敷可减轻疼痛,舌质淡,苔薄白,脉弦紧。

治法:温经散寒,祛风除湿。

方药:乌头汤加减,药用麻黄、芍药、黄芪、甘草、炙川乌等。

(3) 着痹

症状:肢体关节沉重感,活动不便,肌肤麻木感,肿胀,酸痛,痛有定处,常因天气变化等原因加剧,舌质淡,苔白,脉滑。

治法:利湿通络,散寒祛风。

方药:薏苡仁汤加减,药用薏苡仁、当归、芍药、麻黄、肉桂、甘草、苍术等。

2. 风湿热痹

症状:关节局部红肿灼热疼痛,触之则疼痛剧烈,遇热疼痛加重,通过冷敷等措施有所缓解,伴有全身发热,烦躁,口渴等症状,舌质红,苔黄厚,脉滑数。

治法:清热利湿,祛风通络。

方药:白虎桂枝汤加减,药用知母、甘草、石膏、粳米、桂枝等。

3. 尪痹

症状:痹证日久,肌肉关节刺痛,固定不移,或关节肌肤紫暗、肿胀,按之较硬,肢体顽麻或重着,或关节僵硬变形,屈伸不利,有硬结、瘀斑,面色黯黧,眼睑浮肿,或胸闷痰多,舌质紫暗或有瘀斑,舌苔白腻,脉弦涩。

治法:化痰行瘀,蠲痹通络。

方药:双合汤加减,药用桃仁、红花、当归、川芎、白芍、茯苓、半夏、陈皮、白芥子、竹沥、姜汁等。

4. 肝肾两虚证

症状:痹证日久不愈,关节屈伸不利,肌肉瘦削,腰膝酸软,或畏寒肢冷,阳痿,遗精,或骨蒸劳热,心烦口干,舌质淡红,舌苔薄白或少津,脉沉细弱或细数。

　　治法：培补肝肾，舒筋止痛。

　　方药：补血荣筋丸加减，药用熟地黄、肉苁蓉、五味子、鹿茸、菟丝子、牛膝、杜仲、桑寄生、天麻、木瓜、鹿角霜、续断、狗脊等。

　　各型痹证日久迁延不愈，正虚邪恋，气血不足，肝肾亏损，见有面色苍白，少气懒言，自汗疲乏，肌肉萎缩，腰腿酸软，头晕耳鸣，可选用独活寄生汤以益肝肾，补气血，祛风除湿，蠲痹和络。痹证常缠绵难愈，需长期治疗，可将药物做成膏剂、丸剂、散剂、冲剂、胶囊、酒剂等，便于患者持久服药。除内服药物治疗外，可配合针灸、推拿、膏药外敷。温热疗法、寒冷疗法、光线疗法、体育疗法等也有较好疗效。

第五章 癌症及其并发症

第一节 癌 性 便 秘

一、概述

便秘是指排便次数减少,每2～3日或更长时间排便1次,量少且干硬,常同时伴有排便困难或不尽感。便秘如得不到及时控制,极易致患者出现腹胀、烦躁、焦虑、失眠等症状,严重影响肿瘤治疗的效果,大大降低了患者的生活质量。约有50%的晚期肿瘤患者和绝大多数使用阿片类药物的患者会出现便秘。阿片类药物相关性便秘作为临床常见的药源性便秘,多见于内科癌性疼痛患者,发生率达80%～90%,严重降低患者生存质量。本病目前无统一的治疗,主要包括治疗前指导、饮食干预、运动干预和药物治疗等。任何干预与治疗措施都应当均衡。早期中医并没有便秘这一疾病名称,历代医家所著之书均是描述便秘的症状,之后随着对其认识的加深,逐渐将其视为一种疾病,在此过程中,出现了多种不同的描述。便秘一症最早出现于《黄帝内经》,被称为"后不利""大便难";汉代张仲景在《伤寒论》中将便秘称为"阳结""阴结",《金匮要略》中将便秘称为"脾约";唐代《备急千金要方》提出了"大便难"和"大便不通"的称谓,根据病情的轻重程度对便秘进一步区分;宋代《类证活人书》将便秘描述为"大便秘";到了明代《广嗣纪要》首次提出了"便秘"病名,一直沿用至今;至清代《杂病源流犀烛》进一步明确了"便秘"病名。总之,历代医家对便秘的称谓非常多,或言症状,或指病名,现统称为"便秘"。

二、张永杰对本病病因病机的认识

饮食入胃,经过胃之腐熟,脾之运化,吸收其精微之后,所剩糟粕由大肠传导而出,成为大便,整个过程需24～48小时,《儒门事亲》云:"胃为水谷之海,日受其新易以其陈,一日一便,乃常度也。"癌性便秘按照中医便秘诊疗,将其证候分类为寒、热、虚、实四大要素,四者之间常相互转化或相互兼夹,故本病病机复杂多变。中医认为阿片类药物属辛温燥烈之品,易耗气、伤津、损血,癌症患者素体正虚,服用阿片类药物后气血津液更亏,无水行舟,而致大便秘结,其所致便秘以虚为本。放疗后患者出现放射野的组织器官的烧伤,尤其是肺部肿瘤、盆腔肿瘤、肠道肿瘤,放疗后大便秘结和溏便反复出现,病灶周围及病程中可有气滞、气虚、郁热、燥结、津亏、血虚、阴虚、阳虚等证候要素同时存在。

张永杰在长期临床观察的基础上,认为癌性便秘的病因主要有饮食所伤、情志失调、年老体虚、感受外邪。其基本病机是大肠传导功能失常。

(一) 病因

1. **饮食不节**　过食辛辣厚味,或过服热药,均可致肠胃积热,耗伤津液,肠道失于濡润,粪质干燥,难以排出,形成便秘;或过食生冷之品,阴寒凝滞胃肠,胃肠传导失司,糟粕停留而成便秘;或过服辛香燥热之物,耗伤阴血,导致阴亏血少,血虚则大肠不荣,阴亏则大肠干涩,导致大便干结,便下难解。

2. **情志失调**　肿瘤患者,忧愁思虑,脾伤气结,凝滞胃肠;或抑郁恼怒,肝郁气滞;或久坐少动,气机不利,均可导致腑气郁滞,通降失调,传导失职,糟粕内停,不得下行,或欲便不出,或出而不畅,致大便干结而成便秘。

3. **气血亏虚**　肿瘤患者,素体虚弱,或是手术、化疗、放疗常耗伤气血,气虚则大肠传送无力,血虚则津枯肠道失润,导致大便干结,便下困难。若气血亏虚未复,可发展为阴阳两虚,阴虚则大肠失荣,而致便结难解;阳虚则肠道失于温煦,阴寒内结,便下无力,大便艰涩难出。

4. **感受外邪**　肿瘤患者极易感受外邪,如外感寒邪可致阴寒内盛,凝滞胃肠,失于传导;热病(放疗或外邪化热)之后,肠胃燥热,耗伤津液,大肠失润,大便干燥,致大便干结难解。

(二) 病机演变

便秘的基本病机为大肠传导失司,同时与脾、胃、肺、肝、肾等脏腑功能失调有关。若过食辛辣厚味,致肠胃积热,津液耗伤,肠道失润,大便干结难出而形成热秘;或外感燥热之邪伤肺,或感受他邪从热化燥,或气郁日久可化热,燥热下移大肠,则肠燥津枯,大肠传导失司,亦可形成热秘。或素体阳虚,或恣食生冷,或过用苦寒药,损伤脾阳,脾肾阳虚,温煦无权,阴寒内生,糟粕内停,大肠传导失司而形成冷秘。若因忧愁思虑,或抑郁恼怒,均可使气机郁滞;或久卧久坐少动,易致气机不利,均可导致腑气郁滞,通降失调,大肠传导失司而形成气秘。若年高体虚,或术后,或久病,气血亏虚;或思虑过度,脾气受损,阴血暗耗;或久病肺气不足,肺脾气虚均可导致大肠传导失司,排便困难,形成虚秘。气虚则大肠传导无力,而形成气虚便秘;血虚则肠道失润,而形成血虚便秘。若气血亏虚久延不复,久病及肾,或年高体虚肾亏,或房劳过度伤肾,均可致肾阳亏虚,肾阳不足,不能蒸化津液,温煦肠道,阴寒凝滞,大便艰涩难出,大肠传导无力则形成阳虚便秘;若或过服辛香燥热之物,耗伤阴血,导致阴亏血少,血虚则大肠不荣,阴亏则大肠干涩,导致大便干结,便下难解,大肠传导失司形成阴虚便秘。

三、张永杰治疗经验

(一)治法特点

1. 益气养阴　对于终晚期肿瘤患者便秘的治疗,张永杰在用药上,善用补气生津,清热生津之品,共奏养阴生津,清热润燥之效,并兼以通便泻下等法;在选药气味上,药性以寒平为主,药味以甘苦为正;在选药归经上,重视对应病变的脏腑,分经论治补益药中的补气药。在所用的补气药中,太子参、西洋参、党参、黄芪等药物兼具补气生津,滋阴润燥的功效。气能生津、化津、固津、摄津,津液的生成与运行,有赖于胃的游溢精气、脾的运化与升腾、肺的宣发肃降与敷布。张永杰善于运用补气生津的升清之法,使脾胃之气健旺,津液自生。选用寒、平、甘、苦药物居多,寒能清热养阴,苦能泄、能燥、能坚,甘能补、能和、能缓。苦寒配伍,清热坚阴,甘寒配伍,润燥生津,共奏养阴生津,清热润燥之功。平性药所具有的双向性,使得药物作用比较和缓,无论寒证、热证、虚证、实证,皆为适宜,故而使用范围也较广。

2. 重视脾胃　《素问·灵兰秘典论》讲到:"脾胃者,仓廪之官,五味出焉。"将脾胃的受纳运化功能比作仓廪,可以摄入食物,并输出精微营养物质以供全身之用。胃主受纳,脾主运化。食物进入胃以后,由胃进行磨化腐熟,初步消化食物,将其变成食糜,然后由脾进行消化、吸收,化生为精微营养物质。胃主降浊,食物入胃,经胃的腐熟后,必须下行进入小肠,小肠泌别清浊,经大肠传导后排出体外。脾胃健运为大便通畅的前提和基础,故张永杰尤其重视肿瘤便秘者的脾胃之气,脾之味为甘,故健脾药物总以甘味为主,佐以甘淡、甘微寒或苦味药等。甘味药性多平缓,宜于滋养脾阴。常用药物为甘寒或酸甘滋阴化阴之品,如沙参、麦冬、玉竹、天冬、天花粉等。

（二）分型论治

张永杰结合多年的临床经验及体悟，认为本病治疗很难以一方统治，应在辨证前提下，分型治疗。

1. *肠胃积热证*

症状：大便干结，腹中胀满，口干口臭，舌质红干，苔黄燥，或焦黄起芒刺，脉滑数或弦数。

治法：泻热导滞，润肠通便。

方药：麻子仁丸加减，药用麻子仁、枳实、厚朴、大黄、杏仁、芍药等。

2. *气机郁滞证*

症状：大便干结，欲便不出，腹中胀满，肠鸣矢气，便后不畅，舌淡红，舌苔薄白，或薄黄或薄腻，脉弦或弦缓。

治法：顺气导滞，降逆通便。

方药：六磨汤加减，药用槟榔、沉香、木香、乌药、大黄、枳壳等。

3. *阴寒积滞证*

症状：大便干涩，难以排出，喜温恶寒，四肢不温，舌质淡，苔白腻，脉沉紧或迟沉。

治法：温里散寒，通便镇痛。

方药：大黄附子汤加减，药用大黄、附子、细辛等。

4. *气虚便秘证*

症状：虽有便意，如厕努挣乏力，难以排出，汗出气短，面白神疲，肢倦懒言，舌淡胖，或边有齿痕，苔薄白，脉细弱。

治法：补气健脾，润肠通便。

方药：黄芪汤加减，药用黄芪、火麻仁、白蜜、陈皮等。

5. *血虚便秘证*

症状：大便干结，努挣难下，面色苍白，头晕目眩，心悸气短，失眠健忘，舌淡，苔薄白，脉细弱。

治法：养血润燥。

方药：润肠丸加减，药用麻子仁、大黄、当归、桃仁、白芍、炒枳实、升麻、陈皮、人参、生甘草、槟榔、木香等。

6. *阴虚便秘证*

症状：大便干结难下，口干心烦，潮热盗汗，腰膝酸软，舌质红，苔少，脉细数。

治法：滋阴通便。

方药：增液汤加减，药用玄参、麦冬、生地黄等。

7. 阳虚便秘证

症状：大便艰涩，排出困难，腹中冷痛，四肢不温，喜热怕冷，小便清长，舌质淡，苔白或薄腻，脉沉迟，或沉弦。

治法：温阳通便。

方药：济川煎加减，药用当归、牛膝、肉苁蓉、泽泻、升麻、枳壳等。

8. 阳明腑实证

症状：大便不通，频转矢气，脘腹拒按，按之则硬，潮热谵语，手足濈然汗出，舌红苔黄，脉沉实。

治法：峻下热结。

方药：大承气汤加减，药用大黄、枳实、厚朴、芒硝等。

肺癌，加沙参、麦冬、天花粉、黄芩；肝癌，加龙胆草、炒栀子；大便干结，加火麻仁、郁李仁；腹痛明显者，加厚朴、莱菔子利气镇痛；七情郁结，腹满胀痛者，加柴胡、白芍、合欢皮等疏肝解郁。气虚下陷而脱肛者，加升麻、柴胡、桔梗、人参协同黄芪以益气升陷；大便燥结难下者，加杏仁、郁李仁以滑肠通便；血虚有热，兼见口干心烦，舌质红，苔少，脉细数，加何首乌、玉竹、知母等清热生津养阴；潮热盗汗者，可用增液承气汤以滋阴通便；食管癌患者晚期汤水难下，伴见大便干结如球者，用五汁安中饮合五仁丸滋阴润畅通便；耳鸣，腰膝酸软者，用六味地黄汤加火麻仁、柏子仁、瓜蒌仁滋补肾阴，润肠通便。

第二节　癌性发热

一、概述

癌性发热作为恶性肿瘤常见的并发症之一，主要是由于恶性肿瘤细胞的恶性生长，或治疗引起肿瘤细胞破坏，导致细胞组织缺血、缺氧而引起肿瘤释放大量的肿瘤坏死因子，被机体吸收后产生内源性致热原，导致体温调节中枢异常而引起发热。癌性发热一般是指癌症患者出现的直接与恶性肿瘤有关的非感染性发热，多反复发作，缠绵难愈。癌性发热多见于癌症进展期，有报道恶性肿瘤患者病程中，伴有发热者占到60%，常见于霍奇金病、淋巴瘤、急性白血病、骨肉瘤、肺癌、肾上腺肿瘤、肝原发性或转移性晚期肿瘤等。由于其产生的机制复杂，临床上患者的发热程度表现也不一样，癌性发热常以低热为主，或自觉无热，而体温测试显示温度升高，外周血中白细胞计数及中性粒细胞比值大多正常，抗感染治疗无效。目前，还不能完全控制癌性发热，以对症处理为主，包括物理疗法，常用冰袋降温，亦可冰帽置头部，冰袋置双腋下或大血管部位，或乙醇、温水擦浴；嘱患者多饮水、补液。药物对症治疗，常用非甾体抗炎镇痛药、糖皮质激素、中成药等。癌性发热的最根本原因是肿瘤，病因不去，邪热不退，根据不同肿瘤或肿瘤的不同时期，给予化疗、放疗、靶向治疗或生物免疫制剂等抗肿瘤治疗。中医学将"发热"分为"外感发热"和"内伤发热"，癌性发热多属中医"内伤发热"的范畴，其病因病机复杂多变，临床可表现为实证、虚证或虚实夹杂证。根据不同情况可采用滋阴清热、化痰清热、甘温除热、疏肝利胆、利湿清热、活血化瘀、清热解毒等法进行遣药组方。

二、张永杰对本病病因病机的认识

癌性发热的病因病机复杂，可分为虚实两大类，气滞、血瘀、痰湿所致者为实证，其基本病机乃因气血津液瘀滞，瘀结阻滞而引起发热；气血阴阳不足者属虚证，多为脏腑不足所致。有单独病因致病，也有多个病因致病，如气滞血瘀、阴虚夹湿痰、气虚血亏等。

（一）病因

1. **饮食失节**　恶性肿瘤患者由于饮食失节，脾胃功能受损，气血生化不足，使气虚血亏，虚热内生；或脾胃受损，不能运化水湿，水湿结聚，壅塞中焦，遂决渎无道，脾土壅滞，蕴而发热。

2. **情志内伤**　身患肿瘤，情志失畅，抑郁不欢，致使肝失疏泄，条达失司，令气机运行不畅，另则肝气郁结不舒，横逆侵犯脾胃土，遂令水液运化障碍，水湿内停与瘀血蕴结，阻塞气机，日久气、湿、痰、瘀等互结郁而化热。与情志密切相关，故亦称"五志之火"。

3. **劳欲过度**　肾主藏精，为先天之本，脾主运化，为后天之源，两者为生命之根本。肿瘤患者正气不足,若劳欲过度必伤及脾、肾二脏,使虚者更虚,虚热内生,或体内中气不足,阴火内生而引起发热;若素体阴虚,或热病日久,耗伤阴液,或误用、过用温燥药物等,导致阴精亏虚,阴衰则阳盛,水不制火,阳气偏盛而引起发热;或久病气虚,气损及阳,或脾肾阳气亏虚,以致火不归源,盛阳外浮而引起发热。

4. 放疗、化疗等治疗 肿瘤患者邪毒内蕴,化疗药物易损伤脾胃,气血生化不足,虚热内生,水湿运化功能失司,湿浊久蕴化热;放疗本为火热之邪,不但消灼阴液,且火热毒邪积聚,耗气伤阴,元气亏损致内伤发热。

5. 其他 某些消化系统肿瘤致慢性失血,以致营血亏虚,血虚不能配阳,致阳亢发热。

(二) 病机演变

癌性发热属中医学"内伤发热"范畴,病机比较复杂,可由一种也可由多种病因同时引起发热,如气郁血瘀、气阴两虚、气血两虚等,久病往往由实转虚,由轻转重,其中以血瘀久病,损及气、血、阴、阳,分别兼见气虚、血虚、阴虚或阳虚,而成为虚实兼夹之证的情况较为多见。概括而言,癌性发热是以内伤为病因,以脏腑功能失调,气血阴阳亏虚,加之热、毒、痰、瘀相结为基本病机的病证,不同时期可表现为实证、虚证或虚实夹杂证。

癌性发热的预后,与基础疾病、患者身体状况有密切关系。据临床观察,大部分癌性发热患者病情缠绵,病程较长,须经一定时间的治疗方能获得明显疗效,且兼夹多种病证,病情复杂,体质极度亏虚的患者,疗效及预后均较差。

三、张永杰治疗经验

(一) 治法特点

癌性发热是由于恶性肿瘤引起气血脏腑虚损或阴阳失调、痰瘀湿毒、蕴久化热,或因化疗、放疗后,火热毒邪积聚,耗气伤阴,元气亏损所致,临床上以阴虚证为多,属本虚标实之证。在治疗该病时,采用标本兼治法,临床疗效明显。

(二) 分型论治

张永杰结合多年的临床经验及体悟,认为本病治疗很难以一方统治,应在辨证前提下分型治疗。

1. 阴虚发热证

症状：午后或夜间潮热，或手足心发热，颧红，心烦盗汗，失眠消瘦，口干咽痛，大便干结，尿少色黄，舌红而干，或有裂纹，无苔或少苔，脉细数。

治法：滋阴泻火，除蒸退热。

方药：青蒿鳖甲汤加减，药用青蒿、鳖甲、知母、生地黄、丹皮等。

2. 气虚血亏证

症状：热势或高或低，常于劳累后加剧，头晕乏力，自汗神疲，气短懒言，食少便溏。偏于血虚者常为低热潮红，面白少华，心悸不宁，唇甲色淡；偏于气虚者常为心悸气短，少气懒言，语言低微等。舌淡胖，边有齿痕，苔薄白或薄腻，脉细弱。

治法：益气养血，甘温除热。

方药：补中益气汤合四物汤加减，药用黄芪、白术、陈皮、升麻、柴胡、人参、甘草、当归、生地黄、川芎、芍药等。

3. 气滞血瘀证

症状：午后或夜间发热，口干咽燥而不多饮，面色暗黑，局部有固定痛处或肿块，胸闷喜叹息，两胁、胃、腹胀痛，嗳气，急躁易怒，情绪波动时易腹痛腹泻，女性乳房、小腹胀痛，或痛经，经色紫暗夹有血块，或闭经，舌紫暗或有瘀点瘀斑，苔白，脉细涩。

治法：活血化瘀，行气凉血。

方药：血府逐瘀汤加减，药用桃仁、红花、当归、生地黄、牛膝、川芎、桔梗、赤芍、枳壳、甘草、柴胡等。

4. 湿热瘀毒证

症状：发热缠绵，下午较甚，身热不扬，胸脘痞闷，身困头重，腹胀腹痛，身目发黄，恶心纳少，便下脓血，便稀或溏，或里急后重，或尿赤、尿急、尿频、尿痛，或带下黄赤、腥臭，舌暗红，苔黄腻，脉濡数或弦滑。

治法：清热利湿，解毒散结。

方药：八正散加减，药用车前子、瞿麦、萹蓄、滑石、山栀子仁、甘草、木通、大黄等。

5. 肝经郁热证

症状：低热或潮热，热势常随情绪波动而起伏，心烦，易怒，善叹息，口苦，胸胁胀痛，大便干结，妇女常伴乳房胀痛，月经不调，舌质红，舌苔黄，脉弦数。

治法：疏肝解郁，清热散结。

方药：丹栀逍遥散加减，药用牡丹皮、山栀子、柴胡、当归、茯苓、芍药、白术、炙甘草等。

第三节 癌性腹泻

一、概述

腹泻是指排便的次数明显增多，便质变稀薄，或带有黏液、脓血，或含有未消化的食物，对于黏液状稀便，每日 3 次以上或每日粪便总量＞200 g，其中粪便含水量＞80％，则可以认定为腹泻。许多肿瘤患者常常出现腹泻，医学上把它称之为"癌性腹泻"。这种腹泻通常可发生于不同类型的肿瘤患者，可以是肿瘤本身所致，也可以是各种肿瘤治疗手段所引起，患者不但大便的次数增加，而且性状会发生改变，呈稀便、水样便，甚至血样、脓血样变。近 70％的癌症患者曾有明确的腹泻症状。目前对于癌性腹泻的治疗可通过一般治疗、药物治疗和靶向药物调整三个方面来实现。一般治疗以患者教育和饮食调控为主。患者教育是必不可少的，主要目的是指导患者早期发现腹泻并及时接受治疗，防止发展成为需要调整靶向药物剂量，甚至停药的腹泻。饮食调控主要有进食高蛋白、高热量的低残渣食物，避免牛奶、高脂及辛辣、油炸等对胃肠产生刺激的饮食等。药物治疗方面，目前尚无明确的治疗规范。当靶向治疗引起严重的不良反应，则需减少靶向药物剂量或停止服药。癌性腹泻就其病机来说，应属于中医学"泄泻"范畴。泄泻作为一种常见疾病，在很多古籍中都有记载，医家对其命名亦有所不同，以"飧泄""洞泄""濡泄""泄泻""注下""下利"多见，是以大便粪质稀溏为主要症状，或完谷不化，或粪如水样，大便次数增多，每日三五次至十数次以上的病证。中医所谓"泄"者，指大便澹薄而势缓者；将大便清稀如水而情势急迫者，称为"泻"，临床一般统称"泄泻"。

二、张永杰对本病病因病机的认识

癌性腹泻的病因主要与外邪侵扰、情志失调、饮食不节、久病体虚、先天禀赋不足等因素有关。中医认为,脾、大肠、小肠、肝、肺是与泄泻关系最为密切的脏腑。脾主运化水谷精微和水湿,与营养物质和水液的吸收代谢关系密切。脾的运化失常,则水湿及水谷精微下注肠道而成泄泻,除大便稀溏外,还可引起胃脘不适、痰湿内生、气血不足等问题,正如李东垣《脾胃论》所述:"百病皆由脾胃衰而生也。"大肠主传导糟粕,是将糟粕燥化,转化成粪便排出体外的主要脏腑。另外,大肠传导功能的实现离不开肺气的肃降,大肠的生理特性是以通降为顺,且传导有度,若传导失度,则可出现泄泻。中医认为小肠主受盛与化物,是食物消化吸收的主要场所,并具有"泌别清浊"的作用,负责将食物残渣传至大肠,如《医宗必读》所述:"小肠……泌别清浊……水液渗入膀胱,滓秽流入大肠。"因此小肠功能失常可引起二便的异常。中医"利小便,实大便"的治法即依托于小肠"泌别清浊"功能的发挥。此外,五脏六腑之间相互作用,关系密切,脾之功能的发挥离不开胃之腐熟、肾阳温煦及肝气调达等功能的帮助。

癌性腹泻的原因主要有感受外邪、饮食所伤、七情不和及脏腑虚弱等,但最终均为导致脾胃功能失常而产生泄泻,其最主要的病机为脾虚湿胜。病理性质为本虚标实,亦有以邪实为主的。肿瘤患者的腹泻大多以本虚为主,肿瘤患者由于化疗药物或放射性治疗耗伤正气,伤脾败胃,使脾气虚弱,运化失职,脾失健运,胃失和降,脾虚不能运湿,湿滞为其标,脾虚为其本。故治疗应以扶正为先,一旦正气恢复,邪气自然退却。

三、张永杰治疗经验

(一) 治法特点

张永杰治疗腹泻的基本治疗原则是健脾化湿。在临床的治疗方法上,尤其善用治泻九法,即淡渗、升提、清凉、疏利、甘缓、酸收、燥脾、温肾、固涩。

(二) 分型论治

1. 寒湿困脾证

症状:泄泻清稀,甚如水样,脘闷食少,舌淡,苔白腻,脉濡缓。

治法:芳香化湿,解表散寒。

方药:藿香正气散加减,药用藿香、大腹皮、白芷、紫苏、茯苓、半夏、白术、陈皮、厚朴、桔梗、甘草、生姜、大枣等。

2. 湿热内蕴证

症状：腹痛、泄泻交作，泻下急迫，或泻而不爽，肛门灼热，便质或稀或溏，色黄褐而臭，烦热口渴，小便短赤，舌质红，舌苔黄腻，脉濡数或滑数。

治法：清热利湿，升清降浊。

方药：葛根芩连汤加减，药用葛根、黄芩、黄连、甘草；或白头翁汤加减，药用白头翁、黄柏、黄连、秦皮等。

3. 肝气乘脾证

症状：腹痛即泻，泻后痛减，常因恼怒或精神紧张而发作或加重，少腹拘急，胸胁胀满窜痛，肠鸣矢气，便下黏液，情志抑郁，善太息，急躁易怒，舌质红或紫暗，舌苔薄白，脉弦或弦紧。

治法：抑肝扶脾，理气止泻。

方药：痛泻要方加减，药用炒白术、生白芍、防风、炒陈皮、柴胡、煨木香、炒枳壳、制香附、生甘草等。

4. 脾胃虚弱证

症状：大便时溏时泻，夹有黏液，食少纳差，食后腹胀，脘闷不舒，腹部隐痛喜按，腹胀肠鸣，神疲懒言，肢倦乏力，面色萎黄，舌质淡，舌体胖，有齿痕，苔白，脉细弱。

治法：健脾益气，渗湿止泻。

方药：参苓白术散加减，药用党参、炒白术、茯苓、白芍、山药、炒白扁豆、莲子、薏苡仁、砂仁、炒陈皮、木香、炙甘草等。

5. 肾虚不固证

症状：黎明五更之前腹痛、肠鸣、泄泻，泻下完谷，泻后则安，形寒肢冷，腰膝酸软，舌淡，苔白，脉沉细。

治法：温补脾肾，固涩止泻。

方药：四神丸加减，药用煨肉豆蔻、盐炒补骨脂、醋制五味子、制吴茱萸、大枣等。

6. 寒热错杂证

症状：胃痞，胃中灼热，畏寒肢冷，嘈杂反酸，口干口苦，心烦燥热，肠鸣便溏，遇冷加重，舌淡苔黄，脉沉细数。

治法：寒热并用，和中消痞。

方药：半夏泻心汤加减，药用半夏、黄芩、干姜、人参、炙甘草、黄连、大枣等。

第四节　癌　性　呕　吐

一、概述

　　呕吐是恶性肿瘤疾病本身和抗肿瘤药物治疗后最常见的胃肠道反应之一。呕吐是一种胃的反射性强力收缩,通过胃、食管、口腔、膈肌和腹肌等部位的协同作用,迫使胃内容物由胃、食管经口腔急速排出体外。癌性呕吐是指恶性肿瘤及抗恶性肿瘤治疗导致的呕吐。抗肿瘤药物治疗主要包括细胞毒药物化疗、靶向治疗和免疫治疗,由于化疗导致的恶心呕吐最为严重,故研究最为深入并且疗效确切,其他两种药物所致恶心呕吐均参考恶心呕吐的原则处理。恶心呕吐根据其发生时间和治疗效果可以分为急性、延迟性、预期性、暴发性和难治性。目前,在恶心呕吐的治疗原则上,在对抗肿瘤药物的选择上结合个体差异,进行风险评估,以预防为主,注重全程与个体化管理,同时根据抗肿瘤药物的风险、恶心呕吐的性质选择止吐药物,注意生活方式的管理。肿瘤化疗后胃肠道反应属于中医"呕吐""胃痞"等范畴,本病在于五脏,与脾胃失和有关,多为虚实夹杂、寒热互结之证。

二、张永杰对本病病因病机的认识

　　根据中医学理论,本病病机主要是邪气犯胃,清气不升,浊气不降,致使胃失和降,胃气上逆所致。化疗药为大毒之品,易伤正气,可扰乱人体气血,影响脏腑功能的正常运行,尤其导致脾胃运化失常,津液不化,聚而为痰,痰浊阻碍气机,脾胃升降失司。脾胃为后天之本、气血生化之源,脾胃功能受损导致运化无力、升降失常而气逆作呕,故常引起不同程度的消化道毒性反应。中医认为,化疗药物本属热性,进入患者体内会出现邪热伤阴、邪热耗气等症状。因此,将肿瘤化疗后胃肠道反应归结为脾胃虚弱、气机不和、邪客内伤,临床治疗选择以调理脾胃为主。

　　张永杰认为,毒邪之气为该病之标,《素问·举痛论》中有"寒气客于肠,厥逆上出,故痛而呕也",《素问·至真要大论》中亦有"诸呕吐酸,暴注下迫,皆属于热""少阳之盛,热客于胃,呕酸善饥""燥湿所盛,民病喜呕,呕有苦",提示六淫之气,皆可致呕,同时因六邪之气各具特点,所致呕吐亦有所别。化疗或靶向药物作为外来之物,进入人体之后,成为损伤正气的毒邪之气。此类毒邪之气,来势凶猛,人体正气抗争剧烈,故临床所见呕吐均较为剧烈,甚至可出现真阳欲脱之危象。胃气亏虚为该病之本,《景岳全书·呕吐》中有"盖邪实胃强,能胜毒药,故无论气味优劣,皆可容受",若此时胃气充足,能胜毒邪,则呕吐不见。同时在临证过程中,发现呕吐患者身体状态相对较好,而身体羸弱者,呕吐的发生以及程度均相对较轻,推测是胃气亏虚,当未衰竭,尚可与邪气相争,正邪相争,正未胜邪,呕吐乃见。

肝气逆乱为本病之实,《景岳全书·呕吐》有:"气逆作呕者,多因郁怒致动肝气,胃受肝邪,所以作呕。"《医学衷中参西录·论胃气不降治法》有:"肝气上干,脉则弦而有力;肝冲并见,脉则弦长有力也。然其初为肝气冲气之所迫,其胃府之气不得不变其下行之常而上逆,迨其上逆既久,因习惯而成自然,即无他气冲之干之,亦恒上逆而不能下行。"由此可见,肝气逆乱在本病的发生和发展过程中,起到至关重要的作用。肝属木,体阴用阳,主疏泄,具有调畅气机之功,与脾胃同居中焦,两者关系也最为密切。胃气亏虚,脾土受肝木所乘,气机横逆上干,呕吐乃作,盖肝气逆,皆因胃气虚之故。

三、张永杰治疗经验

(一) 治法特点

防治抗肿瘤药物引起的恶心、呕吐胃肠道反应,应以祛邪抗毒,健脾和胃,理气降逆为法,恢复中焦脾胃升降功能,使气机畅达,以减少抗肿瘤药物的不良反应,改善症状,提高生活质量,进一步抑制肿瘤的发展,延长生存时间。

(二) 分型论治

张永杰结合多年的临床经验及体悟,认为本病治疗很难以一方统治,应在辨证前提下分型治疗。

1. 痰饮内停证

症状:呕吐痰涎清水,胸闷不适,不思饮食,头眩心悸,舌淡,苔白腻,脉滑。

治法:温化痰饮,和胃降逆。

方药:小半夏汤合苓桂术甘汤加减,药用姜半夏、生姜、茯苓、桂枝、白术、炙甘草等。

2. 肝气犯胃证

症状：呕吐吐酸，嗳气频作，每遇情志不遂而呕吐吞酸加重，胸胁胀满，烦闷不舒，舌质红，苔薄腻，脉弦或弦细。

治法：疏肝理气，消积导滞。

方药：半夏厚朴汤合左金丸加减，药用半夏、厚朴、茯苓、生姜、紫苏、黄连、吴茱萸等。

3. 脾胃虚寒证

症状：呕吐清水痰涎，时作时止，喜暖畏寒，面色苍白，甚则大便溏薄，四肢不温，倦怠无力，口干不饮，舌质淡，苔白腻，脉沉弱或迟缓。

治法：温中健脾，和胃降逆。

方药：理中丸加减，药用人参、干姜、白术、炙甘草等。

4. 胃阴不足证

症状：呕吐反复发作，呕量不多，时作干呕，胃中嘈杂，喜寒恶热，口燥咽干，似饥而不欲食，舌红少津，苔薄腻，脉细数。

治法：滋养胃阴，降逆止呕。

方药：麦门冬汤加减，药用人参、麦冬、甘草、粳米、大枣等。

5. 瘀毒反胃证

症状：朝食暮吐，暮食朝吐，吐物腐臭，时有带血，形体消瘦，腹部疼痛，粪便色黑，舌质青紫，苔少，脉弦涩。

治法：化瘀解毒，降逆止吐。

方药：参赭培气汤加减，药用党参、天冬、生赭石、清半夏、淡苁蓉、知母、当归身、柿霜饼等。

第五节　癌性疲乏

一、概述

癌性疲乏是一种痛苦的、持续的、主观的，有关躯体、情感或认知方面的疲乏感或疲惫感，与近期的活动量不符，与癌症或者癌症的治疗有关，并且妨碍日常功能。疲劳很少是孤立的症状，通常和其他症状一起以症候群的方式出现,比如疼痛、情绪障碍、贫血和睡眠障碍。癌症相关性疲劳不能通过充足的睡眠或充分休息而缓解,严重时可影响患者的生存质量。癌性疲乏的发生率在接受化疗的患者中超过 65%,接受放疗的患者中超过 80%,转移患者中可超过 75%。有超过 40% 的患者在治疗后疲劳症状可持续多年。出现癌症相关性疲乏时,需要进行积极的干预和治疗。主要包括健康教育、运动干预、心理干预、睡眠调节、视觉影像与听觉干预、营养支持治疗和药物治疗。任何的干预与治疗措施都应当均衡,须知过犹不及。中医学中该病症状多为"劳累感,虚弱,筋疲力尽,疲倦,或行动缓慢,无力,肢体沉重感,不想做任何事,不能睡或睡得过多,不能集中注意力,悲伤感、易怒",当归属于"虚劳"范畴。

二、张永杰对本病病因病机的认识

《素问·三部九候论》曰:"必先度其形之肥瘦,以调其气之虚实,实则泻之,虚则补之。必先去其血脉而后调之,无问其病,以平为期。"首先提出虚实基本证候,根据虚实来调补泻。《素问·示从容论》云"肝虚、肾虚、脾虚,皆令人体重烦冤",提示可从脏腑角度进行辨证。《素问·阴阳应象大论》曰:"形不足者,温之以气;精不足者,补之以味。"又《难经·十四难》曰:"损其肺者,益其气;损其心者,调其营卫;损其脾者,调其饮食,适其寒温;损其肝者,缓其中;损其肾者,益其精,此治损之法也。"可见虚劳辨证不但要结合脏腑,还要区分精、气、血、津、液。这些论述奠定了虚劳证候的基本框架,即以虚证为方向,以脏腑辨证为纲领,以精、气、血、津、液为经纬,这在后世医家的论述中均有体现。

癌性疲乏是在肿瘤基础上,随着肿瘤的发生、发展,正邪交争,阴阳失衡,脏腑亏损,气血阴阳虚衰,久虚不复而成。因其以五脏虚证为主要临床表现,故可参考"虚劳"论治。癌性疲乏的病因可有内因、外因和不内外因,临床常为复合致病。

1. **内因致瘤成劳**　先天禀赋不足,后天摄养不当;劳倦损伤,五脏烦劳;饮食不节,脾胃受损;情志失调,肝郁气滞等因素均可致瘤成劳。《诸病源候论》曰"积聚成病,蕴结在内,则气行不宣通,气搏于腑脏,故心腹胀满,心腹胀满则烦而闷,尤短气也",述及积聚而致短气疲乏;复载"虚劳之人,阴阳伤损,血气凝涩,不能宣通经络,故积聚于内也",言虚劳之人又易生积聚。《景岳全书》曰:"凡脾肾不足及虚弱失调之人,多有积聚之病。"《儒门事亲》云:"积之成也,或因暴怒喜悲思恐之气,或伤酸甘辛咸之食,或停温凉热寒之饮。"《医宗金鉴》

云："夫水邪,亦积聚之类也……气为水邪所阻,故少气,水邪逼处,神魂不安,故不得卧;神明扰乱,故躁而烦……脾主腹,四肢是其部也,水邪干之,外则四肢苦重,内则腹大少气。"上述皆言内因致瘤成劳。同时肿瘤患者中多有抑郁、焦虑等情志问题,亦可进一步诱发、加重病情。

2. **外因致瘤成劳**　外感邪毒未及时治疗,日久可致瘤成劳。《灵枢·刺节真邪》曰："寒与热相搏,久留而内著……邪气居其间而不反,发为瘤。"张从正认为外感六淫可致瘤,曰"积之成也,或受风、暑、燥、寒、火、湿之邪"。汪绮石提出,因外感者"伤风不醒结成痨",倘若元气有余者,自能逼邪使出,若其人"阴血素亏,肺有伏火,一伤于风火,因风动则痨嗽之症作矣。盖肺主皮毛,风邪一感于皮毛,肺气便逆而作嗽。似乎伤风咳嗽,殊不经意,岂知咳久不已,提起伏火,上乘于金,则水精不布,肾源以绝,且久嗽失气,不能下接沈涵,水子不能救金母,则劳嗽成矣"。《病机机要》亦认为,外感因虚而入久则多成虚损,而"虚损之疾,寒热因虚而感也,感寒则损阳,阳虚则阴盛,故损自上而下,治之宜以辛甘淡……感热则损阴,阴虚则阳盛,故损自下而上,治之宜以苦酸咸,过于脾,则不可治也"。临证内外因常常相兼致病,正如巢元方所云："积聚者,由阴阳不和,腑脏虚弱,受于风邪,搏于腑脏之气所为也。"

3. **不内外因成劳**　肿瘤患者受放疗、化疗、手术、靶向治疗、生物治疗等多种因素影响,可造成或加重癌性疲乏。《理虚元鉴》中提出,"因医药者,本非痨症,反以药误而成……凡此能使假者成真,轻者变重,所宜深辨也"。肿瘤本就是消耗性疾病,"病后元气尚亏,更或不自重命,以劳动伤其气,以纵欲竭其精,顷间五脏齐损,恒致不救,尤宜慎之",加之肿瘤治疗引起的并发症,均可导致癌性疲乏。

三、张永杰治疗经验

(一) 治法特点

1. **五脏之辨**　虚劳的证候虽多,但总不离五脏,而五脏之辨,不外乎气、血、阴、阳。故虚劳辨证应以气、血、阴、阳为纲,五脏虚候为目。由于气血同源,阴阳互根,五脏相关,各种因素所致的虚损互相影响,可由一虚渐致两虚,一脏累及别脏,使病情趋于复杂、严重。治疗时还应注意有无兼夹病证,如因虚致实,气虚运血无力,形成瘀血;脾气虚不能运化水湿,造成水湿痰饮内停;

或卫外不固,易感外邪;因瘀结致虚者,需辨明原发疾病是否治愈或进展。上述情况都应在虚劳基础上针对性用药。

2. 治虚劳需注意以下三点 ① 治虚之道更应重视调理肺、脾、肾三脏。肺主气,为自然清气与机体内外交换之所,为水之上源,通调水道,百脉所宗,是气血津液输布必经之所。脾为后天之本,气血生化之源,脾胃健运,四肢百骸方能得到滋养。肾为先天之本,寓元阴、元阳,为生命的本源。② 癌性疲劳是以"虚劳"为主,可兼有脏躁、百合病,或夹湿夹郁,当补中有泻,扶正祛邪。③ 虚劳既可因虚致病,亦可因病致虚,治疗时应辨证结合辨病,立足于肿瘤本身,注意有形肿块的消散。

(二)分型论治

1. 气虚证

症状:面色㿠白或萎黄,气短懒言,语声低微,头晕神疲,肢体无力,舌质淡,舌苔白,脉细软弱。

(1)肺气虚证

症状:咳嗽无力,痰液清稀,短气自汗,声音低却,时寒时热,平时易于感冒,面白。

治法:补益肺气。

方药:补肺汤加减,药用黄芪、甘草、钟乳石、人参、桂枝、干地黄、茯苓、厚朴、桑白皮、干姜、紫菀、橘皮等。

(2)心气虚证

症状:心悸,气短,劳则尤甚,神疲体倦,自汗。

治法:益气养心。

方剂:七福饮加减,药用人参、熟地黄、当归、白术、炙甘草、酸枣仁、远志等。

(3)脾气虚证

症状:饮食减少,食后胃脘不舒,倦怠乏力,大便溏薄,面色萎黄。

治法:健脾益气。

方剂:加味四君子汤加减,药用党参、白术、茯苓、甘草、莪术、三棱、牛膝等。

(4)肾气虚证

症状:神疲乏力,腰膝酸软,小便频数而清,白带清稀。

治法：益气补肾。

方药：大补元煎加减，药用人参、山药、熟地黄、杜仲、当归、山茱萸、枸杞子、炙甘草等。

2. 血虚证

症状：面色淡黄或淡白无华，唇、舌、指甲色淡，头晕目花，肌肤枯燥，舌质淡红，苔少，脉细。

（1）心血虚证

症状：心悸怔忡，健忘，失眠，多梦，面色不华。

治法：养血宁心。

方药：养心汤加减，药用黄芪、茯苓、茯神、半夏、当归、川芎、远志、肉桂、柏子仁、酸枣仁、五味子、人参、炙甘草等。

（2）肝血虚证

症状：头晕，目眩，胁痛，肢体麻木，筋脉拘急，或筋惕肉瞤，月经不调或闭经，面色不华。

治法：补血养肝。

方剂：四物汤加减，药用当归、生地黄、芍药、川芎等。

3. 阴虚证

症状：面红赤，唇红，低热、潮热，手足心热，虚烦不安，盗汗，口干，舌质光红，苔少，脉细数无力。

（1）肺阴虚证

症状：干咳，咽燥，甚或失音，咯血，潮热，盗汗，面色潮红。

治法：养阴润肺。

方药：沙参麦冬汤加减，药用沙参、玉竹、生甘草、冬桑叶、麦冬、生扁豆、天花粉等。

（2）心阴虚证

症状：心悸，失眠，烦躁，潮热，盗汗，口舌生疮，面色潮红。

治法：滋阴养心。

方药：天王补心丹加减，药用生地黄、五味子、当归身、天冬、麦冬、柏子仁、酸枣仁、人参、玄参、丹参、白茯苓、远志、桔梗等。

（3）脾胃阴虚证

症状：口干唇燥，不思饮食，大便燥结，甚则干呕呃逆，面色潮红。

治法：养阴和胃。

方药：益胃汤加减，药用沙参、麦冬、生地黄、玉竹、冰糖等。

（4）肝阴虚证

症状：头痛，眩晕，耳鸣，目干畏光，视物模糊，急躁易怒，或身体麻木，筋惕肉瞤，面潮红。

治法：滋阴养肝。

方药：补肝汤加减，药用当归、白芍、熟地黄、炙甘草、川芎、木瓜、酸枣仁等。

（5）肾阴虚证

症状：腰酸，遗精，两足软，甚则耳鸣、耳聋，口干，咽痛，颧红。

治法：滋补肾阴。

方药：左归丸加减，药用熟地黄、菟丝子、牛膝、龟板胶、鹿角胶、山药、山茱萸、枸杞子等。

4. 阳虚证

症状：面色苍白晦暗，怕冷，手足不温，出冷汗，精神疲倦，气息微弱，或有水肿，下肢为甚，舌质胖嫩，边有齿痕，苔淡白而润，脉细微、沉迟或虚大。

（1）心阳虚证

症状：心悸，自汗，神倦嗜卧，心胸憋闷疼痛，形寒肢冷，面色苍白。

治法：益气温阳。

方药：保元汤加减，药用桂枝、白术、炙甘草、人参、当归、生附子等。

（2）脾阳虚证

症状：面色萎黄，食少，形寒，神倦乏力，少气懒言，大便溏薄，肠鸣腹痛，每因受寒或饮食不慎而加剧。

治法：温中健脾。

方药：附子理中汤加减，药用炮附子、人参、干姜、白术、炙甘草等。

（3）肾阳虚证

症状：腰背酸痛，遗精，阳痿，多尿或不禁，面色苍白，畏寒肢冷，下利清谷或五更泄泻。

治法：温补肾阳。

方药：右归丸加减，药用熟地黄、炮附片、肉桂、山药、山茱萸、菟丝子、鹿角胶、枸杞子、当归、杜仲等。

第六节　癌性贫血

一、概述

癌性贫血主要是指肿瘤患者在疾病进展和治疗过程中发生的贫血,特征表现为外周血中单位容积内红细胞数减少、血红蛋白浓度降低或血细胞比容降至正常水平以下。30%～90%的肿瘤患者合并贫血,其发生率和严重程度与患者的年龄、肿瘤类型、分期、病程、治疗方案、药物剂量和化疗期间是否发生感染等因素有关。2012 年中国癌性贫血调查指出,癌性贫血发生率为60.83%,其中轻度贫血为 40.84%,中度贫血为 15.67%,重度贫血为 3.47%,极重度贫血为 0.84%。不同肿瘤的贫血分布:上消化道癌伴贫血发生率最高(66.99%),其次为乳腺癌(64.29%)和肺癌(60.38%)。目前对于癌性贫血的治疗方法主要包括输血、促红细胞生成和补充铁剂等。方法相对较少,输血为急则治其标,效果相对明确,与此同时,不良反应也较多,并未从根本解决矛盾,仍会随着肿瘤的发展进一步加重。根据文献记载,癌性贫血当属于贫血相关的疾病范畴。西医的贫血与中医的"血虚""血枯"等概念虽然有一定差别,但均是指血液含量减少(亏乏)的临床现象,故用"贫血"名称。最早在《素问》中提出"血枯",《灵枢》中描述:"血脱者,色白,天然不泽,其脉空虚此其候也。"癌性贫血临床以面色不荣、头晕乏力、少气懒言、纳差、高热等为主要症状。据此,癌性贫血可属于中医"虚劳""血虚""亡血""血痨""血枯""髓劳"等范畴。

二、张永杰对本病病因病机的认识

《灵枢·决气》曰:"中焦受气取汁,变化而赤,是为血。"《景岳全书》谓:"血者水谷之精也。源源而来,生化于脾,故曰后天之本在脾。"可见脾的运化是精血化生的基础。《诸病源候论》曰:"肾藏精,精者,血之所成也。"《理虚元鉴》云:"脾为百骸之母,肾为性命之根。"肾中精气可化生元气,促进脾胃化生水谷精微而生血。若脾胃受损,则水谷精微不能化生气血,若肾精不充则生血不旺,渐致气血亏虚。喻嘉言在《医门法律》中描述了血证虚劳的表现:"虚劳之证,《金匮》叙于血痹之下,可见劳则必劳其精血也。营血伤,则内热起,五脏常热,目中昏花见火,耳内蛙聒蝉鸣,口舌糜烂,不知五味,鼻孔干灼,呼吸不利,乃至饮食不为肌肤,怠惰嗜卧,骨软足酸,营行日迟,卫行日疾,营血为卫气所迫,不能内守而脱出……火热并进,逼迫煎熬,漫无休止,营血有这面尽也。不死何待耶。"可见在五脏中,脾、肾对于血的生成起着重要的作用。脾肾虚弱,则癌肿易生,耗伤精血,日久则精髓不充,气血阴阳虚损。恶性肿瘤患者的贫血在中医病机上与一般贫血相比有其独特之处,其病因主要责之为癌肿积聚、治疗损伤、饮食失节、情志不舒等。主要病变与脾、肾两脏有关,肾主骨,藏精生髓,精血可相互转化,肾虚则精血无以化生;脾为后天之本,为人体的气血生化之源,脾胃虚弱或后天失养而受损,则气血生化乏源。癌毒、积聚、放化疗等损伤脾、肾两脏,导致血虚,故本病以虚实错杂为病机特点。中医认为脾肾亏虚、气血两亏是癌性贫血的根本病机。

三、张永杰治疗经验

(一) 治法特点

中医学认为血虚治疗应以补养气血为主旨,然癥瘕、积聚患者之血虚,主要责之于脾、肾两脏,故予补中养血,补肾益气为主。此外,尚需考虑邪实之轻重,佐以祛邪之品。治疗过程中,以补虚为主,然不可过于滋腻,恐有恋邪之弊,辅以攻邪,切不可攻伐太过,免犯虚实之过。

(二) 分型论治

1. 气虚血弱证

症状:面色苍白,胸闷气促,心慌肢软,纳呆泛恶,口渴不欲饮,便溏,常有面浮肢肿,自汗,舌胖或有齿印,苔薄白或白腻,脉细小。

治法:益气养血。

方药:当归补血汤合补中益气汤加减,药用黄芪、当归、白术、陈皮、升麻、柴胡、人参、甘草等。

2. 肝肾亏损证

症状:面色苍白,头晕耳鸣,腰脊酸楚,心烦易怒,夜寐不安,口干欲饮,舌红少津,少苔或无苔,脉细涩。

治法:滋补肝肾,益气养血。

方药:当归补血汤合六味地黄丸加减,药用黄芪、当归、熟地黄、酒萸肉、牡丹皮、山药、茯苓、泽泻等。

3. 心脾两虚证

症状：面色苍白或萎黄，神疲乏力，头晕目眩，心悸，气短，失眠，纳呆食少，腹胀，便溏，舌质淡，苔薄白，脉细弱。

治法：益气补血，健脾养心。

方药：归脾汤加减，药用白术、人参、黄芪、当归、甘草、茯苓、远志、酸枣仁、木香、龙眼肉、生姜、大枣等。

4. 脾肾阳虚证

症状：面色苍白，头晕目眩，畏寒肢冷，腰膝酸软，夜尿频数，倦怠乏力，下利清谷，舌质淡，舌体胖，有齿痕，苔滑，脉沉细。

治法：温补脾肾，益气养血。

方药：右归饮合四君子汤加减，药用熟地黄、山药、山茱萸、枸杞子、炙甘草、杜仲、肉桂、制附子、人参、白术、茯苓等。

第七节　癌性疼痛

一、概述

国际疼痛研究协会对疼痛的定义：伴随着组织损伤或潜在的组织伤，并由这种损伤引起的一种不愉快的感觉和情绪体验，疼痛是一种主观感觉，并非简单的生理应答。癌痛多为慢性疼痛、晚期癌痛常表现为总疼痛，受多方面因素影响。如肿瘤相关性疼痛、抗肿瘤治疗相关性疼痛，除此以外与心理、社会、经济等非肿瘤性因素相关，现已明确疼痛是一种疾病，不仅仅是一种症状。疼痛已被列为除呼吸、血压、脉搏、体温外人体第五大生命体征，全世界每年新发癌症患者 1 000 余万例，死亡 660 万。据世界卫生组织统计，全球每年至少有 500 万例癌症患者在遭受疼痛的折磨，新诊断的癌症患者约 25% 出现疼痛，接受治疗的 50% 癌症患者有不同程度的疼痛，70% 的晚期癌症患者认为癌痛是主要症状，30% 具有难以忍受的剧烈疼痛。癌痛对癌症患者及其家属是一种折磨，若癌痛得不到有效控制可加速肿瘤的发展，影响睡眠，导致食欲缺乏、免疫力下降等，慢性剧烈疼痛得不到缓解，会发展为顽固性癌痛，亦是导致患者自杀的重要原因之一。癌性疼痛以药物治疗为主，癌性疼痛的药物治疗原则是尽量口服给药,有规律按时给药,按阶梯给药,用药应该个体化。同时注意使用抗焦虑、抗抑郁和激素等辅助药物,可提高镇痛治疗效果。癌性疼痛属中医学"痛证"范畴,《临证指南医案》曰:"积伤入络,气血皆瘀,则流行失司,所谓痛则不通也。"在中医文献中常出现于癥、积、瘤、石、乳岩、石疽、噎膈、反胃、脏毒等及其所致的气血衰败诸病候中。

二、张永杰对本病病因病机的认识

(一)病因

1. **风寒闭阻** 寒性属阴,主收引。《灵枢·始终》有言:"诸痛者,阴也。"风寒之邪侵袭脏腑、经络,或与体内有形之邪结聚,导致经络气血运行不畅,不通则痛,从而引起癌痛。

2. **热毒蕴结** 热毒,即火热温毒之邪、外感火热之邪或其他诸邪侵犯人体,七情内伤和脏腑功能失调都能在体内化热生火。火毒之邪侵袭人体,易灼伤津血,壅塞经络,从而导致癌痛。

3. **痰湿凝聚** 古人有"百病多因痰作祟""怪病当属于痰"之论。脾、肺、肝、肾等脏腑功能障碍和不足引起津液停蓄而产生水湿内盛,酿痰成饮、成痰等病变,阻遏气机,血行不畅而发癌痛。

4. **气血瘀滞** 情志不畅、宿食积滞、外感风寒、湿邪、痰饮、瘀血、火热等因素均可引起气的运行失调,气机逆乱,血停脉阻,经络为之不通,癌痛随之发生。

5. **阴血亏虚** 阴血亏虚包括血虚和阴虚两个方面。阴虚致痛者多由于火热伤阴或过用温燥伤阴之品,或五志过极,或禀赋不足,素体阴虚,或病程日久,耗伤阴液,使脏腑、经脉失养而发为癌痛。《质疑录》曰:"肝血不足则为筋挛……为头痛,为胁肋痛,为少腹痛,为疝痛诸症。"血虚致痛常由于失血过多或脾胃虚弱,生化不足以及七情过度,暗耗阴血等因素引起血虚不能润养脏腑、经络而发生癌痛。

6. **阳气不足** 阳虚使温煦推动之力减弱,则脏腑、经络功能减退,经脉拘急,气血不畅,发为癌痛。气虚致痛多由于先天不足或后天失养以致气血生化不足,或因久病耗伤正气,气虚不足以推动血行,则血积成瘀,络脉受阻而癌痛随作。

(二)病机演变

癌性疼痛的病机不外乎虚、实两个方面,即实证"不通则痛"和虚证"不荣则痛"。"不通则痛"是由于外邪侵犯机体,正邪交争于脏腑、经络,影响机体的功能,使气体升降失常,气滞血瘀,瘀阻脉络,凝聚成块,不通则痛。"不荣则痛"则是因为肿瘤日久,邪伤正气,气血虚弱,无法荣养脏腑、经络,不荣则痛。

三、张永杰治疗经验

(一) 治法特点

癌性疼痛强调标本兼顾,不仅关注肿瘤的局部病灶,也顾及整个机体,治疗更加全面、疗效更加突出,成为维护和提高患者生活质量的重要环节。"不通则痛""不荣则痛"是癌瘤痛的基本病机。对于由气滞、血瘀、痰浊、火毒等实邪而引起的疼痛,多加用理气、活血化瘀、搜风通络、解毒等中药,如八月札、延胡索、木香、三七、丹参、莪术、全蝎、蜈蚣、藤梨根、虎杖根、徐长卿、乌头等;对于气血亏虚,因虚致痛的病证,多用益气养血,扶正祛邪法,应用人参、白术、茯苓、当归、川芎、香附等。

(二) 分型论治

1. 气滞证

症状:胀痛,疼痛走窜不定,遇情志刺激加重,伴精神抑郁,或易激动、躁动不安,伴脘腹满闷,嗳气,食少纳呆,善太息,舌淡,苔薄白,脉弦。

治法:疏肝理气,解郁镇痛。

方药:柴胡疏肝散加减,药用柴胡、青皮、香附、佛手、陈皮、川楝子、乌药、厚朴、八月札、枳实、木香、姜黄、薤白等。

2. 血瘀证

症状:疼痛剧烈,刺痛拒按,痛处不移,入夜更甚,或可触及肿块,或伴胸胁胀痛,口苦咽干,心烦易怒,或见肌肤甲错,舌质暗红或有瘀斑,苔白,脉沉细涩。

治法:活血祛瘀,通络镇痛。

方药:血府逐瘀汤加减,药用赤芍、桃仁、红花、当归、川芎、牛膝、桔梗、柴胡、枳壳、延胡索、乳香、没药、益母草、王不留行等。

3. 血气亏损证

症状:疼痛绵绵,隐痛、钝痛,疼痛喜按,温热得舒,伴形体消瘦,面色苍白,神疲乏力,懒言,纳差便溏,头晕目眩,舌质淡,苔白,脉沉细。

治法:补益气血,温经镇痛。

方药：十全大补丸加减，药用人参、白术、茯苓、当归、川芎、白芍、熟地黄、黄芪、肉桂、木香、甘草、生姜、大枣等。

4. 毒邪蕴结证

症状：痛势较剧，呈热痛，得冷稍减，局部红肿，或酿脓，便秘尿赤，口臭，或出现高热等全身中毒症状，舌质红绛，苔薄黄，脉数。

治法：清热泻火，解毒镇痛。

方药：清瘟败毒饮合仙方活命饮加减，药用生石膏、黄连、生地黄、栀子、芦根、黄芩、半枝莲、知母、连翘、玄参、牡丹皮、赤芍、生甘草等。

5. 痰湿凝滞证

症状：多为钝痛、隐痛、胀痛、木痛，痛势困重，伴有痰涎壅盛，呕吐痰浊，咽喉不利，胸膈痞满，舌胖，边有齿痕，舌苔厚腻，脉滑。

治法：化痰散结，利气镇痛。

方药：二陈汤合温胆汤加减，药用陈皮、制半夏、枳壳、厚朴、苍术、山慈菇、昆布、海藻、牡蛎、天胆星、陈皮、姜半夏、夏枯草等。

第八节　癌性胸水、腹水

一、概述

浆膜腔积液，浆膜壁层和脏层之间的间隙，正常情况下腔内有浆膜分泌的少许浆液，起润滑作用，病理情况下，浆膜腔积液增多，产生压迫症状，浆膜腔积液是肿瘤常见的并发症之一，包括恶性胸腔积液、恶性心包积液、恶性腹腔积液。其主要表现为食欲缺乏、腹痛腹胀、恶心呕吐等一系列腹压增高的症状。恶性肿瘤死亡的患者中，约有15%发生恶性胸腔积液。恶性心包积液发生率在恶性肿瘤尸检患者为5%～12%，最高可达21%。肿瘤累及腹膜是恶性腹腔积液最常见的病因，恶性腹腔积液一旦发生，中位生存期仅为数周至数月，1年生存率低于10%。目前，对因治疗，抑制肿瘤的发展，在一定程度上可起到缓解恶性浆膜腔积液的作用。同时，适用利水药、补充血清蛋白、浆膜腔穿刺及置管引流等对症治疗，均可起到一定的疗效。浆膜腔积液当属中医广义"痰饮"范畴，是人体水液代谢发生障碍，水液输布、运化失常，水湿停聚于身体的某些部位而发生的一系列病证，其临床表现复杂多变。如《金匮要略》记载：痰饮（狭义）表现为"肠间沥沥有声"，悬饮则"饮后水流在胁下，咳唾引痛"，溢饮表现为"饮水流行，归于四肢，当汗出而不汗出，身体疼痛"，支饮"咳逆倚息，气短不得卧，其形如肿"。痰饮的病因为外感寒湿，中阳受困，运化无力，水湿停聚；恣食生冷，或暴饮暴食，阻遏脾阳，使中州健运失常，脾运化无力；或因肺气瘀滞，宣降、通调水道功能失常，不能正常输送布散津液，导致水湿停聚；或劳欲太过，久病体虚；或素来阳虚，脾肾阳气不足，水液不能正常气化转输而停聚。

二、张永杰对本病病因病机的认识

癌性胸水可归属中医"悬饮"范畴，其发病之因，由于吸入污秽之气或久吸烟毒，则秽毒滞于体内，损伤脏腑；或正气虚弱，脏腑功能失调，致气血水运行不利；或情志所伤，气机不利，气血痰浊壅滞，均可导致痰浊瘀毒聚结，发生癌瘤。邪流胸胁，阻滞三焦，水饮积结，发为胸水。其病位、病征均符合悬饮，但又与普通外邪入侵，阻于三焦所致饮停胸胁的悬饮有所不同，故可称之为"癌性悬饮"。

癌性腹水属中医"鼓胀""饮证"范畴，《黄帝内经》最早记载了鼓胀病的病名，《素问·腹胀论》云："有病心腹满，旦食则不能暮食，此为何病？岐伯对曰：名为鼓胀。"《灵枢·水胀》曰："鼓胀如何？岐伯曰：腹胀，身皆大，大与肤胀等也。色苍黄，腹筋起，此其候也。"《金匮要略》将饮证分为痰饮、悬饮、溢饮、支饮四种。平素饮食所化之精津，凝结而不布，则为痰饮；饮水流溢者水多气逆，其流于胁下者则为悬饮；归于四肢者则为溢饮；其偏结而上附心、肺者则为支饮。癌性腹水属中医悬饮痰饮（狭义）范畴。喻嘉言曾概括："胀病不外水裹气结、血瘀。"肺、脾、肾、肝等脏腑功能失调，导致气、血、水三者互结，但气、血、水三者既各有偏向，又互为因果，错杂为病。恶性肿瘤患者常常表现为久病正气虚损，脉络不通，气血运行受阻，瘀血内生，津液失化，停聚为水，过多水液聚集于腹部而发为腹水。因此癌性腹水的形成原因概括为两点：① 瘀血内阻生水：血脉阻滞，津液输布失常，潴留于腹部，从而形成腹水。② 经脉闭塞化水：经脉闭塞不通，津血互化失所，脉外之津液不得渗于脉内，脉内之津液不能循环流注，停聚于腹部从而形成腹水。因此癌性腹水是在"血不利，则为水"与"水不利，则为血"两种病机的共同作用下而形成，并以血瘀为本，水停为标。

三、张永杰治疗经验

(一) 治法特点

癌性腹水、癌性胸水均有迁延难愈的特点,早期多实证,若失治、误治或日久损伤脾阳、肾阳,则表现为虚实夹杂,抑或脾肾阳虚证候,所以,遵循"病痰饮者,当以温药和之"。"温"者,温振阳气,此"温"绝非专指补益,不可过于刚燥,过燥必伤正,故言"和之"。立法上"和之",即温之不可太过,以和为度,在温阳的同时,行、消、开、导,或兼宣利肺气,或兼利水消饮,或兼益气养阴,或兼补气行气,根据病情需要辨证论治,且时时不忘安中、护中、健中以恢复脾的运化功能。

(二) 分型论治

1. 恶性胸水

(1) 饮停胸胁证

症状:胸胁胀满疼痛,病侧肋间饱满,甚则偏侧胸部隆起,气短息促,不能平卧,呼吸困难,咳嗽,转侧时胸痛加重,舌质淡,苔白或滑腻,脉沉弦或弦滑。

治法:泻肺祛饮。

方药:椒目瓜蒌汤加减,药用椒目、瓜蒌、桑白皮、葶苈子、橘红、半夏、茯苓、苏子、刺蒺藜、干姜等。

(2) 气滞络痹证

症状:胸胁疼痛,胸部灼痛或刺痛,胸闷,呼吸不畅或咳嗽,甚则迁延日久不已,入夜、天阴时更为明显,舌质淡暗,苔薄白,脉弦。

治法:理气和络。

方药:香附旋覆花汤加减,药用香附、旋覆花、苏子霜、茯苓、半夏、薏苡仁、陈皮等。

(3) 阴虚内热证

症状:胸胁灼痛,咳呛时作,口干咽燥,痰黏量少,潮热,颧红,心烦,盗汗,手足心热,形体消瘦,舌质红,少苔,脉细数。

治法:滋阴清热。

方药:泻白散合沙参麦冬汤加减,药用桑白皮、地骨皮、山药、沙参、麦冬、法半夏、玉竹、怀山药、扁豆、苏梗、甘草等。

2. 恶性腹水

(1)气滞湿阻证

症状：腹大胀满，按之不坚，胁下痞胀疼痛，饮食减少，食后胀甚，得嗳气、矢气稍减，小便短少，大便黏滞不爽，舌淡红，舌苔薄白或腻，脉弦滑。

治法：疏肝理气，运脾利湿。

方药：柴胡疏肝散合胃苓汤加减，药用陈皮、柴胡、川芎、香附、枳壳、芍药、甘草、苍术、厚朴、泽泻、猪苓、茯苓、白术、肉桂等。

(2)水湿困脾证

症状：腹大胀满，按之如囊裹水，甚则颜面水肿，下肢水肿，精神困倦，怯寒懒动，小便少，大便溏，舌淡，舌苔白腻，脉缓。

治法：温中健脾，行气利水。

方药：实脾饮加减，药用干姜、附子、白术、茯苓、炙甘草、厚朴、大腹皮、草果仁、木香、木瓜等。

(3)瘀结水留证

症状：腹部坚满，青筋显露，胁下痛如针刺，不欲饮水，或见大便色黑，或见赤丝血缕，面、颈、胸出现血丝，口不欲饮水，或见大便色黑，舌质紫暗或有紫斑，苔薄白，脉细涩。

治法：活血化瘀，行气利水。

方药：调营饮加减，药用赤芍、川芎、当归、莪术、延胡索、槟榔、瞿麦、葶苈子、桑白皮、丹参、大黄等。

(4)阳虚水盛证

症状：腹大胀满，形似蛙腹，纳呆脘闷，面色苍黄，神倦怯寒，肢冷水肿，小便短少不利，舌体胖，质紫，苔淡白，脉沉细无力。

治法：温补脾肾，化气利水。

方药：济生肾气丸加减，药用肉桂、附子、牛膝、熟地黄、山茱萸、山药、茯苓、泽泻、车前子、牡丹皮等。

(5)阴虚水停证

症状：腹大胀满，或见青筋暴露，面色晦滞，唇紫，口干而燥，心烦失眠，小便短赤，舌质红绛，苔少或光剥，脉弦细数。

治法：滋肾柔肝，养阴利水。

方药：六味地黄丸合一贯煎加减，药用熟地黄、酒萸肉、牡丹皮、山药、茯苓、泽泻、北沙参、麦冬、当归、生地黄、枸杞子、川楝子等。

第九节 白细胞减少症

一、概述

白细胞减少是指外周血白细胞绝对计数持续低于 $4.0 \times 10^9/L$。化疗后白细胞减少是因化疗药物在抑制肿瘤细胞生长的同时,对人体代谢活跃的正常组织细胞,特别是骨髓造血细胞也造成明显抑制。通常所说的白细胞减少主要是指粒细胞减少,如果减少程度过于明显,在机体完全或基本丧失抵抗力的状态下,细菌就可能迅速扩散进入血液引发败血症,甚至威胁生命。抗肿瘤治疗导致的白细胞减少和粒细胞减少经常会导致放、化疗等抗肿瘤治疗的延迟和中断,影响治疗效果。白细胞的最低值与使用的药物种类和剂量相关,尤其是中性粒细胞。白细胞减少的治疗原则是预防、肿瘤治疗方案的调整、促进白细胞和粒细胞生成、糖皮质激素治疗。白细胞减少症,据其乏力、头晕、心悸、易外感发热等表现当归属于中医学"气血虚""虚劳""诸虚不足"等范畴。

二、张永杰对本病病因病机的认识

张永杰认为白细胞减少症的发生与心、肝、脾、肾四脏有关,其中与脾、肾两脏的关系尤为密切。肿瘤放化疗造成的白细胞减少症与粒细胞减少症一般属于中医学"虚劳""髓劳"等范畴,本病初期以气血两虚、脾气亏损为主,日久伤及肝、肾,导致肾阴虚、肾阳虚或肾阴阳两虚。本病以肝、脾、肾虚损为本,故常见乏力头晕、心悸失眠、腰酸、少气懒言、纳呆等,应根据症状辨明病变脏腑,以及阴阳虚衰的情况,常见气血两虚、肝肾阴虚、阴虚内热及阳虚血瘀。肿瘤患者出现粒细胞减少与粒细胞缺乏,绝大多数与放、化疗血液毒性有关,放疗、化疗等医学手段攻伐之太过,故该病病因病机主要责之为攻伐太过,加之饮食不节、情志不舒等因素,损伤脏腑气血,主要为肝、脾、肾虚损为主。

三、张永杰治疗经验

(一) 治法特点

本虚,即脾肾两虚,是白细胞减少症的根本原因。脾为后天之本,气血生化之源,五脏六腑赖以滋养,若脾虚气血无以生化则成血虚之证;肾为先天之本,主骨生髓,受五脏六腑之精而藏之,若肾气不足则髓海不充,"精血同源",此时气血生成也会受影响。脾虚,运化水谷精微的滋养功能失常,可导致肾气虚弱;反之,肾阳不足,则不能温煦脾阳,两者相互影响,以致脾肾两虚,营卫气血不足而成本病。此外,热毒侵袭和瘀血凝结也是引起和加重本病的重要原因,热毒(放、化疗)之邪侵犯人体,营阴被劫。大部分患者表现为气阴两虚之证,少数则兼有血热之证。根据中医学"久病必瘀"的传统认识,白细胞减少症患者久治不愈,往往见有血瘀的临床症状表现。综上所述,病因不外乎内伤、外感,病机不外乎先天、后天两个因素。先天的关键在于肾,后天的关键在于脾。治疗上,重视补肾健脾,调补先后天之本,兼顾热毒、瘀血之标,攻补兼施。

(二) 分型论治

张永杰结合多年的临床经验及体悟,在辨证前提下分型治疗。

1. 气血两虚证

症状:神疲乏力,四肢倦怠,面色少华,头晕心悸,少气懒言,失眠多梦,舌淡苔薄,脉细无力。

治法:补气养血。

方药:八珍汤加减,药用人参、茯苓、白术、甘草、熟地黄、川芎、当归、白芍等。

2. 肝肾阴虚证

症状:神疲乏力,四肢倦怠,头晕耳鸣,腰脊酸楚,心烦易怒,夜寐不安,口干欲饮,舌红少津,苔薄,脉细涩。

治法:滋补肝肾,益气养血。

方药:当归补血汤合六味地黄丸加减,药用黄芪、当归、熟地黄、酒萸肉、牡丹皮、山药、茯苓、泽泻等。

3. 阴虚内热证

症状:神疲乏力,四肢倦怠,头晕目眩,耳鸣健忘,午后或夜间潮热盗汗,五心烦热,失眠多梦,口干咽燥,腰膝酸软,舌红少苔,脉细数。

治法:养阴清热。

方药：知柏地黄丸加减，药用知母、熟地黄、黄柏、山茱萸（制）、山药、牡丹皮、茯苓、泽泻等。

4. 阳虚血瘀证

症状：神疲乏力，四肢倦怠，面色㿠白或晦暗，纳谷不香，气短懒言，腰酸怕冷，爪甲色暗，肢端麻木，畏寒肢冷，夜尿清长，大便溏稀，舌淡暗，苔薄，脉细涩。

治法：温阳活血。

方药：金匮肾气丸加减，药用地黄、山药、山茱萸、茯苓、牡丹皮、泽泻、桂枝、制附子、牛膝、车前子等。

第十节　癌性淋巴水肿

一、概述

淋巴水肿是一种由于局部组织纤维结缔组织增生、脂肪硬化、筋膜增厚等导致的患肢变粗的病理状态，主要是由于淋巴系统缺陷使得淋巴液回流受阻、反流，体液大量集聚于细胞间质内所导致。淋巴水肿以上、下肢最多见，表现为单侧或双侧肢体的持续性肿胀。早期按压皮肤后出现凹陷，若没有得到及时治疗，病情逐渐进展，可出现皮肤粗糙、变硬、弹力下降，肿胀压之无明显凹陷。包括原发性和继发性两种。根据世界卫生组织 2012 年报告，全球罹患淋巴水肿的人数将近 1.2 亿人，继发性淋巴水肿常出现在肿瘤术中淋巴结清扫后或局部放、化疗后。临床流行病学的调查显示，乳腺癌术后上肢淋巴水肿的发病率为 6%～63%，盆腔肿瘤联合放疗术后发生下肢淋巴水肿的概率为 10%～20%。在中国，淋巴水肿患者人数约有千万。女性乳腺癌术后生存者中 10%～60% 会发生继发性淋巴水肿，妇科癌症术后生存者中 28%～47% 的人可发生继发性下肢淋巴水肿。目前针对恶性肿瘤四肢水肿的治疗，尚没有推荐的意见，没有统一的指南，主要包括综合性去水肿理疗、压迫疗法、运动疗法、烘绑治疗、低剂量激光治疗、药物治疗以及手术治疗等，但总体而言仍难以从根本上解决问题。中医古籍中无淋巴水肿的确切称谓，其相关论述散布在多种病证范畴内，属于中医"大脚风""脚气""水肿"等范畴。乳腺癌术后上肢水肿属于中医"水肿"范畴。

二、张永杰对本病病因病机的认识

早在《黄帝内经》中将水肿称作"水""水胀"，《金匮要略》中水肿被称为"水气"，《诸病源候论》首称"水肿"病名，是各种水病的总称，设有水肿专篇论述。现代中医认为，水肿是因肺失通调、脾失转运、肾失开合、膀胱气化不利，而致体内水液储留，泛滥于肌肤，表现为头面、眼睑、四肢、腹背，甚至全身浮肿的病证，严重者还伴有胸水、腹水等。本病的发生大多与手术、放疗、化疗等有关。其病机与肝、心、脾有关，本虚标实致病，造成气虚、血瘀、水停泛溢上肢所致。本病患者多有气虚之证，气虚则水液不能流通而停滞，溢于肌肤而水肿，"气为血之帅"，气行则血行，气虚则血行迟滞，日久必瘀，瘀阻脉络而成肿胀；又"水入于经，其血乃成""血不利，则为水"，正常津液随气的升降出入输布全身，而津液入于脉中即为血，若瘀血不散，津不渗入而停于脉外，或脉中津液渗出聚而不散，即成为水肿。《灵枢·水胀》："水始起也，目窠上微肿，如新卧起之状，其颈脉动，时咳，阴股间寒，足胫肿，腹乃大，其水已成矣。以手按其腹，随手而起，如裹水之状，此其候也。"由此可见《黄帝内经》对水肿病的症状已有明确的认识。《金匮要略》以表、里、上、下为纲，将水气分为风水、皮水、正水、石水、黄汗五种类型，"风水，其脉自浮，外证骨节疼痛，恶风；皮水，其脉亦浮，外证肿，按之没指，不恶风，其腹如鼓，不渴，当发其汗；正水，其脉沉迟，外证自喘；石水，其脉自沉，外证腹满不喘"。此种分类及辨证方法可看出张仲景是在深深体会了《黄帝内经》中肺、脾、肾三脏主管水液周流代谢的基础上加以概括而来。《黄帝内经》："气上逆则六输不通，温气不行，凝血蕴里而不散，津液涩滞着而不去，而积皆成矣。"手术后虽有形之"积"已去，但余毒仍在，更伤正气，使正虚者更虚，邪实者更实。加上放、化疗后热毒炽盛，津液受损，气血俱伤，脾胃功能受损，脉络痹阻，瘀血痰湿停滞而发为本病，形成虚实夹杂之证。

三、张永杰治疗经验

（一）治法特点

癌性淋巴水肿的患者往往存在本虚标实的病理状态。肿瘤本身、手术、化疗、放疗都在不同程度上损耗患者的正气，包括气、血、津液，包括心、肝、脾、胃。因此在治疗的过程中，需要在整体观念的指导下，辨证施治，扶正为主，兼顾祛邪，达到标本兼治。上肢的水肿加用桑枝，下肢的水肿加用晚蚕沙，均能取得满意疗效。

（二）分型论治

1. 气虚血瘀证

症状：患侧肢体胀滞，胀而不坚，偶有刺痛，面色无华，少气懒言，偏侧肢体活动不利，动则气喘，舌质暗，舌下紫纹明显，舌苔薄白，脉濡或涩。

治法：益气养血，活血祛瘀。

方药：补阳还五汤加减，药用黄芪、当归尾、赤芍、地龙（去土）、川芎、红花、桃仁等。

2. 气滞湿阻证

症状：肢胀重浊，麻木，按之如泥，纳食减少，食后胀重，嗳气，时有心下懊侬，舌胖大，舌苔薄白或腻，脉濡或涩。

治法：理气调中，祛湿消肿。

方药：柴胡疏肝散合平胃散加减，药用陈皮、柴胡、川芎、香附、枳壳、芍药、苍术、厚朴、陈橘皮、甘草等。

3. 热毒伤津证

症状：上肢红肿，入暮更甚，局部皮肤或有破溃，口干喜饮，口气秽浊，小便短少不利，大便干结，舌红，苔薄，脉细或数。

治法：养阴生津，清热解毒。

方药：生脉饮合五味消毒饮加减，药用红参、麦冬、五味子、金银花、野菊花、蒲公英、紫花地丁、紫背天葵等。

4. 阳虚水泛证

症状：肢胀重浊，按之如泥，肤色如青，形寒肢冷，纳食减少，小便短少，尿色清，舌淡胖，苔白或滑，脉沉迟无力。

治法：温阳化水，祛湿消肿。

方药：真武汤加减，药用茯苓、芍药、生姜、附子、白术等。

第十一节 肺 癌

一、概述

原发于支气管—肺的癌症（简称肺癌）是最常见的恶性肿瘤之一，对人类生命健康危害极大,根据 2018 年 2 月我国癌症中心发布的全国癌症统计数据显示,肺癌发病率居第 1 位,肺癌死亡率居第 1 位。肺癌的病因至今不完全明确,危险因素主要包括吸烟、职业和环境接触、肺部基础疾病、遗传、大气污染等。主要临床症状包括咳嗽、咯血、发热、胸痛、气促、肺外症状等。肺癌的临床体征有锁骨上淋巴结肿大、喉返神经受压迫、上腔静脉压迫综合征、颈交感神经综合征、恶性积液、血行性转移。主要通过螺旋 CT、PET‐CT、纤维支气管镜、经皮肺细针穿刺活检、细胞学检查明确。西医治疗肺癌的首选方法是手术治疗。本病属于中医"肺积""息贲"等范畴,在中医文献未见有肺癌之病名,但有类似肺脏肿瘤的记载,《难经·五十六难》谓:"肺之积,名曰息贲,在右肋下,覆大如杯,久不已,令人洒淅寒热,喘咳,发肺壅。"后世医书《济生方》亦云:"息贲之状,在右胁下,覆大如杯,喘息奔溢,是为肺积。诊其脉浮而毛,其色白,其病气逆,背痛少气,喜忘目,肤寒,皮肿时痛,或如虱缘,或如针刺。"《圣惠方》尚有治疗息贲上气咳嗽、喘促咳嗽、结聚胀痛、腹胁胀痛、呕吐痰涎、面黄体瘦等症的药方记载。金元时期李东垣创制有息贲丸,所治之病证类似于肺癌。明代张景岳说:"劳嗽,声哑,声不能出或嗜息气促者,此肺脏败也,必死。"其对劳嗽症状的描述,大抵与晚期肺癌纵隔淋巴结转移压迫喉返神经而致声哑者相似。肺癌作为最常见的恶性肿瘤之一,治疗难度大,疾病发展变化较复杂,近 30 年来国内采用中西医结合方法治疗,取得可喜成果,对减轻放、化疗反应,延长生存期,提高生存质量均积累了一定经验。

二、张永杰对本病病因病机的认识

肺癌的病因迄今尚未完全明了,张永杰认为其发生与正气虚损和邪毒入侵关系较密切。正气内虚,脏腑阴阳失调,是罹患本病的主要基础,而诸如烟毒、山岚瘴气、工业废气、矿石粉尘等则是形成本病的常见原因。肺为娇脏,易受邪毒侵袭,致使肺气肃降失司,郁滞不宣,脉络不畅,气血瘀滞,毒瘀互结,久而形成肿块;脾为生痰之源,肺为贮痰之器,脾失运化,水谷精微不能生化输布,致聚湿生,留于肺脏;或饮食不节,水湿痰浊内聚,痰贮肺络,肺失宣降,痰凝气滞,导致气血瘀阻,毒聚邪留,郁结胸中,渐成肿块。

三、张永杰治疗经验

(一) 治法特点

肺癌的治疗,手术、放疗、化疗仍是经典的三大治疗手段,但其对人体正气的损伤以及给人体带来的毒副作用越来越受到关注。因此,多途径、多因素的综合治疗越来越受到重视。中医药治疗为多因素、多途径复方治疗,具有多靶点、全面兼顾个体化的治疗优势。在肺癌病机认识上,以虚、瘀、痰、毒为主,其中虚、瘀最为常见。肺癌多因虚而生,因虚致实,是一种全身属虚,局部属实,虚实夹杂的疾病。虚以气虚、阴虚、气阴两虚为主,实以气滞、血瘀、痰凝、毒聚多见。临床常用治法为补益肺、脾、肾为主,兼祛瘀、通络等。

(二) 分型论治

1. 肺脾气虚证

症状:久嗽痰稀,胸闷气短,神疲乏力,腹胀纳呆,浮肿便溏,舌质淡,边有齿痕,苔薄,脉沉细。

治法:健脾补肺,益气化痰。

方药:六君子汤加减,药用生黄芪、党参、白术、茯苓、清半夏、陈皮、桔梗、生薏苡仁、川贝、杏仁等。

2. 肺阴虚证

症状:咳嗽气短,干咳痰少,潮热盗汗,五心烦热,口干口渴,声音嘶哑,舌赤少苔,或舌体瘦小,苔薄,脉细数。

治法:滋阴润肺,止咳化痰。

方药:麦味地黄汤加减,药用麦冬、生地黄、牡丹皮、山萸肉、五味子、盐知母、浙贝母、全瓜蒌、夏枯草等。

3. 气滞血瘀证

症状:咳嗽气短而不爽,气促胸闷,心胸刺痛或胀痛,痞块疼痛拒按,唇暗,舌紫暗或有瘀血斑,苔薄,脉弦或涩。

治法:行气活血,化瘀解毒。

方药:四物汤加减,药用当归尾、赤芍、仙鹤草、薏苡仁、夏枯草、延胡索、贝母、莪术等。

4. 痰热阻肺证

症状:痰多嗽重,痰黄黏稠,气憋胸闷,发热,纳呆,舌质红,苔厚腻,或黄,脉弦滑或兼数。

治法:清热化痰,祛湿散结。

方药:二陈汤加减,药用陈皮、半夏、茯苓、白术、党参、生薏苡仁、杏仁、瓜蒌、黄芩、苇茎、金荞麦、鱼腥草、半枝莲、白花蛇舌草等。

5. 气阴两虚证

症状：咳嗽有痰或无痰，神疲乏力，汗出气短，口干发热，午后潮热，手足心热，有时心悸，舌质红，或舌质胖，有齿痕，苔薄，脉细。

治法：益气养阴。

方药：沙参麦门冬汤加减，药用生黄芪、沙参、麦冬、百合、玄参、浙贝、杏仁、半枝莲、白花蛇舌草等。

咳嗽，加杏仁、桔梗、贝母、紫菀、甘草等；咳血，加仙鹤草、茜草、白茅根、大蓟、小蓟、藕节炭等；胸痛，加延胡索、威灵仙、白芍、白芷、徐长卿等；胸水，加葶苈子、茯苓、猪苓、龙葵、车前草等；发热，加银柴胡、丹皮、地骨皮、青蒿、知母、水牛角等。

第十二节　乳　腺　癌

一、概述

乳腺癌是危害妇女健康的主要恶性肿瘤，全世界每年约有 90 万妇女发生乳腺癌，有 50 万妇女死于乳腺癌。在世界范围内，乳腺癌的发病率呈上升趋势，Hoogstraten 等（1989）报道美国乳腺癌 1980 年的发病率为 84.6/10 万，至 1985 年上升为 102.1/10 万。根据 2018 年 2 月我国癌症中心发布的全国癌症统计数据显示，乳腺癌女性发病率居第 1 位，死亡率居第 5 位。临床症状主要表现为无痛性肿块、乳房皮肤改变、乳头溢液、乳头和乳晕异常，体征包括局部淋巴结肿大、血行播散。主要的检查有 X 线、CT、磁共振、B 超、细胞学、组织学检查。手术治疗是乳腺癌的首选方法，应遵循根治为主、保留功能及外形为辅的原则制定具体方法。中医药以辨证施治为主，扶正与驱邪相结合，还可做去势治疗。在中医文献中未见有乳腺癌之病名，但有类似乳腺癌的记载，《诸病源候论》中描述："乳中结聚核，微强不甚大，便若石状。"《外科正宗》中："经络痞涩，聚结成核，初如豆大，渐成棋子，半年一年，二载三载，不痛不痒，渐渐而大，始生疼痛，痛则无解，日后肿如堆栗，或如覆碗，色紫气秽，渐渐溃烂，深者如岩穴，凸者如泛莲，疼痛达心，出血则臭，其时五脏俱衰，四大不救，名曰乳岩，凡犯此者，百人百必死。"《妇人大全良方》说："若初起，内结小核，成如鳖棋子，不赤不疼，积之岁月渐大，馋岩崩破如熟石榴，或内溃深洞，此属肝脾郁怒，气血损,名日乳岩。"故本病属于中医"乳岩""乳石痈"的范畴。

二、张永杰对本病病因病机的认识

张永杰认为乳腺癌的发生与正气不足和七情内伤关系较密切。正气内虚,阴阳失调,是罹患本病的主要基础,而七情内伤、郁结伤脾、所愿不遂是形成本病的主要病因。肝主泄,恼怒伤肝,肝郁气滞;脾主运化,忧思伤脾,运化失常,内生痰湿;无形之气郁与有形之痰浊相互交凝,结聚乳中而生有形之核。肝肾不足,气血虚弱,冲、任二脉空虚,气血运行失常,以至冲任失调,气滞血凝,久则聚痰酿毒,相互搏结于乳中而成癌瘤。因此乳腺癌是因虚得病,因虚致实,虚以阴虚、气虚多见,实以气滞、血瘀、痰凝、毒聚为主,是一种全身属虚、局部属实的疾病。

三、张永杰治疗经验

(一)治法特点

乳腺癌是一种全身性疾病的局部表现,总体病机为正虚邪实,正虚主要责之于脾胃亏虚,肝肾不足,冲任失调;邪实主要表现为气滞、血瘀、痰阻、癌毒,具体病机随病情演变而不同。临床常用治法为补益脾胃、滋补肝肾、疏肝理气、解毒散结。

(二)分型论治

1.肝郁气滞证

症状:乳房肿块初起胀痛,牵引两胁作痛,情绪抑郁或急躁,心烦易怒,口苦咽干,头晕目眩,舌红,苔薄白或薄黄,脉弦滑。

治法:疏肝理气,化痰散结。

方药:瓜蒌逍遥散加减,药用瓜蒌、白花蛇舌草、当归、白芍、夏枯草、赤茯苓、白术、郁金、香附、柴胡、橘叶、鹿角、八月札、山慈菇、甘草等。

2.肝郁化火证

症状:乳房肿块,质地坚硬,状似覆碗,推之不移,边缘不清,皮色紫暗,心烦易怒,便干尿赤,口苦咽干,舌红苔黄,脉弦数。

治法:清肝泻热,化瘀软坚。

方药:龙胆泻肝汤加减,药用牡蛎、龙胆草、龙葵、穿山甲、白花蛇舌草、生地、鳖甲、栀子、当归、柴胡、木通、郁金、赤芍、瓜蒌、半枝莲、贝母等。

3. 冲任失调证

症状：乳房内单发性肿块，月经来潮前胀痛增剧，腰腿酸软，烦劳体倦，五心烦热，口干咽燥，舌淡红，苔少或薄黄，脉细数无力。

治法：调理冲任，补益肝肾。

方药：青栀四物汤加减，药用当归、生地黄、山慈菇、菟丝子、枸杞子、半枝莲、青皮、栀子、白芍、川芎、香附、女贞子、龟甲、郁金等。

4. 热毒郁结证

症状：乳房肿块迅速增大，疼痛，间红肿，甚则溃烂翻花，污水恶臭，或发热，心烦口干，便秘，小便短赤，舌暗红，有瘀斑，苔黄腻，脉弦数。

治法：清热解毒，活血化瘀。

方药：五味消毒饮合桃红四物汤加减，药用蒲公英、山慈菇、半枝莲、土茯苓、猫爪草、金银花、夏枯草、赤芍、野菊花、生地黄、连翘、桃仁、红花、紫花地丁等。

5. 气血两虚证

症状：乳中结块，与胸壁粘连，推之不移，乳房遍生疙瘩，头晕目眩，气短乏力，面色白，神疲消瘦，纳呆，舌质淡，苔薄，脉沉细无力。

治法：益气养血，解毒祛邪。

方药：益气养容汤加减，药用黄芪、白花蛇舌草、蚤休、当归、白芍、党参、生地黄、丹参、鹿角霜、白术、茯苓、陈皮、川芎、香附、炙甘草等。

患者随着正邪盛衰的变化各型之间发生转变，应随病情变化辨证施治。由于乳腺癌患者正气内虚，抗癌能力低下，虚损情况突出，因此，治疗中应注意维护正气，保护胃气。

第十三节　肝　　癌

一、概述

原发性肝癌是相对继发性肝癌而言，指发生自肝细胞或肝内胆管细胞的癌症，为我国常见恶性肿瘤之一。根据 2018 年 2 月我国癌症中心发布的全国癌症统计数据显示，肝癌发病率居第 4 位，肝癌死亡率居第 2 位。其死亡率在消化系统恶性肿瘤中居第 1 位。主要临床症状包括肝区疼痛、消化道症状、发热、消瘦与乏力、呕血、黑便、出血倾向、转移灶症状、伴癌综合征。临床体征有肝肿大、黄疸、腹水、肝区血管杂音、肝硬化征象、布加综合征、转移灶等。肝癌治疗的目标，一为根治，二为延长生存期，三为减轻痛苦。为此，其治疗原则应该争取早期、综合、积极治疗。中医并无肝癌的病名，根据其临床表现与古籍中的描述，属"肝积""肝壅""肥气""痞气""积气""癥瘕""积聚""鼓胀""胁痛""黄疸"等范畴。如《难经》载："脾之积，名曰痞气。在胃脘，腹大如盘，久不愈，令人四肢不及，发黄疸，饮食不为肌肤。"《诸病源候论》云："诊得肝积，脉弦而细，两胁下痛。"《医宗必读》中描述："肝胀者，胁下满而痛引小腹。"《外台秘要》："心腹积聚痞癖，块大如盆碗，黄疸，支满上气，时时腹胀。"《圣济总录》谓："积气在腹中，久不差，牢固推之不移者……按之其状如杯盘牢结，久不已，今人身瘦而腹大，至死不消。"与中、晚期肝癌的临床表现近似，对肝癌进展迅速、晚期有恶病质、预后较差等都做了较细致的观察。

二、张永杰对本病病因病机的认识

肝癌的病因病理尚未完全清楚，中医认为本病由七情损伤、劳倦内伤、外感六淫、饮食不洁或失调，脏腑虚损、气血不和，导致气滞血瘀、痰气凝聚日久而成，与体内"正气不足"和外来的"邪气滞留"有关。病理基础为脾虚气滞，脾虚是癌变的关键，在肝癌的癌前病变时，已有脾虚存在，在此基础上逐步演变成肝癌。在整个肝癌的发展过程中，虚贯穿其始终，由于脾虚日久，可以合并出现气滞、血瘀、湿热，以至阴虚。病理过程在早期多表现为湿阻和气滞的症状与脾虚体质，中期出现气滞，血瘀、湿热、热毒后期则常见阴虚津亏之候，并可出现肺、肝、肾诸脏受损的征象，但其中"本"之脾虚仍在起主导作用。

三、张永杰治疗经验

（一）治法特点

《医学心悟》提出肝癌的治疗原则："治积聚者，当按初、中、末之三法焉，邪气初客，积聚未坚，宜直消之；若积聚日之，邪盛正虚，法从中治，须以补泻相兼为用；若块消及半，便从末治，即住攻击之药，但和中养胃，导达经脉，俾荣卫流通，而块自消矣。更有虚人患积者，必先补其虚，理其脾，增其饮食，然后用药攻其积，斯为善治，此先攻后补之法也。"阐明了肝癌及其他所有恶性肿瘤治疗中攻与补的辨证关系。这在当今肝癌的临床治疗中仍具有现实的指导意义。

（二）分型论治

1. 肝郁脾虚证

症状：右胁胀痛或右胁下肿块，神疲乏力，形体消瘦，胸闷反酸，纳呆嗳气，腹胀腹泻，舌淡胖，苔薄腻，脉弦或濡。

治法：健脾化湿，疏肝活血。

方药：四君子汤合逍遥散加减，药用党参、丹参、大腹皮、白术、薏苡仁、茯苓、白花蛇舌草、陈皮、柴胡、当归、泽泻、生甘草等。

2. 气滞血瘀证

症状：胁下肿块刺痛或胀痛，推之不移，拒按，甚或胁痛引背，入夜更甚，倦怠乏力，脘腹胀满，吸气呕逆，纳呆食少，大便不调，或溏或结，舌质紫暗，或有瘀斑，苔薄白或薄黄，脉弦细或涩。

治法：疏肝理气，活血化瘀。

方药：复元活血汤加减，药用柴胡、当归、桃仁、川芎、瓜蒌根、炮山甲、陈皮、白术、红花、大黄、䗪虫、甘草等。

3. 湿热蕴结证

症状：右胁下积块增大较快，胁肋刺痛，心烦易怒，身目俱黄如橘色，发热，口干口苦，食少油，恶心呕吐，腹部胀满，便结溲赤，舌质红，苔黄腻，脉弦滑或弦数。

治法：清肝利胆，利湿退黄。

方药：茵陈蒿汤合鳖甲煎丸加减，药用茵陈、金钱草、半枝莲、薏苡仁、栀子、大黄、郁金、八月札、川楝子、鳖甲等。

4. 肝肾阴虚证

症状：右胁下积块，胁肋隐痛，腹胀不适，消瘦，神疲乏力，头晕肢软，耳鸣目眩，五心烦热，低热盗汗，恶心呕吐，食少腹大，青筋暴露，甚则呕血、便血、皮下出血，小便短赤，舌红少苔，脉细数。

治法：滋阴柔肝，凉血软坚。

方药：一贯煎加减，药用生地黄、鳖甲、龟甲、沙参、麦冬、枸杞子、丹皮、女贞子、旱莲草、当归、川楝子等。

第六章 其 他

第一节 多囊卵巢综合征

一、概述

多囊卵巢综合征是育龄期女性最常见的妇科内分泌紊乱疾病,患病率为5%~10%。不同人群发病率报道亦有不同,我国育龄人群患病率为5.61%。主要病理、生理改变为生殖障碍和代谢异常,该病的发生、发展及临床症状覆盖女性一生,严重影响人类的生殖健康和人口质量。患者自身在胎儿期表现为宫内生长受限导致出生体重下降;在儿童期发生体重追赶现象,是青春期女孩超重、肥胖症和月经失调的高发人群;在生育期主要表现为闭经、不孕,代谢异常主要表现为糖耐量低减、脂代谢异常等;经过治疗,一旦妊娠,其妊娠期糖尿病、妊娠期高血压疾病的发生率升高5倍,其宫内胎儿的宫内生长受限显著升高;在绝经前后发生糖尿病、高血压和心脑血管疾病等慢病的概率较正常女性升高4倍以上。由于多囊卵巢综合征女性在不同生理阶段代谢综合征的高发,使得人们已逐渐将多囊卵巢综合征视为代谢综合征的一个重要组成部分。但由于病因的不明确,使得西医关于多囊卵巢综合征的治疗停滞于对症治疗的阶段,不能完全解决患者所有的问题,大量长时间使用化学药物的副作用及多囊卵巢综合征的高度异质性,使得针对此病的治疗复杂化。中医药防治本病具有独特的优势,现在已越来越受到医学界的重视和认可。多囊卵巢综合征在中医学中无既定病名,根据其月经稀发或闭经、不孕、卵巢多囊性增大、多毛、肥胖等临床特点,可以归为"月经不调""闭经""不孕""肥胖""癥瘕"等中医病证范畴。

二、张永杰对本病病因病机的认识

(一) 病因

本病的病因往往与先天禀赋不足,后天起居失常、饮食及情志失调导致卵巢的气血供应不佳有关,因子宫及卵巢的气血供应不足,导致肾、肝、脾等脏功能失调,气血失和,从而引起卵巢的内分泌功能紊乱,激素水平失调,出现排卵异常以及卵泡发育异常。另外,张永杰发现很多青春期女孩患病常与长期大量食用肉类食材有关,因摄入大量含激素类食物,卵巢的内分泌功能受到抑制,使脏腑功能紊乱,脾肾亏虚、肝郁气滞、痰湿血瘀内阻等导致多囊卵巢综合征。合并有其他疾病如慢性乙型肝炎(包括病毒携带者)、甲状腺功能异常等,也会间接影响卵巢的内分泌功能和脏腑的调节功能。

(二) 病机演变

1. 肾、肝、脾失调为发病之本 《景岳全书》谓:"经本阴血何脏无之?"张永杰认为,此是强调"血"在维持脏腑功能活动中的作用,脏腑功能活动维持的基础是血,月经的本质也是血。《灵枢·逆顺肥瘦》:"夫冲脉者,五脏六腑之海也。"提示冲脉与女子胞相连,接受十二经脉及五脏六腑之血得以充实。血海空虚则月经闭止,孕育无望。《灵枢·五音五味》:"冲脉、任脉皆起于胞中。"脏腑功能失衡是本病病理状态持续存在的原因。精、气、血、津液充盈,各个脏腑的功能活动正常、脏腑间的功能活动相互协调才能维持女性正常的生殖内分泌活动,任何环节衔接失常均会导致月经或生殖功能的异常。因此,除重视肾、脾、肝的功能活动状态外,还应注意气、血、精液在发病中的作用。

临床中多囊卵巢综合征的主要表现为痤疮多毛、月经失调、黑棘皮症、不孕以及肥胖等,很明显就能够看出该病症的发生主要受肾虚的影响。不管是属于先天性的肾气不足,还是后天对其造成了一定的损害,都能够导致不孕、经期推迟、闭经或月经过少等现象。肾气虚弱,封藏失职,冲任不固,造成崩漏、经期出现一定的延长等情况。肾火较弱,就会出现小腹寒冷、子宫胞冷、阴囊湿冷、难孕;肾精气不足,气化不利或血气较凉,其运行不畅就会出现凝滞成瘀的现象。以上这些都导致体重超标、经期推迟、不孕,或是闭经等的发生。肾阴不足,精血亏损,冲任血海不能按时由满而溢,造成经期推迟、经量减少、不孕或过早出现闭经等情况。

2. 湿痰、瘀阻、气滞为发病之标 宋代王隐君《养生主论》曰:"妇人经闭带下,小儿惊风搐搦,甚或无端见鬼似祟非祟,悉属痰候。"元代朱丹溪《丹溪心法》云:"肥盛妇人,禀受甚厚,恣于饮食,经水不调,不能成胎,谓之躯脂满溢,闭塞子宫,宜行湿燥痰。"又云:"自气成积,自积成痰,痰挟瘀血,遂成窠囊。"明代《万氏妇人科》:"惟彼肥硕者,膏脂充满,元室之户不开;挟痰者,痰涎壅滞,血海之波不流,故有过期而经始行,或数月经一行,及为浊,为带,为经闭,为无子之病。"清代傅青主《傅青主女科》载:"妇人有身体肥胖,痰涎甚多,不能受孕者。"亦云:"肥胖之妇,内肉必满,遮隔子宫,不能受精,此必然之势也。"清代吴立本《女科切要》有:"肥人妇人,经闭而不通者,必是痰湿与脂膜壅塞之故也。"清代《石室秘录》载:"肥人多痰,乃气虚也,虚则气不运行,故痰生之。"《张聿青医案》指出:"形体丰者多湿多痰。"痰湿壅阻,滞而不通。《医宗金鉴》曰:"女子不孕之故,由其伤冲任也……—或因体盛痰多,脂膜壅塞胞中而不孕。"痰湿属实邪,阻滞气机,气机升降失常,气滞血易滞,遂致瘀,痰瘀交结,壅塞胞宫,故卵巢呈多囊性改变并均匀性增大。冲任阻滞,血海不能满溢,则闭经、不孕。因而痰病致瘀,瘀病生痰,互为病因,并且痰瘀相互依存、相互转化、共同消长。朱丹溪首次明确提出了"痰挟瘀血,遂成窠囊"的痰瘀相关说。

3. 肝气郁结,疏泄失常　患者素性忧郁,情志不畅或易怒伤肝,肝气郁结,疏泄失常,气行则血行,气滞则血滞,或郁久化火,湿热互结,阻滞气机,气血不和,冲任失调,导致月经失调,不孕或痤疮、多毛等。清代名医陈修园在《妇科要旨》篇中论述:"妇人无子,皆因经水不调,经水所以不调者,皆由内有七情之伤。""妇人以血为海,每多忧思愤怒,郁气居多;忧思过度则气结,气结则血亦结;愤怒过度则气逆,气逆则血亦逆;气血结逆于脏腑、经络,经事是乎不调矣。"万全在《万氏女科》中云:"忧愁思虑、恼怒怨恨、气郁血滞而经不行。"

就病理方面而言多囊卵巢综合征在临床方面较为明显的就是卵巢的体积增大,通常超出正常范围的2～5倍,颜色主要以灰白为主,包膜十分坚韧且增厚,为正常情况的2～4倍,同时还有不少于12个囊性卵泡,主要依附在白膜的下面。中医将本病与"癥瘕"归为一类。产生癥瘕主要是由于正气不足,食、气、湿长期得不到有效疏泄而造成。可见,癥瘕的病因病机确与气血痰湿凝聚关系密切。

西医学研究表明多囊卵巢综合征的病理基础是胰岛素抵抗,已有研究证明胰岛素抵抗不但累及肝脏、皮肤、脂肪、骨骼等,还可以累及卵巢组织,临床研究表明改善卵巢局部微环境可促使卵泡发育成熟排卵乃至受孕。因此"痰瘀胞宫"的重要病机内涵是"卵巢胰岛素抵抗",这一新理论为中医临床从痰瘀论治多囊卵巢综合征开辟了新的途径。

三、张永杰治疗经验

(一)治法特点

1. 调周疗法 西医认为多囊卵巢综合征的病因不清,一般认为与下丘脑—垂体—卵巢轴功能失调、肾上腺功能紊乱、遗传、代谢等因素有关。临床上观察,饮食、体质、精神因素等与其发病有很大的关系,张永杰认为由于以上原因导致女性肾气—天癸—冲任—胞宫失调,这与西医的环节相对应,故临床上要中西合参,提出调周治疗,调节生殖轴的平衡是治疗多囊卵巢综合征的关键。

调周即中药人工周期治疗,张永杰认为卵子的优劣与肾精的盈亏有关,肾虚则卵子发育不良,在生殖轴中卵子的生长主要在调节生殖轴平衡的月经后的7～10日,在此阶段应补肾阴、填精血以促进卵泡的生长。据此临床上采用补肾填精,养血调经,主要的药物组成是当归、川芎、生地黄、白芍、女贞子、墨旱莲、山萸肉、山药、枸杞子、菟丝子、白术、茯苓、香附、甘草。该方共奏补肾养血,益天癸,调冲任之效。卵泡如能成熟即是阴精发展到重阴到阳的转化期,治疗上应补肾活血,经前期是肾阳增长,阳中有阴,治疗应温肾暖宫,养血调经,主要的药物组成是当归、川芎、巴戟天、菟丝子、覆盆子、淫羊藿、补骨脂、川续断、桑寄生、柴胡、白术、茯苓、香附、甘草。共奏温肾暖宫,调乙癸,理冲任之效。总之治疗上应以生殖轴平衡,使精血充盈,气血调和,促进卵泡及内膜正常发育为目的。

2. 肾虚是发病之源 强调肾在女性月经产生、调节及参与生育、生殖活动中起主导作用,涉及脏腑、气血、天癸、冲任等各个环节功能协调及相继。任何环节的功能低下或失调均会引起以月经异常为主要临床表现的相关的病理改变。《傅青主女科》指出"经水出诸肾""肾气本虚,何能盈满而化经水外泄"。天癸的"至"与"竭",冲任的"盛"与"衰",月经的"行"与"止",皆由肾气盛衰来主宰。因此,补肾是调经种子的基础法则。治疗大法主要是补肾活血,同时还要添加相应的具有疏肝清热、健脾利湿以及理气化痰之功效的药物。

3. 重视后天之本 具有补肾健脾之功效的药物有莲子、熟地黄、白术、枸杞子、淫羊藿等。在选用活血化瘀药物时需要注意在确保不伤血的基础之上进行活血通经,具有该功效的中药主要有益母草、泽兰、丹参及当归等。具有疏肝清热之效的药物主要有栀子、柴胡、白芍、月季花以及牡丹皮等,白芥子、车前子、土茯苓以及半夏等主要用于利湿化痰。除此以外,在治疗过程中还需要根据不同年龄进行有侧重的治疗。

4. **分期调护** 本病多起病于青春期,临床当中以体型超重、月经不调、痤疮以及多毛为主,至育龄期因不孕而更增患者痛苦。治疗时如果患者正值青春期没有生育方面的要求,侧重点放在对经期进行调整上来。在进行中药治疗的同时还要嘱咐患者注意劳逸结合、饮食有规律、保持愉悦的心情等,对于病情的缓解都有很好的帮助。针对那些育龄期有生育需求的患者,治疗的过程中不但要调理月经,还要添加一些有助孕效果的药物。在进行中药调理的过程中,对于卵泡的发育情况要做到时刻关注,对于患者的同房时间给予适时的指导,之后于经前期调畅冲任气血,使气充血足,孕卵得养,则易受孕。在此过程中尤其需要注意的就是活血催经药物的使用,必须是要在患者没有怀孕的前提下。

(二) 分型论治

1. **脾肾亏虚证**

症状:婚久不孕,月经错后,月经量少,闭经,腰困腿软,舌质淡,苔白,脉沉细。

治法:补肾健脾益气。

方药:四君子汤合二至丸、二仙丹,药用党参、白术、茯苓、女贞子、旱莲草、炙甘草等。

2. **肝气郁结证**

症状:婚久不孕,月经或前或后不定,月经色红有小血块,闭经,腰膝酸软,两胁胀痛,善太息,腹胀痛,舌红苔薄,脉沉弦。

治法:疏肝解郁。

方药:逍遥散加减,药用当归、白芍、柴胡、茯苓、白术、薄荷、生姜、炙甘草等。

3. **痰湿内蕴证**

症状:形体肥胖,婚久不孕,月经错后,月经色淡,闭经,带下量多,色白无味,腰困重,舌淡,苔白腻,脉滑沉。

治法:化痰祛湿。

方药：二陈汤合四君子汤加减，药用半夏、陈皮、橘红、茯苓、乌梅、生姜、党参、白术、甘草等。

4. 瘀血内阻证

症状：婚久不孕，月经错后，月经量少，闭经，腰困腿软，多毛暗痤，舌暗或有瘀点，苔白，脉沉细。

治法：活血化瘀。

方药：血府逐瘀汤加减，药用柴胡、桔梗、桃仁、红花、当归、赤芍、川芎、熟地黄、枳壳、牛膝、甘草等。

第二节　湿　　疹

一、概述

　　湿疹类皮肤病是由内外多种复杂因素引起的一种常见的过敏性、炎症性皮肤病，以多形性皮损、对称分布、有渗出倾向、自觉瘙痒、反复发作、易成慢性为临床特征。可发生于任何年龄、性别和季节，以先天禀赋不耐者为多，严重影响患者的生活质量。临床常分为急性、亚急性、慢性三期。其发病原因和病理机制比较复杂，目前有些机制仍不十分明了，考虑与遗传、免疫、致敏原与细菌超抗原等相关。西医治疗有非特异性脱敏疗法、抗组胺制剂、镇静剂、皮质类固醇激素、免疫抑制剂、广谱抗炎症介质药等。随着医学的进一步发展，利用特异性抗体中和封闭或免疫调节，将逐渐成为一种治疗方法。湿疹是皮肤科常见病、多发病，病因不清，病程迁延，容易反复，关于湿疹的辨证治疗文献虽多，但部分顽固性湿疹疗效仍不满意，如何预防湿疹的发生及减少复发也是目前临床的难点。早在《黄帝内经》中就已有关于湿疹病的论述，其后各典籍则根据发病位置、病程以及临床特点，分别将本病归类于"旋耳疮""浸淫疮""血风疮""湿毒疮""湿癣"等。

二、张永杰对本病病因病机的认识

　　湿疹病因为季节因素，外感风、湿、热邪，病机为脏腑功能失调，外感以上邪气发病。

1. **外感六淫之邪** 《素问·至真要大论》指出："夫百病之生也，皆生于风、寒、暑、湿、燥、火，以之化之变也。"说明大多数疾病包括湿疹，是由外感六淫之邪而引发。风为百病之长，常是外邪袭人的主要致病因素。风为阳邪，轻扬开泄，常伤及肌表，且善行数变，故湿疹多具瘙痒难耐，发无定处的特点。湿为长夏主气，四季均可因环境改变而发生，多因气候潮湿、涉水淋雨、久居之地潮湿、水中作业等因素所致。湿邪犯表，停滞于肌腠脉络之间，可致阳气郁闭，郁结不散，与气血搏结而发病。湿为阴邪，其性黏滞，多与他邪相兼而留于肌表经络成为伏邪。火热为阳邪，易伤津耗气，故受火热邪的湿疹患者多具有皮肤干燥、脱屑、口干舌燥、大便秘结等症状。《外科大成》中道："诸疮痛痒，皆属于火。风盛则痒，盖为风者，火之标也。凡风热客于皮肤，作痒起粟者，治宜疏风。"

2. **饮食因素** 清《疡医大全》论述："胃与大肠之风热亢盛已极，内不得疏泄，外不得透达，怫郁于皮毛腠理之间，轻则为疹。"《外科选要》指出："荣气者，胃气也，运气也。荣气为本，本逆不行，为湿气所坏而为疮疡也。膏粱之变，亦是言厚味过度，而使荣气逆气，凝于经络为疮疡也。"胃气为充养肌肤之气，若饮食失度，胃气逆行必然伤表。

3. **情志因素** 《灵枢·口问》记载："心者，五脏六腑之主也……故悲哀愁忧则心动，心动则五脏皆摇。""怒伤肝，喜伤心，思伤脾，忧伤肺，恐伤肾。"精神因素导致皮肤疾病在临床上屡见不鲜，病情往往随情绪好坏加重或减轻。紧张、焦虑、烦躁等因素，均可使脏腑功能失调，阴阳失衡，营卫失和而发湿疹。或因心绪不宁，心经郁而化火，以致血热偏盛，络脉壅郁而发病。

4. **卫表因素** 湿疹的病位在体表，卫气为人体阳气的一部分，有护卫肌表，抗御外邪之功。若脾虚湿盛或脾气虚导致卫气生成不足，表虚不耐风邪，则易诱发湿疹。《灵枢·刺节真邪》中云："邪气之中人也……其入深，搏于皮肤之间，其气外发，腠理开，毫毛摇，气往来行，则为痒。"卫气与邪气搏于皮肤之间，卫行紊乱导致痒的发生。

5. **经络因素** 经络是连接脏腑与皮肤的网络，体表的邪气由外传里或内生五邪之气由里出表外达肌肤都是通过经络传导的。经络内属于脏腑，外络于肢节，每条经络都有特定的循行路线，病变部位的经络可反映相关脏腑的变化。如头项生疮，属足太阳膀胱经；耳部的湿疹也称"旋耳疮"，多为肝胆湿热，火性炎上，熏蒸于耳而发。

三、张永杰治疗经验

(一) 治法特点

1. 顽固性、难治性湿疹 湿性重浊、下趋,伤于湿,下先受之,故发病多在下肢、外阴等部;湿为阴邪,其性黏滞,湿淫所致的皮肤病,病程较长,多缠绵难愈。湿邪易合并其他邪气致病,如湿热、寒湿、风湿等,且湿邪可热化或寒化,以致病情演变并易反复发作。湿疹难治,尤以慢性湿疹为最,慢性湿疹的治疗难点是皮肤肥厚和剧烈瘙痒。

治疗湿疹不离"湿热",清热利湿法应贯穿于湿疹治疗的始终。即使在湿疹的慢性期,皮肤出现干燥、粗糙、肥厚、角化等一系列燥象而无水疱、渗出、糜烂等情况下,仍须用治湿之法治疗本病,可多选用皮类中药,取"以皮走皮"之意。引入"取象比类"的中医理论,选用模拟搔刮、搔抓之类外部形象的带钩、刺类的中药,如佛手、皂角刺、刺蒺藜、钩藤等,配伍到湿疹的辨证方药中去,对于瘙痒症状的缓解具有增强效应。

因湿邪是湿疹的重要病因,故白鲜皮、苦参、地肤子三药,为湿疹止痒的常用要药。白鲜皮、苦参,既可祛风化湿,又有清热解毒之功,为治湿疹、止痒、抗感染的良药;地肤子苦寒降泄,既能清热、通淋、利小便,又能利湿止痒。另外,除湿之时,要注意健脾,脾健则湿易化,常用的健脾祛湿药有薏苡仁、茯苓皮、白术、扁豆等。

中医学认为"祛风先行血,血行风自灭",故祛风止痒,应酌伍养血活血药。疏风止痒宜辛凉,中医论"痒",多离不开"风"邪,故止痒也常从"风"论治。但对阴伤血燥生风之慢性湿疹,当慎用辛温疏风解表中药,以免辛温之品助血燥之风而加重病情,若欲祛风止痒,可用辛凉解表之薄荷、蝉蜕等。即使外观皮损像神经性皮炎的慢性湿疹,也不可滥用辛温散表之药,否则常会引起湿疹急性发作。

慢性顽固性湿疹,局部皮肤有明显干燥、粗糙、肥厚、苔藓样变、剧烈瘙痒者,中医学认为是风、湿、瘀搏结所致,非一般祛风除湿药能治。常常须在辨证的基础上,选加一些具有入里搜风、走窜通络、化瘀止痒的虫类药进行治疗,如乌梢蛇、蜈蚣、全蝎、僵蚕、地龙等。临床上,虫类搜风药用于治疗风毒顽痒,常效如桴鼓。如果虫类药入汤煎服,效果欠佳,乃药不胜病之故,可将虫类药研粉冲服。应用虫类药时要注意两点:① 部分虫类药有毒,要掌握剂量,不可过用。② 少数患者对虫类药过敏,如服用虫类药过敏(虫类药异体蛋白过敏),

可用地肤子、白鲜皮、徐长卿等,煎汤内服。

对部分顽固瘙痒的湿疹患者,用疏风、散风、搜风诸品,痒感不减,反有加重趋势者,可酌加镇静安神,平肝熄风之品,如酸枣仁、柏子仁、合欢皮、夜交藤、石决明、生龙骨、生牡蛎、珍珠母等。

中医治疗湿疹,也可从"虫"论治。湿疹滋水甚多,皮肤奇痒,湿毒甚者,也可在辨证的基础上,加用百部、贯众等解毒杀虫药。辨证属于血虚风燥者,可在养血祛风的基础上加入鹤虱、贯众、槟榔等杀虫之品。

2. 从体质对湿疹辨治　体质是证候形成的内在基础,并决定病机的从化,正如《医门棒喝》所说:"邪之阴阳,随人身之阴阳而变也。"湿热质者罹患湿疹易现湿热证,临床所见也以湿热证居多,但不可因此对湿疹一味清热利湿,尤其对顽固性湿疹,更要重视体质情况"因人制宜",在辨识体质的基础上再辨证,辨质与辨证相结合,提高治疗效果。如阴虚质者阴液亏少,罹患湿疹易现燥湿同病,应慎用疏风解表之品,利湿之药不可过用,宜注重滋阴除湿;特禀质者易对花粉、异物蛋白过敏,在虫类药的使用上要注意视过敏史,慎重应用;气郁质者常忧虑抑郁,睡眠欠佳,病多在肝、脾,常见于慢性及亚急性湿疹,在辨证治疗时要注重解郁安神,健脾利湿的运用。另外在老年湿疹患者的临床诊治中尽量注意清热之品不要过用,并适当注重养血活血药的运用,尤其是对女性患者。

湿热质、阴虚质、特禀质、气郁质是湿疹发病的不利因素,其分布与年龄、性别有一定关系。根据体质相对稳定但又有可调性的特点,在预防方面提前对偏颇体质根据季节变迁,从饮食起居、心身调养等方面进行针对性的干预,一定程度上可以纠正偏颇体质,起到未病先防、既病防变、愈后防复的作用,对湿疹的防护有积极意义,也体现了中医学治未病的特点。

3. 饮食调护　湿疹发病与脾胃健运功能密切相关,饮食调养对于脾胃功能恢复有重要作用,因此,从饮食调护方面施护,具有一定临床价值。中医辨证施护强调"以养为主",根据辨证分型进行饮食方面的护理可起到事半功倍的作用。

(1) 热重于湿者:此类患者汤药服用易凉服,饮食以清热祛湿之品为佳,如苦瓜、西瓜等,以煲汤为主食用。尽量勿食刺激性食物,如煎炸、酒、腥类、辛辣之品,以牛奶、瘦肉等优质蛋白食物为主,多食清淡水果和蔬菜。

(2) 湿重于热者:此类患者用药需温服,多食用健脾化湿之品,如茯苓、薏苡仁、赤小豆,脾虚症状明显者,可适当服用党参、山药等补脾气的中药,一起煲汤食用。禁食肥甘厚腻之品,戒酒为关键所在,因为酒类更易生湿,使病情迁延难愈。

(3)血虚风燥者:此类患者饮食以养血润肤为主,适当食用果仁类食物,如胡桃仁、松子仁等以及黑芝麻、龙眼等。也可选择乌鸡加以上食材煲汤,补血养血作用明显。

以上各型患者中,若为患儿,由于脾胃功能尚未发育完全,应食用易消化食物;若母乳喂养者,患儿母亲应以清淡饮食为主,少食海鲜、辛辣之品;若有明显食物过敏者,应更换食物,如奶粉等,避免再次诱发湿疹。

4. **瘥后巩固** 对于湿疹的善后调养,多认为应给予健脾祛湿或养血祛风,或辨证用药,以巩固疗效,减少湿疹的复发。鉴于湿邪贯穿于湿疹病程的始终,在湿疹患者临床痊愈后,可较长时间服用参苓白术片等健脾渗湿中成药以巩固疗效。即使采用养血祛风法巩固疗效,也必须配伍健脾祛湿的药物,如单用养血祛风药,易引起湿疹的复发。若患者体质偏热,在服用健脾祛湿中成药时,尚需加服具有清热解毒作用的中成药,如黄连上清丸等,惟用量宜减半。疾病痊愈或控制后,中医非常强调病后调养,以期达到巩固疗效的目的。

(二)分型论治

湿疹的致病因素多而杂,但内因、外因都离不开风、湿、热邪。致病往往不归于一邪,而是多邪由体内到体外,或由体外至体内相兼致病。同时本病具有本虚标实的特点,即皮损常是标证,脏腑功能失调才是本证。湿疹发病多偏于内因,张永杰多注重内外、整体与局部结合,确立了风、湿、热三邪致病因素,并以湿为最。赵炳南曾道:"善治湿疹者,当可谓善治皮肤病之半。"

1. **内治法**

(1)风热蕴肤证

症状:常见于急性湿疹初发者或慢性湿疹急性发作,病变进展快,皮损以红色丘疹为主,可见鳞屑、结痂,渗出不明显,皮肤灼热,瘙痒剧烈,可伴发热,口渴,舌边尖红或舌质红,苔薄黄,脉浮。

治法:疏风清热止痒。

方药:消风散加减,药用荆芥、防风、苦参、蝉蜕、胡麻仁、牛蒡子、生地黄、丹皮、赤芍、当归、甘草等。

(2)湿热浸淫证

症状:常见于急性湿疹,急性病程,皮损潮红,多见丘疹、丘疱疹水疱,皮肤灼热,瘙痒剧烈,抓破后糜烂、渗出,可伴心烦,口渴,尿黄,便干,舌质红,苔黄腻,脉滑。

治法:清热燥湿止痒。

方药:龙胆泻肝汤加减,药用龙胆草、栀子、黄芩、柴胡、生地黄、车前子、泽泻、生甘草、牡丹皮等。

(3)脾虚湿蕴证

症状:常见于亚急性湿疹,皮损以丘疹或丘疱疹为主,色暗或有鳞屑,少许渗出,瘙痒,可伴食少乏力,腹胀便溏,小便清长或微黄,舌淡胖,苔薄白或腻,脉濡。

治法:健脾利湿止痒。

方药:除湿胃苓汤加减,药用苍术、陈皮、厚朴、白术、茯苓、泽泻、薏苡仁、白鲜皮、地肤子、甘草等。

(4)阴虚血燥证

症状:常见于慢性湿疹,皮损干燥脱屑、粗糙肥厚、苔藓样变,有抓痕,瘙痒严重,可伴口干,便干,或手足心热,舌红,苔少或剥,脉细。

治法:滋阴养血,润燥止痒。

方药:凉血四物汤加减,药用当归、生地黄、白芍、玄参、沙参、丹参、牡丹皮、刺蒺藜、防风等。

2.外治法 用于急性、亚急性和慢性湿疹皮损无明显渗出者。急性期可选用苦参、白鲜皮、地肤子、马齿苋、黄柏、地榆、千里光等药物以清热燥湿,凉血止痒;慢性湿疹可选用当归、桃仁、生地黄、鸡血藤、蛇床子、土荆皮以滋阴养血,润燥止痒。根据患者的病情进行辨证施治,选择不同的方药及药浴方法。病变范围小的,可局部洗浴;病变范围大的,可全身洗浴。水温宜调至40℃,微微发汗即可,每次20分钟,每日1次。

第三节 带状疱疹

一、概述

带状疱疹是水痘—带状疱疹病毒感染周围神经所致的一种皮肤病,临床上以红斑基础上簇集性水疱伴疼痛为特征,皮损沿某一神经节段呈带状分布,通常局限于身体一侧,不越过中线。根据机体免疫状态不同,带状疱疹的临床表现变异较大,患者可无症状、有轻度瘙痒/疼痛,或出现剧烈疼痛,可无皮疹、有少量水疱,或出现坏疽、播散性损害,可短时间痊愈,也可出现后遗神经痛。特殊部位的带状疱疹还可引起相应的部位特异性损害,如病变侵犯三叉神经鼻睫支时可致眼带状疱疹,表现为结膜炎、角膜炎、虹膜睫状体炎,严重病例可失明,眼带状疱疹常先出现鼻尖水疱,称为 Hutchinson 征。侵犯面神经和听神经时可引起面瘫、耳聋和外耳道疱疹,称为亨特氏综合征。腰骶部带状疱疹还可并发排尿困难或尿潴留。本病具有一定发病率,欧美国家发病率为(2～12)/1 000 人年,我国的发病率资料尚不完善,有研究显示,50 岁以上人群的发病率大致为(3.4～5.8)/1 000,与欧美等国家的发病率大致相当。高龄、女性、皮肤紫外线暴露史、水痘—带状疱疹病毒接触或感染史、未进行水痘疫苗接种、免疫力低下、创伤、手术或心理应激等是本病目前已知的危险因素。中医学对于本病早有认识,称为"蛇串疮""缠腰火丹"或"火带疮"等,从明清时代的古医籍中可以发现大量有关本病的治疗方法和病因病机的记载。

二、张永杰对本病病因病机的认识

"蛇串疮"首见于隋代巢元方《诸病源候论》,曰:"甑带疮者,绕腰生。此亦风湿搏血气所生,状如甑带,因以为名。"明代《证治准绳》称为"火带疮""缠腰火丹"。缠龙腰病名出现于《华佗神方》:"缠龙腰,生腰下,长一二寸,或碎或饭,或红腰坚硬。"《外科启玄》曰:"蜘蛛疮,此疮生于皮肤间,与水窠相似,淡红且痛,五七个成攒,亦能萌开,可用苎麻在疮上揉搓水出。即以苎麻烧灰为末,掺在疮上即愈。"清代祁坤《外科大成》名"蛇串疮"。诸书虽命名不一,但具体症状及好发部位则一致也。

本病主要由于情志内伤,肝气郁结,久而化火,肝经火毒蕴积,夹风邪上窜头面而发;或夹湿邪下注,发于阴部及下肢;火毒炽盛者多发于躯干。年老体弱者常因血虚肝旺,湿热毒蕴,导致气血凝滞,经络阻塞不通,以致疼痛剧烈,病程迁徙。总之,本病初期湿热火毒为主,后期正虚血瘀兼湿邪为患。

1. 湿热困阻　脾失健运而生湿,脾湿蕴结而化热,湿热外发肌肤,再感湿热邪毒,影响肺的宣发肃降功能,导致水液停聚于肌表,则见水疱累累如串珠,湿热郁积化热则引起皮肤疼痛灼热。《医宗金鉴》云:"缠腰火丹蛇串名,干湿红黄似珠形,肝心脾肺风湿热,缠腰已遍不能生。"《外科正宗》:"湿者色多黄白,大小不等,流水作烂,又且多疼,此属脾、肺二经湿热,宜清肺、泄脾、除湿,胃苓汤是也。"

2. 湿毒火盛 热盛化火,湿热之邪化火化热,阻塞经络导致水疱大而色红,痛如火燎。肝气化火,火溢肌表,又感染风火邪毒,气血郁闭则见红斑、丘疱疹,作痒作痛。气滞血瘀,不通则痛,常表现为疼痛不休或刺痛不断。《外科正宗》:"火丹者,心火妄动,三焦风热乘之,故发于肌肤之表,有干湿不同,红白之异。"《外科十三方考》:"此疮生于腰间系带之处,初起红肿,痛如火烧不可忍,约三日间破皮出水,但不成脓,乃急症也。"

3. 气滞血瘀 病之后期,邪毒渐去,经络受损,血行不畅,气滞血瘀,以致痛如针刺,入夜尤甚,日久不止。《临证一得方》:"缠腰火丹,已经泡溃,延漫不止,加之忍痛,气滞脉络不舒,清蕴兼理气。"

三、张永杰治疗经验

(一) 治法特点

张永杰认为本病多因情志不遂、饮食失调,以致脾失健运,湿浊内停,郁而化热,湿热搏结,兼感毒邪而发病。西医学认为本病病原体为水痘—带状疱疹病毒,有亲神经和皮肤特性。治疗带状疱疹方法很多,遵循个体化治疗和合理诊疗,中西医并重,多种方法联合运用。多种方法联合运用,绝非几种治法的简单叠加和重复,而是根据患者的病情,制订合理的个体化治疗方案,有针对性地选择若干治疗方法,将其有机结合,贯穿于诊疗全过程。

1. 西医治疗

(1) 抗病毒药物:早期、足量抗病毒治疗,尽快抑制病毒复制,阻止病情发展。常用伐昔洛韦每次 300 mg 口服,每日 3 次;或泛昔洛韦,每次 250 mg 口服,每日 3 次。

(2) 营养神经剂:此类药物为对症治疗,可减少神经损伤,促进神经恢复。甲钴胺片每次 500 mg 口服,每日 3 次。疼痛明显者改为肌内注射腺苷钴胺 1.5 mg＋维生素 B_{10} 1 g,每日 1 次。

(3) 止痛剂:疼痛明显者多予以布洛芬缓释胶囊 0.3 g 口服,每日 2 次。

(4) 外用药膏:多选用盐酸环丙沙星凝胶,适量,每日外用 2～3 次,控制疱疹感染,水疱明显者配氧化锌软膏收敛干燥疱疹。

2. 多种治法综合运用

(1) 中药：热盛型多见于疾病早期，一般局部皮损鲜红，疱壁紧张，灼热刺痛，多伴有口干苦、烦躁易怒等，药用龙胆泻肝汤加板蓝根、大青叶、延胡索等。湿盛型多见于疾病中后期，皮损颜色较淡，起黄白水疱或渗水糜烂，疼痛略轻，不思饮食，大便时溏，女性常见白带多，药用除湿胃苓汤加减。气滞血瘀型多见于疾病晚期或后遗症期，皮损消退后局部疼痛不止，方用桃红四物汤加减。

(2) 针刺：体针穴位取内关、足三里、三阴交、合谷，相应夹脊穴，皮损局部围刺。热盛型，配行间、大敦；湿盛型，配隐白、内庭；瘀血阻络型，配血海。刺法以毫针刺，泻法。留针 30 分钟，每日 1 次。局部围刺，即在疱疹带的头尾各刺 1 针，两侧 1～2 寸选 1 个穴位，向疱疹带中央平刺。

(3) 三棱针点刺放血后拔罐：针刺疗法治疗带状疱疹有较高的痊愈率，对缩短带状疱疹患者的疼痛持续时间有效。局部围刺或点刺拔罐，可引火毒外出；刺相应神经节段分布区域之夹脊穴，可改善相应节段脊神经周围的血液循环，从而促进局部炎症、水肿消退，达到止痛目的。带状疱疹的发病因素是感染湿热毒邪和正气虚弱，所以治疗时不能一味清热解毒，必须兼顾正气的情况，可酌加黄芪、党参等药，适时补益正气，增强祛邪外出之力。

3. 加强调护

(1) 艾条灸调护：取药艾条，并将其制作成大小为 1 cm 的节段，把生姜切片处理，厚度在 2～3 cm，大小为 1.5～2 cm，应用 7 号注射器点刺许多小孔，保证热气可以穿透即可。然后用 1.5 寸毫针将艾灸段穿过，在姜片上进行妥善固定。把艾灸点燃，并将其放置在疱疹的局部穴位上，注意要以患者能够忍受为度，一次灸 2～3 个节段，每次时间保证在半小时左右，每日 2 次，持续治疗 10 次为 1 个疗程。

(2) 疼痛调护：初诊就要对患者的疼痛情况进行全面评估，如果疼痛症状轻微，可以转移患者注意力的方式对疼痛症状进行缓解；如果疼痛症状严重，可以采用针灸的方式缓解疼痛。选择的穴位为合谷穴、曲池穴、三阴交穴、阿是穴，实施快针强刺的操作手法，以此显著缓解患者的疼痛。

(3) 饮食辨证调护：若为毒热证，要对患者实施有效的心理护理，做好患者的情志护理；在饮食护理方面，根据患者的实际情况做好针对性的饮食调护，嘱患者吃些绿豆、苦瓜等具有清热解毒，平肝泻火的食物。若为脾虚湿盛证，要为患者创造良好的休养环境，定时开窗通风，根据季节做好温湿度的调控，指导患者食用冬瓜、白菜等易消化、祛湿、清淡的食物。若为气滞血瘀证,要做好患者的心理护理,通过多种形式,如读报、看电视、聊天等方式来分散患者的注意力,饮食方面指导患者选择胡萝卜、芹菜等活血化瘀,温阳通络的食物。

4. 带状疱疹后遗神经痛　中医学分析带状疱疹多因情志内伤,肝郁化火,以致肝胆火盛,或饮食失调,损伤脾胃,或忧思伤脾,脾失健用,湿浊内停,郁久化热,以致湿热内蕴,兼外受毒邪,则湿热火毒熏蒸皮肤而发疹。带状疱疹主要辨肝胆火盛与湿盛,临床以肝胆火盛为多见。经治疗皮疹大部或全部消退后,局部仍疼痛不止者,多为气滞血瘀,亦可理解为病毒滞留与火邪、湿邪结合而成,西医称之为带状疱疹后遗神经痛,中医称之为"蛇串疮后遗神经痛"。约20%的带状疱疹患者皮疹症状消退后常见的后遗症状,表现为局部阵发性或持续性的疼痛,病情迁延不愈,甚至发生严重的并发症,如郁证患者常伴有程度不等的焦虑、抑郁、失眠等症状,是明显的"因病致郁""久病多郁""因郁病重",在治疗中应加以高度重视。本病的治疗主要是泻肝火、利湿热,忌食辛辣,必要时可辅以外用药物或加以理疗。

(二) 分型论治

早期以祛邪为主,晚期攻补兼施。主要治法有清热利湿解毒、理气活血止痛,据症加用疏肝解郁、健脾益气、滋阴平阳、通络止痛等法。蛇串疮后遗神经痛是临床治疗难点,应及早正确辨证治疗,并配合外治、针灸综合治疗,重症及特殊类型应配合西药治疗。

1. 内治法

(1) 肝经郁热证

症状:皮肤潮红,疱壁紧张,疼痛剧烈,伴有口苦咽干,烦躁易怒,小便黄,大便干,舌质红,苔黄,脉弦滑。

治法:清肝泻火,凉血解毒。

方药:龙胆泻肝汤加减,药用龙胆草、黄芩、车前子、柴胡、通草、地黄、当归、栀子、板蓝根、牡丹皮、赤芍、紫草等。

(2) 脾虚湿蕴证

症状:皮肤淡红,疱壁松弛,疼痛较轻,纳差或腹胀,大便溏,舌质淡,苔白厚或白腻,脉沉缓。

治法:健脾化湿,清热解毒。

方药:除湿胃苓汤加减,药用苍术、厚朴、薏苡仁、陈皮、枳壳、炒白术、土茯苓、泽泻、茯苓、栀子、萆薢、炙甘草等。

（3）气滞血瘀证

症状：皮肤瘀暗，疱壁紧实，刺痛，善叹息，双胁部疼痛，舌质暗，苔白，脉弦涩。

治法：理气活血，化瘀通络。

方药：血府逐瘀汤合金铃子散加减，药用桃仁、红花、当归、川芎、白芍、丹参、郁金、王不留行、延胡索、川楝子、香附、柴胡、陈皮、枳壳、炙甘草等。

2. 外治法 古代医家对带状疱疹有着充分的认识，留下了许多治疗带状疱疹非常有效的方药，至今仍有广泛的应用。外用中药主要分为矿物类药：雄黄、烂铁锈、陈石灰、白明矾、燔墙、红土、灶心土、陈壁土、白鳝泥等；动物类中药：犀角、鲜鳝血、蜈蚣、蛇皮；植物类中药：马齿苋、青黛、剪春罗、大黄、黄柏、白芷、赤小豆等；许多外用药物都是人们生活中常见的食物，如糯米粉、黄粟米、芝麻、麻油、盐等，或用品，如旧竹箍、宝钞等，甚至是废弃物品，如旧破草席、锅脐灰、烂铁锈等，简单、廉价、方便，疗效确切，值得临床借鉴。

带状疱疹是皮肤科的一个常见病种，除非是很特殊的症状表现，一般根据其典型的皮损表现及疼痛性质是很好诊断的。西医一般以症状治疗为主，通过早期、足量、足疗程的抗病毒药物、止痛及营养神经的药物、糖皮质激素、局部治疗及必要时的理疗达到抗病毒、消炎、止痛、缩短病程及预防继发感染的目的。中医临床治疗以"拔毒"为先，这样可以尽量避免引起后遗神经痛的发生。对于一些机体抵抗力差的患者或大多数老年患者在皮疹消退数月或更长的时间内（2～3 年）神经痛仍持续存在，疼痛使患者精神与心理受到很大的伤害，饭不愿吃，夜不能眠，精神高度紧张，甚至抑郁、绝望、轻生。若我们能在治疗时辅以中医的特色方法，临证强调"毒""痛""通"，整体灵活分型论治，必将获得满意疗效。

第四节 小 儿 咳 嗽

一、概述

咳嗽是小儿肺系疾患中的一种常见病证，是由外邪侵犯肺系，肺失宣肃，肺气上逆所致。西医认为咳嗽是为了将呼吸道中的异物或分泌物排出而发生的反射性防御动作,大多是先出现短促的深吸气,然后迅速关闭声门,继而横膈肌、肋间肌以及呼吸肌急剧收缩,促使胸内压大幅提升,最后突然将声门开启,随之将肺内分泌液及被压空气咳出。《景岳全书》曰:"咳证虽多,无非肺病。"肺主气,司呼吸,其位最高,为五脏之华盖,肺开窍于鼻,外合皮毛,故肺最易受外感、内伤之邪,肺又为娇脏,不耐寒热,邪侵则肺气不清,失于肃降,迫气上逆而咳。本病四季皆有可能发生,以春、冬两季尤甚,并且在气候骤变以及季节交替时更加容易发作,每一年龄段的孩子皆有可能发病,而最为多见的属不足 3 岁的婴幼儿,症状会随着患者年龄的下降而愈加严重。

二、张永杰对本病病因病机的认识

(一)病因

1. 外因　咳嗽以外感多见,小儿形气未充,卫气不固,寒温不知自调,在气候多变之时易感邪气;小儿咳嗽最关肺、脾,脾常不足,乳食不当,损伤脾胃,累及于肺而咳;小儿咳嗽病热多寒少,小儿阳盛体质,感邪后易从热化,故咳嗽以热证居多。小儿咳嗽多外感六淫,且以肺感微寒为主,但咳嗽分寒、热。宋代钱乙《小儿药证直诀》认为小儿咳嗽必因肺感微寒,"夫嗽者,肺感于微寒",但随时令迁移,也有不同外邪袭肺致咳嗽,同时易生痰饮,阻遏肺道。因小儿生理特性为纯阳之体,常病肺热咳嗽,如蒋仪《医药镜》提出"小儿咳嗽风热者居多,而寒者间或有之,以其为纯阳之体,其气常热,而不堪惧寒也",将咳嗽与体质结合起来,脾虚者感风,体热盛者为风热,体寒者易感受寒邪。

2. 内因　小儿内因咳嗽,多因乳食不慎,食积肠胃,肺气不利;或食积久滞,郁而化热,肺热亦咳;或乳母饮食不慎,或体内素热,由乳汁传染给小儿,肺热亦咳嗽;疹毒亦可引起咳嗽。

(1)乳食不慎:小儿乳食不节,食滞肠胃,肺气不利病咳嗽,郁久化热,酿湿生痰,肺气不利,则病咳嗽。清代陈复正《幼幼集成》认为小儿无情志困扰,内伤咳嗽因乳食不慎而致咳嗽为最多,食积生痰,热气熏蒸,肺气气促痰壅,肺气壅塞则咳。食积阻滞肠胃,蒸痰化热,肺气窒痹,则先泻后咳,更继之以发热,便泄后则气急痰嘶,肺气阴痹。

(2)乳母受邪:乳母感受风寒,肺经蕴热,由乳汁传染小儿,也会引起咳嗽,如明代薛已《保婴撮要》载小儿乳母感受风寒,肺经蕴热也会由乳汁传染小儿,引起咳嗽。

(3) 禀赋不足:因小儿脏器组织不健,肺之抵抗力薄弱,而气管支又狭小,故最易患生肺炎。此肺炎分为原发性与继发性两种,由于寒冷之空气以及尘埃吸入肺腔而发炎者为原发性,由于流行性感冒、麻疹、百日咳等病诱起者为继发性,均为小儿所常患。

(二) 病机演变

小儿性情简单,故咳嗽的病机也简单,多与肺、脾、肝有关。

1. **肺** 小儿咳嗽多因肺,肺寒、肺热、肺虚、肺气有余均可引起咳嗽,宋代钱乙《小儿药证直诀》论述咳嗽分新久、虚实。清代陈复正《幼幼集成》中认为小儿咳嗽分寒、热。

(1) 肺实:钱乙认为八九月间,肺气大旺,肺气有余,肺感于微寒,肺气壅塞,病身热,面赤,痰盛,甚则面肿;十一二月间,时值寒令,伤风寒,风从肺俞穴入肺,有热证,则病面赤、饮水、涎热,咽喉不利;若不治至五七日间,则病身热,痰盛,唾黏;若肺气盛,则病咳而喘,面肿身热,此乃肺气郁而化热。

(2) 肺虚:《小儿药证直诀》认为久咳多虚,肺气虚,则咳而哽气,时时长出气,喉中有声;久嗽,耗伤肺中津液,则肺阴虚亏,若热灼生痰,咳而痰实,不甚喘,面赤,时饮水,则为虚实夹杂。若肺热,则咳嗽而咯脓血。陈复正认为若咳而并无他证,当从肺虚论治。

(3) 肺寒:肺寒,必嗽多痰薄,面白而喘,毛粟肠鸣,恶风多涕;"咳不出声,口鼻出血者,乃是由于气逆,血亦逆也";平素肺虚喜饮生冷,以致寒邪伤肺,发为咳嗽。其证面色㿠白,痰多,鼻涕清稀。

(4) 肺热:明代万全认为,如咳久,身热喘急,此肺中伏火也,咳嗽若患火证,决然咯唾血脓,甚者七窍血流通,此是肺热火动。咳嗽日久,面白唇青,目闭闷乱,头摇手摆者,此肺气将绝,不治。

2. **脾胃** 小儿咳嗽属脾、肺者居多,因肺主气,脾主痰也。明代薛己治小儿咳嗽重视脾胃,认为咳嗽多由脾肺气虚,腠理不固所致;若脾胃实而大肠不利,则肺病咳嗽;心火上炎,灼伤肺金而作咳嗽。《幼幼集成》肺气伤则咳,脾湿动则嗽,"凡有声无痰谓之咳,肺气伤也;有痰无声谓之嗽,脾湿动也;有声有痰谓之咳嗽,初伤于肺,继动脾湿也";若咳而面黄体倦,痰涎壅盛,或吐痰,或吐乳食,此肺病兼见脾证。万全认为小儿吐青绿白水,此乃胃冷停饮相攻,嗽吐痰涎乳食中,宿滞不消取用。

3. 痰饮 《小儿药证直诀》认为小儿咳嗽多因痰饮,外邪袭肺,肺气壅塞,气盛多生痰饮,痰阻肺道,病咳嗽。如肺气盛,病身热面赤痰饮,风寒咳嗽,面赤饮水涎热,肺虚咳嗽,也病喉中有声,若水饮停肺,则病嗽而吐水,小儿咳嗽无论虚、实均以痰饮为关键,故治小儿咳嗽以治痰为主。

4. 肝 若肝风有余,肺气不足,痰不相应,则小儿百日嗽,面白唇淡,白眼带青。因小儿为纯阳之体,故小儿咳嗽多热咳,热乘于肺,则病急喘而嗽,面赤潮热,甚则咳而胸高骨起,其状如龟者,谓之龟胸。

5. 肾 小儿面色暗黑,久咳而吐痰水,此肺病而兼见肾证,宜六味地黄丸加麦冬、五味。

三、张永杰治疗经验

(一) 治法特点

清代吴鞠通概括小儿的生理特点为"稚阳未充,稚阴未长",形象描绘了小儿生理期的特点:小儿形体娇嫩,肾气尚弱,脾气不足,筋骨不实,脏腑之气尚未充盈,对疾病的易感性高,如不好好养护,病邪渐进,容易留下病根。冰冻三尺,非一日之寒,在疾病初起抓住病邪的本质,随证治之,是极其重要的。

1. 小儿疾病之诊断尤重舌诊 《幼科概论》中言:"其疾病痒,不能自言,旁人又不能代言,全恃医之意揣之,揣之不合,杀人易如反掌。即揣得当,而小儿纯阳之体,易虚易实,药一过分,变幻百端。"婴幼儿的言语功能尚未发育完全,不懂用言语表达自己的痛苦,所以许多病情需要医者向大人问诊获得。但通过医者细心观察患儿舌象,确定病情性质,往往起到事半功倍的效果。现如今临床上许多中医医师一味关注化验检查结果,而忽略了四诊,笔者认为这是万万不可的,应重视四诊的运用。张永杰在临床诊病时重视舌脉,对于小儿,舌诊应用尤其重要。正如杨云峰在《临证验舌法》中所言:"幼稚之病,往往闻之无息,问之无声,而惟有舌可以验。"

(1) 察舌质以验阴阳虚实:小儿舌质柔润,颜色淡红。若为新生儿,舌色往往偏鲜红。若舌质淡红,咳嗽,发热或不发热,痰少或黏,咳声偏上,咽痒,多为表证咳嗽;若舌质红,则为表证风热咳嗽。若舌质淡,咳嗽,无发热表现,仅有痰,或多或少,痰色白,为里寒证咳嗽;舌质红,痰黏或多而黄稠,则为里热证咳嗽。或表里证共见,根据舌色可验阴阳寒热。若小儿舌嫩淡胖,往往又有脾虚水湿之邪的存在。幼儿咳痰往往吐不出,缺少痰色的辨别,更需参考舌象定寒热。

（2）审舌苔以知寒热深浅：正常小儿舌苔为薄白苔，新生儿可无苔。表寒证咳嗽舌苔一般为白苔，若表热证，虽可出现黄苔，但一般小儿仍为白苔。里寒证咳嗽一般苔白而厚腻，为痰湿阻肺或痰湿蕴脾之象，化热出现里热证咳嗽时苔为黄，痰多、咳声重一般苔为黄腻。若苔白湿润而厚腻，往往提示湿邪滞留。同时观察舌苔的薄厚程度也可判断邪气的深浅，配合听咳声或肺部听诊便可知道病变部位。

（3）评舌象改变以测预后：患儿的舌色由淡或鲜红转淡红皆为邪退的表现，临床上，舌色的反应不如舌苔明显。患儿舌苔厚腻或黄腻，若药对其证，往往 3 剂后舌苔就会转薄，证明效方对证。如若前苔薄，服药后舌苔转厚，可能因过早敛肺，邪气无法外达或内伤脾胃，水湿上泛于肺所致，此时要明辨正邪性质，以免犯虚虚实实之过。

2. 病初当轻清宣透　小儿脏腑柔嫩，气血未充，腠理疏松，且感邪之初，病位表浅，用药当忌大苦、大寒、大热之品，以防传变入里，伤及他脏，耗伤气阴。正如《解儿难》云："其用药也，稍呆则滞，稍重则伤，稍不对证，则莫知其乡，捉风捕影，转救转剧，转去转远。"小儿脾胃较弱，滥用苦寒之品必败伤脾胃，故初感外邪而咳嗽者当予轻清宣透之品，以疏通气机为要，中病即止。宣透外邪，甘淡者健脾，轻宣者祛邪而不伤正，在临床中张永杰喜用花类中药以驱散外邪，诸花皆散，具有轻扬升散的特点，可用于疏散外邪。

3. 久咳治脾以培土生金　久咳耗伤肺气，金土相生，终可损及脾胃，或患儿素有脾虚，脾虚则生湿，蕴而为痰，上干于肺，则见咳嗽迁延难愈。又脾胃为后天之本，脾虚气弱，运化能力低下，则营卫化生乏源，小儿卫表不固，易反复感受外邪发为咳嗽，如《杂病源流犀烛》所论："肺不伤不咳，脾不伤不久咳。"故对于久咳患儿应辨证施以健脾燥湿、化痰止咳等药，可达培土生金的目的。

4. 特色治疗

（1）贴敷疗法："冬病夏治"疗法是中医药疗法中的特色疗法，是在夏季三伏天，通过将药物敷贴到人体一定穴位，治疗和预防疾病的一种外治方法，故又称"三伏灸""三伏贴"。药物以白芥子 3 份、细辛 2 份、甘遂 1 份、皂荚 1 份、五倍子 3 份、冰片 0.05 份，共研细末，每次 1～2 g，贴敷时取生药粉用姜汁调成糊状，敷于背部相关穴位，外用胶布固定。药物应在使用的当日制备，或者置冰箱冷藏室备用。

一般在每年夏季,农历三伏天的初、中、末伏的第一日进行贴敷治疗。在三伏天期间也可进行贴敷,每2次贴敷之间间隔7~10日。患者贴药时间为2~4小时。连续贴敷3年为1个疗程。

贴敷疗法具有通络化痰作用,具备针灸理疗的特长,在儿科肺系疾病治疗中有显著疗效。可使药性通过经络作用于全身,激发经络系统功能,达到宣肺平喘,止咳化痰作用。常应用于支气管炎、肺炎。

(2) 推拿疗法:① 清肺平肝,3~5分钟,清肺经有清肃肺脏,化痰顺气之功,平肝能清肝火,降气化痰,利于肺的清肃,对各种咳嗽有效。② 运内八卦,2~3分钟,化痰行气。③ 点揉天突,点揉1分钟,或拔揉1~3次,虚证轻刺激点揉,实证拔揉以探吐。④ 肃肺法,化痰顺气,肃肺止咳。抱儿侧向坐于大腿之上,两手掌一前一后夹持患儿前胸后背,从上向下依次推摩、搓揉、叩击5~8次,挤压1~3次,以上为1遍,操作3~5遍。⑤ 搓摩胁肋,5~10遍,与肃肺配合,近治效应明显,有较好的化痰、引气下行作用。

5. 食疗方

(1) 风寒咳嗽:① 紫苏粥:紫苏叶10 g,粳米50 g,生姜3片,大枣3枚,先用粳米煮粥,粥将熟时加入苏叶、生姜、大枣,趁热服用。② 葱白粥:大米50 g,生姜5片,连须葱白5段,米醋5 ml,加水适量煮粥,趁热饮用。③ 杏仁萝卜煎:杏仁(甜)10 g,生姜3片,白萝卜100 g,水煎服,每日1剂。④ 生姜大蒜红糖汤:生姜5片,红糖12 g,大蒜3片,加水煮10分钟,饮汤。⑤ 梨＋花椒＋冰糖:梨1个,洗净,横断切开挖去中间核后,放入20颗花椒,2粒冰糖,再把梨对拼好放入碗中,上锅蒸半小时左右即可,1只梨可分2次吃完。蒸花椒冰糖梨对治疗风寒咳嗽效果非常明显。⑥ 热生姜片擦背:切3片生姜,放微波炉里转30~40秒,把热的姜片包进纱布,用包着纱布的姜片擦后背,1~2分钟即可。姜片凉后,再热1次,重复上述步骤2~3次。

(2) 风热咳嗽:① 梨＋冰糖＋川贝:把梨横断切开,挖去中间核后放入2~3粒冰糖,5~6粒川贝(川贝要敲碎成末),把梨拼对拼好放入碗中,蒸30分钟左右即可,分2次吃完。② 萝卜冰糖汁:白萝卜取汁100~200 ml,加冰糖适量,隔水炖化,睡前1次饮完,连用3~5次。③ 金银花＋薄荷＋蜜糖:金银花20 g,薄荷5 g,蜜糖少量,先煎银花,取汁约2小碗,药成前,下薄荷约煎3分钟,贮瓶内,分次与蜜糖冲匀饮用。

（3）阴虚燥咳：① 麦门冬粥：天门冬 15～20 g，粳米 60 g，冰糖少许，先煎天门冬取汁去滓，入粳米同煮为粥，粥成加入冰糖，每日早起空腹服用。② 银耳粥：银耳 25 g，粳米 100 g，冰糖适量，银耳加水煮至六成熟，入米共煮成粥，出锅前加冰糖。③ 百合粳米粥：百合 50 g，粳米 100 g，红枣 5～10 枚，赤子豆 30 g，白糖适量，先将红小豆煮至半熟，入粳米、百合、红枣同煮为粥，粥成后加入白糖。④ 川贝冰糖梨：川贝粉 3 g，大梨 1 个，冰糖 6 g，将梨去皮，挖去梨心，填入川贝粉、冰糖，蒸熟食之。⑤ 蜂蜜蒸梨（萝卜）：梨或白萝卜 1 个，挖空心，蜂蜜 30 g 装入梨或萝卜内，蒸熟食用。

（4）痰湿咳嗽：① 橘皮粥：鲜橘皮 30 g，洗净，切丝，大米 100 g，加水煮粥。② 薏仁粥：薏苡仁 50 g，粳米 100～200 g，共煮成粥，常饮服。③ 二陈二仁粥：陈皮 9 g，半夏 6 g，茯苓 12 g，薏苡仁 15 g，冬瓜仁 15 g，粳米 100 g，前五料水煎，沸后约 10 分钟，去滓取汁，加粳米及适量水，同煮为粥。④ 薏苡仁杏仁粥：薏苡仁 50 g，杏仁（去皮尖）10 g，薏苡仁洗净，加水煮成半熟，放入杏仁，粥成加少许白糖。⑤ 柚皮饮：柚子皮适量，水煎服。

（5）痰热咳嗽：① 芦根粥：鲜芦根 150 g，竹茹 15 g，生姜 3 g，粳米 50 g，先煎前二味药取汁，入米煮粥，待熟时加生姜，稍煮即可。② 杏仁糖：带皮苦杏仁、冰糖各等份，研碎混合，制成杏仁糖，早、晚各冲服 3 g。

（二）分型论治

1. 外感风热证

症状：咳嗽，鼻塞，流清涕，头痛，怕冷，发热，舌淡红，苔薄白，脉浮。

治法：宣肺止咳。

方药：清咽利肺汤方，药用桑白皮、鱼腥草、黄芩、白茅根、千里光、桑叶、牛蒡子、前胡、杏仁、百部、射干、款冬花、甘草等。

2. 痰热蕴肺证

症状：咳嗽，少痰难咯出，舌红，少津，苔薄白或薄黄，脉浮数，指纹紫。

治法：清热泻肺，化痰止咳。

方药：泻白散加减，药用桑白皮、地骨皮、粳米、炙甘草等。

3. 湿热蕴肺证

症状：咳嗽，有痰难咳，舌红，苔厚腻，或黄或白，脉数，指纹紫。

治法：清热利湿，化痰止咳。

方药：千金苇茎汤加减，药用苇茎、瓜瓣、薏苡仁、桃仁等。

4.风痰束肺证

症状：咳嗽，以夜间为主，有痰，痰白质稀，舌淡，苔薄白滑，脉浮，指纹紫。

治法：疏风化痰。

方药：止嗽散加减，药用桔梗、荆芥、紫菀、百部、白前、陈皮、甘草、生姜等。

5.肺脾两虚证

症状：咳嗽无力，少许白稀痰，纳差，多汗，或见腹胀，易于外感，舌淡，苔薄白，脉细无力，指纹淡红。

治法：益气健脾。

方药：自拟方，药用茯苓、白术、防风、糯稻根、浮小麦、石斛、白芍、布渣叶、谷芽、麦芽、鸡内金、谷芽、麦芽、甘草等。

第五节　不　　寐

一、概述

失眠是入睡困难，或轻浅易寤，或多梦，或早醒，或醒后不易入睡，或睡前思维活跃，甚者彻夜不眠为主要临床表现的病证。该病易引起抑郁、焦虑和易怒的情绪，并导致注意力不集中、记忆力下降、头昏乏力等妨碍日常活动的症状。2003年世界睡眠日问卷调查显示我国38％的被调查者存在睡眠障碍，研究展望到2020年大约有超过7亿失眠者，据统计我国失眠率高达10％～20％，严重影响人们的生活质量。西医学治疗失眠包括药物和非药物治疗两种，但长期大量使用催眠药会出现耐药性和药物依赖性，还会导致眩晕、共济失调，以及与药效相矛盾的活动过度，烦躁易怒、失眠等兴奋性反应和呼吸抑制等多种不良反应。非药物治疗失眠主要有睡眠卫生教育、睡眠约束、刺激行为矫正、矛盾意向训练、放松训练、时相疗法、光疗以及相关心理疗法等。西医治疗失眠具有提高患者睡眠质量、缩短入睡时间、延长睡眠时间、提高睡眠效率和改善日间功能的作用，在改善睡眠质量和日间功能方面较为突出，但毒副作用较大。本病属中医"不寐"范畴，不寐是由阳不入阴所引起的，以经常不易入寐为特征的一种病证，也称为"失眠"。轻者入寐困难，有寐而易醒，有醒后不能再寐,亦有时寐时醒等,严重者整夜不能入寐。不寐病名出自《难经》,中医古籍中亦有"不得卧""不得眠""目不瞑""不眠""少寐"等名称。

二、张永杰对本病病因病机的认识

对于本病的最早记载见于《周礼》,书中称之为"夜觉":"凡人之寐卧恒在寝,得禁之者,人有夜寐忽觉而漫出门者,故谓之夜觉也。"《黄帝内经》中记载了多种睡眠障碍,如失眠(不得卧,卧而不能眠等)、嗜卧,兼有多种梦疾,如梦飞、梦坠等,并提出了睡眠与营卫、阴阳有关的观点,为后世认识睡眠障碍奠定了理论基础。《难经》记述了老年失眠,并对其病因病机做出了详细分析。《伤寒论》有"伤寒多眠睡""温病酣眠""虚劳虚烦不得眠""伤寒不得眠"以及百合病合并睡眠障碍的论述。华佗《中藏经》谈到"不寐""睡中惊悸",乃是脏腑虚实所致的梦疾。《针灸甲乙经》中有针刺法治疗这种"不寐",并有用灸法治疗"卒鬼击昏睡"的处方。《诸病源候论》记载了如下的睡眠疾病,"虚劳不得眠""大病后不得眠""伤寒不得眠""霍乱后不得眠""夜啼喉"等。唐代孙思邈对"梦与鬼神交通""不得眠"等病因做过详尽分析,并提出对应方法。《圣济总录》首次提出"多睡"的原因是胆热,"夜间少睡"的原因是胆寒。《素问玄机原病式》首次提出了"梦呓",认为其病机根于"火"。李东垣在《脾胃论》中提出了"嗜眠""食后则昏冒欲睡"等与脾胃相关的嗜睡病。张景岳在其著作中为"不寐"单独成篇著述《景岳全书·不寐》,论述尤为精详。清代张璐记载了因"水停心下""妇人肥盛多郁"等疾病所致的失眠。

(一) 病因

睡眠即寐也,这一看似寻常的生理现象却受诸多条件的影响。《黄帝内经》倡导"胃不和则卧不安"之理论,意指多食肥甘厚味,导致脾运失健,痰湿宿食等阻滞气机,此类失眠多以通导消滞之法。李杲《兰室秘藏》中记载有"补中升阳和中汤",以之治疗因肢体麻木而产生的失眠,亦是据于此(脾主四肢)。张从正在《儒门事亲》中讲"思气所至,为不眠,为嗜卧",可见情志因素可造成睡眠障碍。朱丹溪认为痰湿体质之人多嗜睡,也可旦睡夜醒,颠倒昼夜。《景岳全书》概括不寐的原因为"一由邪气之扰,一由营气不足耳"。

1. 阴阳失调,营卫不和　睡眠发生的根本机制是营卫之气的正常运行,正如《灵枢·口问》云:"阳气尽,阴气盛则目瞑,阴气尽而阳气盛,盛则寤矣。"这种人与自然统一的综合睡眠机制,其中心环节就是营卫之气的运行。《景岳全书》引用《灵枢·邪客》的观点论述了营卫与失眠的关系,曰:"夫邪气之客人也,或令人目不瞑不卧出者,何气使然。伯高曰:卫气者,出其悍气之疾,而先行于四末分肉皮肤之间,而不休者也,昼日行于阳,夜行于阴,常从足少阴之分间,行于五脏六腑。今厥气客于五脏六腑,则卫气独卫其外,行于阳,不得入于阴,行于阳则阳气盛,阳气盛则阳陷,不得入于阴,阴虚,故目不瞑。黄帝曰:善。治之奈何?伯高曰:补其不足,泻其有余,调其虚实,以通其道,而去其邪,饮以半夏汤一剂,阴阳已通,其卧立至。"

2. **气血亏虚** 气血的衰少或运行不畅,会使脏腑失调而发生病变。《景岳全书》中提到"血虚则无以养心,心虚则神不守舍……以致终夜不寐,及忽寐忽醒,而为神魂不安等证",说明气与血密不可分。气能生血,气能行血,气不得血,则血无依附,血不得气,则血不得流通。故无论气病还是血病,最终都会导致气血失和,阴阳失调,使机体产生各种疾病。

3. **心神不安** 张介宾在《类经》中提出:"魂魄以及意识思虑之类,皆神也。"对于失眠的认识,《景岳全书》提到:"盖寐本乎阴,神其主也,神安则寐,神不安则不寐。"提示失眠不单是睡眠生理紊乱,同时还常伴有心理问题。睡眠和觉醒由神的活动来主宰,神安则人能进入睡眠。七情归属于五脏,而神由心所主宰。正如《灵枢·邪客》所述:"心者,五脏六腑之主也……精神之所舍也。"《类经》中亦指出:"人身之神,惟心所主……此既吾身之原神也。"总之,五脏在五行相生相克的关系中相互促进与制约,心神与五脏有着密切联系,只有五脏生理活动正常,才可心神宁静,昼精夜暝。

4. **邪气之扰** 《景岳全书》曰:"凡如伤寒、伤风、疟疾之不寐者,此皆外邪深入之扰也;如痰,如火,如寒气、水气,如饮食忿怒之不寐者,此皆内邪滞逆之扰也。"对于邪气所致的失眠张介宾指出:"亦略举大概,未悉其详。"除以上因素之外,暑邪、湿邪、燥邪等诸多邪气均可引起失眠。总之,凡邪气内扰,出现阴阳失调、营卫不和及心神被扰等,均可引起失眠。另外,"心有事亦不寐"者为心事扰神,心神不安则不寐。"胃不和则卧不安",饮食、情志失节亦可导致睡眠障碍。

(二) 病机演变

阴和阳是对立制约、互根互用、消长平衡、相互转化的关系。正常的睡眠是阴阳运行平衡的结果,阴阳平衡一旦被打破,将可能导致不寐的发生。因此阴阳失衡,不能互相交通与制约是失眠的重要病机之一。《金匮要略》曾将疾病发生的病因病机概括为：一是经络受邪，传入脏腑；二是四肢九窍气血不通；三是房事过度、金刃虫兽损伤。不寐的病因病机亦是如此，但凡可导致气、血、痰、瘀等病理产物的产生，阻碍了阴阳交通之路或阴阳某一方的偏颇导致的阴不制阳，阳气浮越于外，均可导致阴阳失和而致不寐。不寐的治疗大法应是"调和阴阳"，调和机体阴阳平衡是治疗不寐的根本法则及最终目的。

张永杰认为气血本乎神，由于感受外邪、饮食不节、情志失调、病后体虚等，导致五脏阳盛阴衰、阴阳失交、气血失于和畅，以致心神失养，神不守舍，阳不入阴，则生不寐。对不寐的发病机制可从阴阳失调、营卫不和、心神不宁、胃不和、饮浓茶则不寐等多角度阐发。不寐的产生是以五脏气血阴阳失和为病机，其治疗以阴阳为纲，气血为病机，五脏为病位。故防治不寐需进一步辨识、确定为何病机、为何病位，乃防治不寐的核心思想，也是进一步研究不寐的基础。

三、张永杰治疗经验

（一）治法特点

1. **多管齐下** 不寐的治疗原则有以下三点：一是注重调整脏腑阴阳气血。由于不寐主要因脏腑阴阳失调、气血失和，以致心神不宁而致。因而首先应从本而治，着重调治所病脏腑及其气血阴阳，以"补其不足，泻其有余，调其虚实"为总则，应用补益心脾、滋阴降火、交通心肾、疏肝养血、益气镇惊、化痰清热、和胃化滞、活血通络等法，由此使气血和调、阴阳平衡、脏腑功能恢复正常，心神守舍，则不寐可愈。二是安神定志为其基本治法。不寐的病机关键在于心神不安，因而安神定志为本病的基本治法，其中主要有养血安神、清心安神、育阴安神、益气安神、镇肝安神、补脑安神等。三是加强精神疗法。情志不舒或精神紧张、过度焦虑等精神症状是导致不寐的常见因素，因而消除顾虑及紧张情绪，保持精神舒畅，是治疗不寐的重要方法之一，每每可取得药物所难以达到的疗效。

2. **分年龄段辨治** 小儿发病，多表现为善惊、夜啼、遗尿等。其发病原因有的与先天禀赋有关，有的则责之于外界刺激。小儿因年龄幼小，天癸未至，无阴之中和，故呼小儿为"纯阳之体"。小儿阳气素盛，心火易于炽盛，热扰心神，清空受灼则烦躁喜动，坐卧不安；肝为厥阴风木之脏，易于引动肝风之行，风胜热动，肝之相火妄动而致性急易怒，倔强任性，惊慌不眠。另外小儿形气未充，五脏娇嫩，功能不善，如肾气不固可有遗尿，脾气虚损可有口角流涎、睡而露睛等症状。钱乙认为，小儿体质有"三有余"（心、肝、阳有余），"四不足"（脾、肺、肾、阴不足），而"三有余"是本病发病的主要因素。其病理变化以心、肝之阳偏亢为主。

中青年患者病因多由事务繁忙，劳则气耗，久之伤及阴分，元阴亏虚，肝肾同寄相火，真阴不足，肝阳失抑，亢逆无制，则情绪易于激化，烦躁易怒，时伴眩晕耳鸣、腰酸膝软等上实下虚之象，肝木亦可横逆犯脾而致大便时干时稀等肝郁脾虚之表现；或人际关系失调、工作失意等，夜间静而多思，千愁万绪，耗伤心脾，心之阴血暗耗，心阳偏亢，下济肾水不行，则阴阳偏倚；或聚会酒肉恣肆，膏粱黏滞之品阻碍中焦枢纽之运转，湿浊内生，上扰清阳，重浊缠绵，则时常困倦，湿浊亦可郁而化火，继而形成恶性循环。

老年人年更岁长，天癸渐竭，故阴精常不足，难以制衡阳气也。肝阳易亢而上行，甚则目珠模糊暴胀、头痛如劈。肝体之阴不足，肝藏血，阴血随之衰少，血舍魂，血少则魂无以依附，魂不安则梦魇至，寝难安。血海枯涸，冲任失养，心血虚损则心神乱，肾精不足则脑髓消，元神之府无所滋，君主之官无所系，发为不眠。

中医治疗失眠有着西医学不可替代的优势，如副作用小、依赖性小、耐药性低等。在生活节奏日益加快、失眠发病率与日俱增的今天，张介宾分型论治失眠的思想对于失眠的临床治疗具有重要的指导作用。只有吸收借鉴古人思想精髓、升华治疗理念，才可以在失眠的治疗和预防方面取得新进展。

3. 顽固性失眠论治　失眠之因，多责之于心、肾，谓心火不下通于肾，肾阴不上济于心，阴阳失交则入夜不寐。但临床所及，失眠患者每以情志变化、精神刺激为主因，故与肝胆病变亦密切相关。据此，张永杰对一些顽固性失眠，病程缠绵，服安神药少效或罔效的病例，从肝胆论治而获效。

（1）肝郁血瘀，治宜调畅血气：肝藏魂，主疏泄，心藏神，主血脉。若所思不遂，精神抑郁，以致肝气不达，血气失畅，瘀阻血脉，心神失养而失眠，《医方辨难大成》谓："气血之乱皆能令人痞寐之失度者也。"证见彻夜不眠，即使入睡，也乱梦纷纭，兼有情志郁郁不乐，时喜叹息，胸胁胀痛，舌紫，脉弦或涩等，治宜理气活血，以安肝魂，方用血府逐瘀汤，王清任谓："夜不能睡，用安神养血药治之不效者，此方若神。"方取四逆散理气疏肝，桃红四物汤活血化瘀，配以桔梗引气上升，牛膝导血下降，一升一降，以交通阴阳。如加磁朱丸、生铁落等重镇定魂，则疗效更佳。

（2）肝火上炎，法当清泄定魂：肝郁日久，最易化火，肝火拂逆，冲激肝魂，则魂摇而睡卧不宁，即《血证论》所谓："阳浮于外，魂不入肝，则不寐。"证见入夜烦躁，难以入睡，或梦呓频作，或有梦而遗，兼有急躁易怒，头晕目眩，便秘溲赤，舌红苔黄，脉弦数等。鉴于肝火多缘气郁不解引起，治疗毋忘疏肝解郁。若专事苦寒泻火，致气血凝结，郁火愈盛，病反不减。柴胡加龙骨牡蛎汤治此最为合拍，方用小柴胡汤清泻肝郁，配以龙骨、牡蛎镇肝安魂，随证化裁，得效甚多。

4. **辨证饮食调护** 创建良好的睡眠环境、减轻或解除心理压力、建立良好的睡眠习惯等对改善睡眠质量具有重要的作用，但饮食调理也是不可忽视的重要因素。晚饭食用影响睡眠的食物，如含咖啡因的食物、辣椒、大蒜、洋葱等，油腻的食物，还有如豆类、大白菜、玉米、香蕉等，都会不同程度影响睡眠，尤其对不寐症患者影响更大。

（1）心肾不交：宜食滋肾阴降火作用的桑葚、百合等。桑葚大枣汤，取桑葚 15 g，大枣 50 g，煮汤吃，每日 1 次，连服 2 周为 1 个疗程。

（2）心脾两虚：宜食补益心脾作用的小麦、莲子、大枣、龙眼肉等养血安神。枣仁粥，取酸枣仁 60 g 放入锅内煎熬之后取汁，将粳米 100 g 放入煮粥，加味精和白糖适量，早、晚服用，有养心阴，安心神，益脾气的作用。

（3）胃中不和：宜食消食导滞作用的山楂、萝卜等。临睡前喝 1 杯牛奶。半夏秫米粥，取法半夏 10 g 煎汤取汁，加秫米 100 g 煮粥，等粥五成熟时加入萝卜 150 g，再熬至粥熟，早、晚 2 次分服，有消食化痰，和胃安神的作用。

（4）心胆气虚：参术米饭，取党参 10 g，白术 30 g，同煎半小时，捞出党参、白术，汤内加米煮饭。

辨证饮食调理能够改善自主神经功能失调，稳定情绪，减轻焦虑及紧张状态，调节睡眠，还能改善整个身体的功能状态，提高机体免疫力。

5. **注重情志调护** 失眠患者常伴随焦虑和恐惧，长此以往恶性循环。《景岳全书》说："盖寐本乎阴，神其主也，神安则寐，神不安则不寐。"此处神当指心神，即人体生理活动和心理活动的主宰者，而情志又是神的重要表现形式。可见情志因素与失眠的发生关系密切，加之城市人群失眠多与工作生活节奏加快、精神压力日益增大有关，因此应重视情志调护在治疗失眠病症中的重要作用。

治疗中需注意因势利导，调动患者的积极因素，引导患者心情舒畅地配合药物治疗。正如张仲景所云"竞逐荣势,企踵权豪,孜孜汲汲,惟名利是务",焉能不病。《素问·上古天真论》载:"恬淡虚无,真气从之,精神内守,病安从来。"积极进行情志调整,避免紧张、焦虑、抑郁、惊恐、愤怒等不良情绪,做到喜怒有节,保持精神舒畅,尽量以放松的、顺其自然的心态对待睡眠,反而能较好入睡。

遵从四季时令,重点调治养护。中医讲究天人合一,重视人与自然和谐统一,最注重阴阳的协调平衡,所谓"阴平阳秘,精神乃至""圣人春夏养阳,秋冬养阴",失眠患者应遵从时令变化重点调护。春夏,天地之气欣欣向荣,应鼓励患者多参加户外活动,以利阳气疏通;秋冬,阳气收敛,当宁静安逸,以使神气内收,可鼓励患者读书绘画,使精神舒畅怡然。正如《灵枢·本神》所言:"故智者之养生也,必顺四时而适寒暑,和喜怒而安居处,节阴阳而调刚柔。"

(二) 分型论治

1. 痰热内扰证

症状:不寐头重,痰多胸闷,恶食嗳气,吞酸恶心,心烦口苦,目眩,舌红,苔黄腻,脉滑数。

治法:化痰清热,和中安神。

方药:温胆汤加减,药用半夏、陈皮、竹茹、枳实、黄连、山栀子、茯苓等。

2. 心胆气虚证

症状:不寐多梦,易于惊醒,胆怯心悸,遇事善惊,气短倦怠,小便清长,舌淡,苔薄白,脉弦细。

治法:益气镇惊,安神定志。

方药:酸枣仁汤加减,药用酸枣仁、川芎、茯苓、知母等。可合用安神定志丸,药用人参、龙齿、茯苓、茯神、石菖蒲等。

3. 阴虚火旺证

症状:心烦不寐,心悸不安,头晕耳鸣,健忘,腰酸梦遗,五心烦热,口干津少,舌红,苔少或无,脉细数。

治法:滋阴降火,引火归元。

方药:交泰丸合黄连阿胶汤加减,药用黄连、肉桂、阿胶、牡蛎、龟板、磁石等。

第七章 名 方 论

方一 温 胆 汤

一、概述

[出处] 温胆汤最初见于南北朝名医姚僧坦所撰《集验方》,《外台秘要》亦载有此方,其标明方剂源于《集验方》,并云"出第三卷中"。其后收录于《备急千金要方·胆虚实》,云:"大病后,虚烦不得眠,此胆寒故也,宜服温胆汤。"药物为橘皮、半夏、枳实、竹茹、生姜、甘草。主要病机胆寒气郁,痰湿内停,胃气失和。南宋陈无择《三因极一病证方论》第十卷"惊悸证治"条下也记载了一首温胆汤,但与前方相比减少生姜的用量,增加了茯苓和大枣两味药,主治为"心胆虚怯,触事易惊,梦寐不祥,或异象感惑,遂致心惊胆摄,气郁生涎,涎与气搏,变生诸证,或短气悸乏,或复自汗,四肢浮肿,饮食无味,心虚烦闷,坐卧不安"。主治内容已从"胆寒"变为"心胆虚怯",并明确提出其病变机制为"气郁生涎,涎与气搏"。

[组成] 生姜四两,半夏二两(洗),橘皮三两,竹茹二两,枳实二枚(炙),茯苓一两半,大枣一个,生姜减为五片,甘草一两(炙)。上锉为散,水一盏半,加生姜五片,大枣一枚,煎七分,去滓,食前服。

[功效] 理气化痰,和胃利胆。

[主治] 胆郁痰扰证,胆怯易惊,头眩心悸,心烦不眠,夜多异梦;或呕恶呃逆,眩晕,癫痫。

二、方义分析

君药半夏味辛,性温,归脾、胃、肺经,燥湿化痰,降逆和胃止呕,消痞散结。《药性论》谓:"消痰涎,开胃健脾,止呕吐,去胸中痰满,下肺气,主咳结,新生者摩涂痈肿不消,能除瘤瘿,气虚而有痰气,加而用之。"《主治秘要》云半夏:"燥胃湿,化痰,益脾胃气,消肿散结,除胸中痰涎。"臣药竹茹,性甘,微寒,归肺、胃经,清热化痰,除烦止呕。《本草述》谓:"除胃烦不眠,疗妊娠烦躁。"半夏与竹茹相伍,增强化痰和胃,止呕除烦之功。陈皮味苦、辛,性温,归肺、脾经,有理气行滞健脾,燥湿化痰功效。枳实辛、苦,微寒,归脾、胃经,具降气导滞,消痰除痞之功。陈皮与枳实相合,理气化痰之力增。总之,四药合用,半夏辛温、竹茹甘寒,两味药一温一凉,化痰和胃,止呕除烦功效增强;陈皮与枳实配伍,也正好是一温一凉,使理气化痰的作用提高。佐药茯苓,甘、淡,平,归心、肺、脾、肾经,利水渗湿,健脾宁心,健脾渗湿,以杜生痰之源。《伤寒明理论》谓茯苓:"渗水缓脾。"《医学启源》描述"除湿,利腰脐间血,和中益气"。加生姜、大枣调和脾胃,且生姜兼制半夏毒性。生姜与大枣的配伍,使得缓和药性、调和脾胃的作用增效。甘草为使,调和诸药。同时茯苓与甘草配伍,能够起到益津和卫、健脾渗湿、协调药性的作用。简单的八味药,四个组合,温凉两种药性兼进,不寒不燥,理气化痰,和胃利胆。

综合全方,半夏、陈皮、生姜偏温,竹茹、枳实偏凉,温凉兼进,令全方不寒不燥,化湿祛痰以除滞障,通利三焦而利气道、水道。三焦气机通畅,升降之枢纽通利,则气机出入之枢自通而胆热清,可谓不从胆治而治胆。理气化痰以和胃,胃气和降则胆郁得舒,痰浊得去则胆无邪扰,如是则复其宁谧,诸症自愈。

三、张永杰对本方的认识

胆为中正之官,清静之腑,喜宁谧,恶烦扰,喜柔和,恶壅郁。盖东方木德,少阳温和之气也。胆汁其性大苦大寒,其不凝者,赖人体阳气以温煦之。肝属刚脏,性喜条达而恶抑郁,胆喜宁静而恶烦扰。《备急千金要方》说"胆腑者,主肝也。肝合气于胆,胆者中清之腑也",肝胆在生理上是相互沟通的。由于肝胆之气具有生、升的特点,以舒畅条达为平,古人将肝胆之气比类如春气之温和,温则胆气乃能条达,肝胆生理功能能更好地发挥。若各种原因致痰热邪气客于肝胆,则肝胆失其温和则发病。欲复其性,必先去其痰热,痰热去则胆气自和而温,所谓温胆者,通过温胆汤药理作用恢复肝胆之生理功能,故以"温胆汤"作为方剂的命名。

胆是奇恒之腑,清净之腑,中藏清汁,或称津汁,六腑功能是传化物而不藏,唯独胆与脏一样藏精,因此胆的特点是既不宜热,亦不宜寒,只有保持常温,少阳之气才能正常生发,才能帮助脾胃消化。温胆汤是《备急千金要方》的名方,其所治者,"大病后,虚烦不得眠,此胆寒故也"。胆寒者,实为胆虚。胆虚,少阳之气虚寒。胆气不升,相火郁于里,胆的生理功能发生障碍。尽管古代医家尚不知胆开口于十二指肠,胆汁可以帮助消化,但却知晓腐熟水谷与少阳之气有关。由于胆气温化的问题,胆内藏相火,是少阳升发之气,有帮助脾胃腐熟水谷的功能。温胆汤的功用就是使胆的功能恢复正常,使少阳之气得舒,不治痰而痰自消。温胆汤不是直接清痰热,而是通过病因治疗恢复胆的温化功能,即使少阳之气正常升发,助脾胃运化,中焦升降之气机顺畅,气顺则痰消。温胆汤所治"胃不和则卧不安"的前提是肝胆少阳之气郁而不升,致脾胃运化吸收不行而产生痰饮,且郁而化热的程度较轻。若郁热明显,可用黄连、柴芩、丹栀温胆汤。《成方便读》:"夫人之六腑,皆泻而不藏,惟胆为清净之腑,无出无入,寄附于肝,又与肝相为表里。肝藏魂,夜卧则魂归于肝,胆有邪,岂有不波及肝哉。且胆为甲木,其象应春,今胆虚则不能遂其生长发陈之令,于是土不能得木而达也。土不达则痰涎易生。痰为百病之母,所虚之处,即受邪之处,故有惊悸之状。"张永杰在多年的临床实践中,认为应用温胆汤应注意如下几点。

1. 辨证要点　本方为治疗胆郁痰扰所致不眠、惊悸、呕吐以及眩晕、癫痫证的常用方。临床应用以心烦不寐、眩悸呕恶、苔白腻、脉弦滑为辨证要点。

2. 加减变化　心热烦甚者,加黄连、山栀子、豆豉以清热除烦;失眠者,加琥珀粉、远志以宁心安神;惊悸者,加珍珠母、生牡蛎、生龙齿以重镇定惊;呕吐呃逆者,酌加苏叶或苏梗、枇杷叶、旋覆花以降逆止呕;眩晕者,可加天麻、钩藤以平肝熄风;癫痫抽搐者,可加胆星、钩藤、全蝎以熄风止痉。

3. 现代运用　本方常用于神经症、急慢性胃炎、消化性溃疡、慢性支气管炎、梅尼埃病、更年期综合征、癫痫等属胆郁痰扰者。

四、典型医案

医案1　蒙某,男,52岁,2012年11月23日初诊。患者形体肥胖,头痛反复发作10余年,长期口服布洛芬止痛,发作时满头痛,伴全身困倦乏力,余无不适,纳可,睡眠佳,二便正常,舌淡红,舌体胖大,苔黄厚腻,脉弦细。诊断为头痛痰湿中阻证。治以燥湿化痰,活血通络为法。药用橘红10 g,半夏10 g,茯苓20 g,枳实10 g,竹茹10 g,黄连10 g,瓜蒌仁20 g,薤白10 g,丹参20 g,当归20g,川芎20g,蔓荆子10g,细辛10g,全蝎10g,甘草5g。3剂,水煎服,日1剂。二诊仍头痛,发作时满头疼,伴全身困倦乏力,余无不适,纳可,睡眠佳,二便正常,舌淡红,舌体胖大,苔黄厚腻,脉弦细,守原方,7剂,水煎服,日1剂。三诊头痛消失,未服布洛芬止痛,余无不适,纳可,睡眠佳,二便正常,舌淡红,舌体胖大,苔薄黄,脉弦细。药用橘红10g,半夏10g,茯苓20g,枳实10g,竹茹10g,黄连10g,瓜蒌仁20g,柴胡10g,黄芩10g,桃仁10g,川芎20g,蔓荆子10g,细辛10g,全蝎10g,红花10g,甘草5g。7剂,水煎服,日1剂。巩固疗效。

医案2 左某,男,49岁,2012年12月14日初诊。患者室性早搏病史10年,但未确诊冠心病,每当睡眠不好及情绪波动发作。现自觉阵发性心慌,胸闷,失眠,每晚睡4～5小时,纳可,二便正常,舌淡红,苔黄腻,脉弦滑。脉搏82次/分,血压130/60mmHg,神清,精神一般,心率82次/分,律不齐,早搏8次/分,各瓣膜无杂音。诊断为心悸痰热内扰证。治以清热化痰,镇静安神为法。药用陈皮10g,半夏10g,茯苓20g,枳实10g,竹茹10g,黄连10g,茵陈30g,薏苡仁20g,远志10g,石菖蒲10g,磁石10g,合欢皮20g,浮小麦30g,甘草5g。4剂,水煎服,日1剂。二诊自觉症状明显改善,睡眠6小时,心慌、胸闷减轻,纳可,二便正常,舌质淡暗,苔薄黄腻,脉弦滑。脉搏78次/分,血压140/80mmHg,神清,精神一般,心率78次/分,律不齐,1～2次/分,各瓣膜无杂音。上方加郁金10g,丹参20g活血。4剂,水煎服,日1剂。三诊无明显不适,每晚睡6小时,无心慌,胸闷减轻,纳可,二便正常,舌质淡暗,苔薄白,脉滑。脉搏78次/分,血压140/80mmHg,神清,精神一般,心率74次/分,律齐,各瓣膜无杂音。湿热已清,气阴两虚证候显现,给予益气养阴,佐以清利湿热,巩固治疗。药用当归20g,黄芪20g,太子参20g,麦冬20g,茯苓20g,木香10g,远志10g,酸枣仁20g,龙眼肉30g,黄连10g,茵陈30g,薏苡仁20g,磁石10g,合欢皮20g,浮小麦30g,石菖蒲10g,甘草5g。7剂,水煎服,日1剂。

医案3 杨某,男,54岁,2004年9月5日就诊。患者平素身体健康,反复失眠2年,严重时整夜难眠,曾间断口服中西药物,但失眠时轻时重。近1周无诱因失眠加重,每日睡3小时左右,伴头部昏沉。纳食一般,口淡无味,时有腹胀,余无不适,舌质淡,苔薄白腻,脉弦。诊断为神经衰弱食滞中阻证。治以消食和中安神为法。药用橘红12g,半夏10g,茯苓15g,枳实10g,竹茹

12 g,生薏苡仁 20 g,神曲 15 g,莱菔子 12 g,炒山楂 20 g,酸枣仁 20 g,合欢皮 15 g,生龙、牡各 20 g,甘草 4 g,3 剂。二诊药后每日睡 5～6 小时,纳香,头昏、腹胀消失,舌质淡,苔薄白腻,脉弦。上方加苍术 10 g,7 剂。三诊自述每日睡 6～7 小时,余症消失而停药。

方二 麻黄附子细辛汤

一、概述

[出处] 本方出自《伤寒论·辨少阴病脉证并治》第 301 条:"少阴病,始得之,反发热,脉沉者,麻黄附子细辛汤主之。"

[组成] 麻黄二两,细辛二两,炮附子一枚。

[功效] 温阳解表,表里双解。

[主治] 少阴本虚,外感寒邪所引起的太阳、少阴两感证。

二、方义分析

该方为温阳解表代表方。药虽三味,但组方严谨,其中麻黄开肺气,发汗解表,侧重祛除表寒,为"宣";附子补命火,侧重温阳散寒,为"扶";细辛温里散寒,侧重祛除里寒,为"搜",助麻黄解表散寒,又助附子温阳,振奋阳气。三药共奏温阳散寒功效。临床中,凡见阳虚感寒,不论病位在上或中,或下,用本方加味治疗,均能达到阳气振奋,寒邪欲出,病势痊愈之目的。

三、张永杰对本方的认识

"少阴病,始得之",说明本证出现在少阴病的初始阶段,实际上是少阴外感病,少阴中风或伤寒。"反发热,脉沉者",少阴病多是阳气虚弱,一般不发热,少阴病出现发热往往是寒热格拒,通脉四逆汤证提示病情很重。现少阴病开始就发热,说明有感受外邪的表现,但是太阳病发热,脉象应是浮,现脉象不浮反沉,说明不是纯粹的表证,发热是太阳病,脉沉是少阴病,故为营卫太阳、少阴两感证,即少阴虚寒感冒。麻黄附子细辛汤具有温经散寒,助阳解表之功,后世皆以之为治疗阳虚外感之方,为太阳表实,少阴里寒证。正如清代名医柯琴曰：“少阴主里，应无表证；病发于阴，应有表寒。今少阴始受寒邪而反发热，是有少阴之里，而兼有太阳之表也。”张永杰认为麻黄味甘，温，归肺、膀胱经，宣肺散寒，透邪于皮肤毛孔之外，又能深入积痰凝血之中，温通经脉；附子辛、甘、热，归心、肝、脾、肾经，补火助阳，散寒止痛逐瘀，壮元阳，补命火，能够搜逐深陷的寒邪。如《神农本草经》云：“气味辛，温，有大毒。主风寒咳逆邪气，温中，金疮，破癥瘕、积聚、血瘕，寒湿痿，拘挛，膝痛，不能行步。”细辛，辛温性烈，走经窜络，能入髓透骨，温经通窍止痛，外散风寒，内化寒饮，上疏头风，下通肾气。《神农本草经》曰：“细辛气味辛，温，主咳逆上气，头痛脑动，百节拘挛，风湿痹痛，死肌。”总之，麻黄解表，解决太阳病，附子温里，解决少阴病，细辛既可入太阳解表，又可入少阴温里，故治疗太、少两感必用细辛，起到纽带作用，既可以协同麻黄解表，又可以协同附子温里，麻黄入太阳、附子入少阴，而细辛是太、少两入，三药合用，配伍严谨，有极其强大的温阳通脉，祛痰涤瘀之功，凡属寒邪久凝，血脉瘀阻之证皆可应用。正如清代医家郑钦安认为：“麻黄附子细辛汤一方，乃交阴阳之方，亦温经散寒之方也。夫附子辛热，能助太阳之阳，而内交于少阴。麻黄苦温，细辛辛温，能启少阴之精，而外交于太阳。仲景取微发汗以散邪，实以交阴阳也，阴阳相交，邪自立解。若执发汗以论此方，浅识此方也。”总之，麻黄附子细辛汤方证基本病机为心肾阳虚，复感寒邪，表里同病，这是针对外感时病；对内伤杂病，其方证基本病机为阳虚寒凝。能明此理，则该方不仅可用于阳虚外感，更广泛用于阳虚寒凝内伤杂病。

四、典型医案

医案 1　符某，男，47 岁，2016 年 11 月 3 日初诊。患者咳嗽间作 6 年，既往有慢性支气管炎病史，反复发作，时轻时重，持续 6 年。近 1 周无诱因咳嗽，干咳无痰，咽痒，平素怕冷，纳可，大便稀，每日 2 次，小便正常，舌质淡红，苔薄白，脉弦细。诊断为咳嗽肺脾气（阳）虚证。治以温补脾肺，化痰止咳为法。方拟麻黄附子细辛汤加减，药用炙麻黄 5 g，附子 10 g，细辛 10 g，五味子 10 g，干姜 15 g，党参 30 g，茯苓 20 g，白术 15 g，桔梗 10 g，防风 10 g，紫菀 15 g，枇杷叶 15 g，桂枝 15 g，白芍 15 g，炙甘草 10 g。水煎服，日 1 剂，加减治疗半个月余，咳嗽消失，大便正常。

医案 2　林某，女，51 岁，2017 年 3 月 15 日初诊。患者头痛间作 5 年，既往有慢性头疼病史，每当受风诱发，头部 CT 正常，诊断为神经性头痛。现症见头痛,满头痛,恶风寒,夜间及遇寒加重,伴颈枕部僵硬不适,睡眠差,纳可,二便调,舌淡,苔白腻,脉沉细。诊断为头痛肾阳亏虚,寒凝经脉证。治以温补肾阳,温经通脉,散寒止痛为法。方拟麻黄附子细辛汤加减,药用麻黄10 g,附片20 g(先煎1小时),北细辛10 g,桂枝15 g,干姜20 g,川芎15 g,白芷20 g,葛根30 g,全蝎9 g,蜈蚣1条,法半夏10 g,首乌藤30 g,苍耳子10,炙甘草10 g,5剂,日1剂。二诊诸症大减,患者头痛症状明显缓解,颈部僵硬不适亦减轻,睡眠改善,效不更方,守上方加酸枣仁30 g捣碎,6剂,水煎服,日1剂,巩固治疗。

医案3 陈某,男,54岁,2020年1月7日初诊。患者鼻涕间作5个月,平素喜欢吹空调,导致近5个月来因受凉流鼻涕,清晰,量多,无鼻塞,纳可,睡眠一般,平素怕冷,以双下肢明显,舌质淡红,苔薄白,脉沉细。诊断为鼻渊肺气不足。治以补益肺气为法。方拟麻黄附子细辛汤加减,药用炙麻黄5 g,附子10 g,细辛5 g,黄芪20 g,白术20 g,防风10 g,桂枝10 g,白芍10 g,大枣20 g,苍耳子10 g,蝉蜕10 g,甘草5 g,生姜3片。3剂,水煎服,日1剂。二诊患者自述服中药1剂后,鼻涕明显减少,自觉双下肢温暖,纳可,睡眠一般,舌质淡红,苔薄白,根部稍腻,脉沉细,守上方7剂,巩固治疗。

方三 逍 遥 散

一、概述

[出处] 逍遥散首见于《太平惠民和剂局方·妇人诸疾》。

[组成] 甘草(微炙赤)半两,当归(去苗,锉,微炒)一两,白茯苓一两,白芍药一两,白术一两,柴胡(去苗)一两。为粗末,每服两钱,水一大盏,烧生姜一块,切破,薄荷少许,同煎至七分,去渣热服,不拘时候。

[功效] 疏肝解郁,养血活血。

[主治] 治血虚劳倦,五心烦热,肢体疼痛,头目昏重,心悸颊赤,口燥咽干,发热盗汗,减食嗜卧,及血热相搏,月水不调,脐腹胀痛,寒热如疟;又疗室女血弱阴虚,荣卫不和,痰嗽潮热,肌体羸瘦,渐成骨蒸。

二、方义分析

本方既有柴胡疏肝解郁，使肝气得以调达，为君药。当归甘、辛、苦，温，养血和血；白芍酸、苦，微寒，养血敛阴，柔肝缓急，为臣药。白术、茯苓健脾去湿，使运化有权，气血有源；炙甘草益气补中，缓肝之急，为佐药。用法中加入薄荷少许，疏散郁遏之气，透达肝经郁热；烧生姜温胃和中，为使药。柴胡、白芍、薄荷疏达肝气，当归、白芍养血和肝，白术、茯苓、炙甘草、煨姜健脾和胃。总之，全方养血疏肝，佐以健脾，诸药合用，共奏疏肝解郁，养血健脾之功效，临床用于肝郁血虚，脾失健运之证。

三、张永杰对本方的认识

肝为藏血之脏，性喜条达，主疏泄，体阴用阳。若七情郁结，肝失条达，或阴血暗耗，或生化之源不足，肝体失养，皆可使肝气横逆、胁痛，寒热，头痛，目眩等证随之而起。《灵枢·平人绝谷》："神者，水谷之精气也。"神疲食少，是脾虚运化无力之故。脾虚气弱则统血无权，肝郁血虚则疏泄不利，所以月经不调，乳房胀痛。此时疏肝解郁，固然是当务之急，而养血柔肝，亦是不可偏废之法。中医辨证为肝郁血虚，脾失健运，均可以逍遥散加减治疗。张永杰在临床实践中，通过认真观察和细心体悟，认为部分失眠患者，从肝论治，以逍遥散加减，取得较好的效果。

失眠病因虽然复杂，但多与长期情志因素刺激有关。肝气郁结，气机不畅，故出现郁郁寡欢，善叹息等症状。久则郁而化火，上则扰乱心神，致失眠多梦，心悸难寝，急躁易怒；中则肝郁脾虚，胃气不合，睡不安卧，胃脘胀闷，纳差腹胀，嗳气频作；内则耗伤肝血，肝肾不足，夜寝早醒，头晕胀痛，腰酸耳鸣，皆可致不寐。《症因脉治》说："肝火不得卧之因，或因恼怒伤肝，肝气怫郁，或尽力谋虑，肝血有伤，肝主藏血，阳火扰动心室，则夜卧亦不宁。"病机为气血、脏腑功能失调，病位在肝、脾、心三脏。脾虚气血乏源，心失所养；或脾虚生痰化热，上扰心神；肝郁化火，心神不安；肝阴血不足，心失所养，皆可致失眠。所以治疗重度失眠重在疏肝解郁，健脾和营，养血安神。

丹栀逍遥散出自《太平惠民和剂局方》，由《伤寒论》四逆散和当归芍药散变化而得。根据不寐的发病机制，逍遥散中君药为当归、白芍。当归苦、辛、甘，温，苦可以泻肝，辛可疏理肝中血滞，甘味既可缓肝之急，也能缓脾之急，即对肝郁可疏,对肝血可补,对肝热可散,对脾虚可补;白芍酸、苦,微寒,养血滋阴,在肝血虚燥时可养肝止痛,肝郁不舒可柔肝,二药一散一收,调理肝气,共为君药。臣药白术、茯苓,白术健脾益气,培土荣木;茯苓健脾祛湿化痰,还能补益心脾之气,健脾胃可资气血生化之源,使脾健以防肝伤,即"见肝之病,当先实脾"。佐药柴胡、生姜、薄荷,柴胡入肝、胆经,能调达肝气,解郁安神,疏肝而不伤阴;生姜辛散,既可协柴胡以解郁,又可助芩、术以和中;薄荷有增强柴胡疏肝理脾之功。如此配合,疏肝解郁,健脾和营,养血安神,逐步改善和恢复人体正常的睡眠功能,达到治疗目的。

逍遥散加味治疗顽固性失眠,临床有如下特点:发病多为中青年女性,且白领较多,事业心较强,有较强个性。既往常有精神刺激史,多见于事业、家庭、社会等方面。有时患者症状很明显,肝郁、脾虚、心神失养的症状较典型,但部分患者临床症状不典型,只是自觉失眠,且白天精神较好,无心烦、易怒、胸闷,纳可,月经正常,此时要详细询问病史,尤其是患者职业、性格特点、既往治疗用药,再结合舌脉辨证。因顽固性失眠睡眠改善较慢,部分兼症如心烦易怒、口苦口干、便秘等改善较快,可改善兼症,提高患者的信心及对医生的信任。一旦患者对医生的信任度提高,睡眠改善效果就会比较明显。

四、典型医案

医案　林某,女,35 岁,2009 年 4 月 16 日初诊。患者近 10 年来严重失眠,每日睡眠 3 小时左右,曾服地西泮,每次 3 片,但效果欠佳,间断服用中药,症状改善亦不明显。现症见失眠,偶有烦躁,但第 2 日精神好,饮食正常,月经亦正常,伴便秘,大便呈羊矢状,舌尖红,苔薄黄,脉弦细。诊断为失眠肝郁血虚证。治以疏肝解郁,健脾和营,养心安神为法。方拟逍遥散加减,药用当归20 g,白芍 15 g,柴胡 10 g,茯神 15 g,薄荷 12 g,牡丹皮 12 g,焦栀子 12 g,百合15 g,知母 12 g,酸枣仁 30 g,柏子仁 12 g,泽泻 15 g,远志 10 g,生大黄 10 g,甘草 4 g,3 剂,水煎服,日 1 剂。二诊自述服上药 3 剂后,睡眠稍有改善,每晚能睡 3～4 小时,大便每日 1 次,呈糊状,且白天有困意,舌质红,苔薄黄,脉弦细。上方加龙骨 20 g,牡蛎 20 g,7 剂。三诊自述服上方 7 剂后,睡眠每日达 6 小时左右,且入睡容易,但入睡后易惊醒,大便正常。故上方减大黄,加磁石 20 g,7 剂。四诊每日睡眠 6～7 小时,大便正常而停药,后多次电话随访,睡眠基本正常。

方四 杏 苏 散

一、概述

[出处]　本方出自《温病条辨》："燥伤本脏，头微痛，恶寒，咳嗽稀痰，鼻塞，嗌塞，脉弦，无汗，杏苏散主之。"

[组成]　苏叶、半夏、茯苓、前胡、杏仁、苦桔梗、枳壳、橘皮、甘草、生姜、大枣。

[功效]　轻宣凉燥，理肺化痰。

[主治]　外感凉燥，症见恶寒发热，头痛无汗，鼻塞清涕，咳嗽痰涌。

二、方义分析

凉燥伤肺，肺失宣降，津液不布，聚而为痰，则咳嗽痰稀；凉燥束肺，肺系不利而致鼻塞咽干；苔白脉弦为凉燥兼痰湿佐证。遵《素问·至真要大论》"燥淫于内，治以苦温，佐以甘辛"之旨，治当轻宣凉燥为主，杏苏散一方药性平和，不凉不热。苏叶辛温不燥，解肌发表，宣发肺气，使凉燥之邪从外而散；杏仁苦辛温润，宣肺降气，润燥止咳，两者共为君药。前胡疏风散邪，降气化痰，既协苏叶轻宣达表，又助杏仁降气化痰；桔梗、枳壳一升一降，助杏仁、苏叶理肺化痰，共为臣药。半夏、橘皮燥湿化痰，理气行滞，茯苓渗湿健脾，三药合用乃二陈汤，以绝生痰之源；生姜、大枣调和营卫以利解表，滋脾行津以润干燥，是为佐药。甘草调和诸药，同时合桔梗宣肺利咽，功兼佐使。本方乃苦温甘辛之法，发表宣化，表里同治之方，外可轻宣发表而解凉燥，内可理肺化痰而止咳嗽，表解痰消，肺气调和，诸症自除。不惟风寒咳嗽，其他外感邪实之咳，皆可化裁而用。《经》云"治上焦如羽，非轻不举"，故用药切记以轻灵为贵。

三、张永杰对本方的认识

咳嗽为临床常见病，一年四季均可发作，中医辨证首先分为外感和内伤。《景岳全书》云："咳嗽一症，窃见诸家立论太繁，皆不得其要，多致后人临证莫知所从，所以治难得效。以余观之，则咳嗽之要，止惟二证。何为二证？一曰外感,一曰内伤,而尽之矣。"无论外感还是内伤,其病机为肺失清肃,肺气上逆,壅遏不宣,发为咳嗽。外感咳嗽根据临床症状及舌脉,辨为风寒袭肺、风热犯肺、风燥伤肺,内伤咳嗽分为痰湿蕴肺、痰热郁肺、肝火犯肺、肺阴亏耗。临床针对上述病因病机,辨证治疗,方证相符,常收显效。临证亦常见部分患者,有感冒病史,感冒后经积极中西医治疗,症状缓解,但遗留咳嗽,以干咳为主,咽干咽痒,闻及刺激性气味加重,纳可,睡眠佳,舌淡红,苔薄白,脉弦。部分患者用西药抗生素 10 余日,症状时轻时重,迁延不愈,花费几千元,给患者生活及工作带来影响,有时给患者心理带来巨大的负担。张永杰在多年的临床实践中,把此类病证称为"顽固性咳嗽",总结此类患者有如下特点:① 有感冒病史,患者均口服或静滴抗生素和口服感冒药 1 周以上,感冒症状基本缓解。② 咳嗽,以干咳为主,咳嗽后可见少量白痰,咽干咽痒,以闻及刺激性气味加重。③ 舌淡红,苔薄白,脉弦或弦细。④ 纳可,睡眠佳,余无特殊不适。⑤ 相关物理及生化检查正常,血常规化验正常,胸部 X 线检查正常或提示肺纹理稍紊乱。在中医辨证论治的基础上,以杏苏散加减,疗效较好,且价格低廉,无明显副作用。张永杰认为,咳嗽每因感受外邪引起。肺主气属卫,司呼吸,具有宣发卫气之功能,《素问·五脏生成》云:"肺之合皮也,其荣毛也。"由于肺和皮毛相和,所以外邪侵犯皮毛卫表时,常常影响及肺,导致清肃失司。若触动内蕴痰浊,痰阻气逆,肺失宣降,则因痰而咳,但患者临床并未见咳嗽咳痰,而常常以干咳为主,同时,患者亦无风寒袭表的卫分症状,给临床辨证带来困难,因患者咽干、咽痒,常被误诊为燥邪伤肺,迁延时日。此类咳嗽核心病机多为"风寒袭肺,肺失宣发,肺气上逆"。尽管临床辨证时患者病史有 10 余日甚至两三个月之久,但临床若无热邪征象,均可以外感风寒立论,治以疏散风寒,宣肺止咳为法。方以杏苏散加减,药用杏仁 10 g,苏叶 10 g,半夏 10 g,橘红 10 g,茯苓 20 g,桔梗 10 g,玄参 20 g,僵蚕 10 g,防风 10 g,蜂房 10 g,紫菀 20 g,枇杷叶 10 g,生、炙甘草各 5 g。方中苏叶辛温不燥,发表散邪,宣发肺气,使表邪从外而散;杏仁苦温而润,降利肺气,润燥止咳;半夏、橘红、茯苓含二陈汤之意,燥湿化痰,理气行滞;桔梗宣肺气,防风散表邪,玄参甘寒质润,滋阴润燥,僵蚕祛外风,止痒之功,紫菀、枇杷叶化痰止咳,蜂房止咳嗽,乃国医大师朱良春临床心得。总之,该方温而不燥,润而不腻,能宣能肃,能升能降,有表有里,具有宣不过散、肃不过下的特点。若恶寒发热、鼻塞流涕明显,加荆芥;痰黏稠、咳吐不爽,加桑白皮、浙贝母;胸闷不舒,加瓜蒌、郁金等。

四、典型医案

医案1 曾某,女,35岁,2014年3月8日初诊。患者咳嗽2个月余,现咳嗽,以干咳为主,咽干咽痒,余无不适,饮食正常,睡眠佳,舌淡红,苔薄白腻,脉弦细。诊断为咳嗽肺失肃降,肺气上逆证。治以宣肺止咳为法。方拟杏苏散加减,药用杏仁10 g,苏叶10 g,半夏10 g,橘红10 g,前胡10 g,桔梗10 g,茯苓20 g,玄参20 g,僵蚕10 g,防风10 g,蜂房10 g,紫菀10 g,枇杷叶10 g,麦冬20 g,甘草5 g,3剂,水煎服,日1剂。二诊仍咳嗽,以干咳为主,咽干咽痒,咽部有异物感,余无不适,饮食正常,睡眠佳,舌脉无异常。药用杏仁10 g,苏叶10 g,半夏10 g,橘红10 g,前胡10 g,桔梗10 g,茯苓20 g,玄参20 g,僵蚕10 g,防风10 g,蜂房10 g,紫菀10 g,枇杷叶10 g,甘草5 g,白芍20 g,旋覆花20 g,6剂,水煎服,日1剂。三诊咳嗽基本消失,无咽干咽痒,余无不适,饮食正常,睡眠佳,舌脉无异常,守方4剂,巩固治疗而愈。

医案2 林某,女,50岁,2014年2月16日初诊。患者3个月前始因受凉感冒,给予抗感染治疗,感冒症状改善,但遗留咳嗽,以干咳为主,伴咽痒,胸部X线示双肺纹理紊乱。诊断为变异性哮喘,给予泼尼松、酮替芬等药口服,症状无改善,且近2周来,咳嗽时小便溢出,难以控制,十分烦恼,曾间断口服中药,但自觉症状逐渐加重。现咳嗽,以干咳为主,咽干咽痒,咳嗽时小便自动溢出,难以控制,素胸腹痞闷,腹部胀闷,大便稍干硬,舌质淡红,苔薄白,脉弦细。诊断为咳嗽肺肝气机失常。治以疏利气机为法。方拟杏苏散加减,药用杏仁10 g,苏叶10 g,半夏20 g,橘红10 g,桔梗10 g,玄参20 g,蝉蜕10 g,防风10 g,款冬花10 g,柴胡10 g,白芍10 g,枳壳10 g,乌药10 g,益智仁20 g,白果10 g,甘草5 g,5剂。二诊患者自述服上药后,症状无明显改善,且腹胀加重,咳嗽,以干咳为主,咽干咽痒,舌质淡红,苔薄白腻。以咳嗽为主要症状,故以杏苏散为主方加减,但疗效欠佳,结合患者平素胸腹胁痞闷,腹部胀闷,考虑有肝气不舒,中焦气机升降失常,故上方加四逆散加减,药用杏仁10 g,苏叶10 g,半夏20 g,橘红10 g,桔梗10 g,玄参20 g,旋覆花20 g,防风10 g,款冬花10 g,柴胡10 g,白芍10 g,枳壳10 g,乌药10 g,益智仁20 g,莱菔子10 g,甘草5 g,5剂。三诊患者咳嗽明显减轻,咳时无小便流出,腹胀缓解,咽痒消失,纳可,舌质淡红,苔薄白腻。守上方5剂巩固治疗,后电话随访,病情稳定。

方五 保 和 丸

一、概述

[出处] 本方出自《丹溪心法》:"山楂六两,神曲二两,半夏、茯苓各三两,陈皮、连翘、萝卜子各一两。上为末,炊饼丸如梧桐子大,每服七八十丸,食远白汤下,治一切食积。"

[组成] 山楂、神曲、莱菔子、陈皮、半夏、茯苓、连翘。

[功效] 消食导滞和胃。

[主治] 食积停滞所致脘腹痞满胀痛,嗳腐吞酸,恶食呕吐,或大便不调。

二、方义分析

君药山楂,性微温,味酸、甘,入脾、胃、肝经,有消食健胃,活血化瘀,收敛止痢之功效,气血并走,化瘀而不伤新血,行滞气而不伤正气,应用于肉食积滞证,泻痢腹痛,疝气痛,瘀滞腹痛、胸痛,恶露不尽,痛经,吐血,便血等。《本草纲目》云:"化饮食,消肉积、癥瘕、痰饮、痞满吞酸、滞血痛胀。"本药现代药理研究有降血脂、降血压作用。神曲甘、辛,温,归脾、胃经,消食和胃,主治饮食积滞,脘腹胀满,食少纳呆。《药性论》:"化水谷宿食,癥结积滞,健脾暖胃。"《本草纲目》:"消食下气,除痰逆霍乱、泄痢、胀满诸气。"二药合用消食健脾和胃,能消一切饮食积滞,恢复脾胃的正常运化功能。臣药萝卜子辛、甘、平,归肺、脾、胃经,有消食除胀,降气化痰之功,主要用于饮食停滞,脘腹胀痛,大便秘结,积滞泻痢,痰壅喘咳。《本草经疏》:"莱菔子,味辛过于根,以其辛甚,故升降之功亦烈于根也。"陈皮味辛、苦,性温,归脾、胃、肺经,气香宣散,可升可降,理气和中,燥湿化痰,利水通便,主治脾胃不和,脘腹胀痛,不思饮食,呕吐哕逆,痰湿阻肺,咳嗽痰多,胸膈满闷,头目眩晕。《医林纂要》谓陈皮:"上则泻肺邪,降逆气;中则燥脾湿,和中气;下则舒肝木,润肾命。主于顺气,消痰,去郁。"半夏味辛,性温,归脾、胃、肺经,燥湿化痰,降逆止呕,消痞散结,用于湿痰寒痰,咳喘痰多,痰饮眩悸,风痰眩晕,痰厥头痛,呕吐反胃,胸脘痞闷,梅核气,外治痈肿痰核。《本草正》:"泻脾胃痰浊、肺中滞气,消食开胃,利水通便,吞酸嗳腐、反胃嘈杂、呃逆胀满堪除,呕吐恶心皆效。通达上下,解表除虫,表里俱宜。痈疽亦用,尤消妇人乳痈,并解鱼肉诸毒。"茯苓味甘、淡,性平,归心、肺、脾、肾经,利水渗湿,健脾宁心,用于水肿尿少,痰饮眩悸,脾虚食少,便溏泄泻,心神不安,惊悸失眠。《本草纲目》谓茯苓:"气味淡而渗,其性上行,生津液,开腠理,滋水源而下降,利小便,故张洁古谓其属阳,浮而升,言其性也;东垣谓其为阳中之阴,降而下,言其功也。"三药合用,为二陈汤,乃燥湿化痰之祖方,三药合萝卜子,理气降气,消食化湿,佐君药消食健胃,理气化痰。佐使药连翘,苦凉入心、肝、胆经,有清热解毒,散结消肿之功,对食积中脘,痰湿内停似无帮助,但食积中焦,食湿内停,中焦气机升降失常,久则壅滞化热,连翘可祛中焦食湿壅滞之热,缓陈皮、半夏温燥之性,体现古人方药配伍之妙,起佐使之职。当代医家焦树德在《方剂心得十讲》中对保和丸中使用连翘谓:该药微苦性凉,具有升浮宣散、清热散结之力,在大队消食导滞,和中降气之品中加入连翘,不但能清郁热、散滞结,而且用其升浮宣透之力,以防消降太过而使全方有升有降,有消有散,有温有凉,有化有导,呈现出一派活泼生机。

三、张永杰对本方的认识

张秉成《成方便读》谓保和丸:"此为食积痰滞,内瘀脾胃,正气未虚者而设也。山楂酸温性紧,善消腥膻油腻之积,行瘀破滞,为克化之药,故以为君。神曲系蒸制而成,其辛温之性,能消酒食陈腐之积。莱菔子辛甘下气,而化面积。麦芽咸温,消谷而行瘀积,二味以之为辅。然痞坚之处,必有伏阳,故以连翘之苦寒散结而清热。积郁之凝,必多痰滞,故以二陈化痰而行气。此方虽纯用消导,毕竟是平和之剂,故特谓之保和耳。"故古往今来,保和丸作为消食和积之方,主要用于食积痰滞,内瘀脾胃,正气未虚,尤其为小儿食积专用方。河南省中医院李鲤对保和丸情有独钟,几十年来,以保和丸加减,广泛用于内、妇、儿各科,尤其是对消化、心脑血管、代谢性疾病及其他内科杂病,无论老幼,灵活加减,疗效显著,为当今善用保和丸的大家。张永杰勤求古训,守正创新,以保和丸加减治疗糖耐量异常,取得较好疗效。

糖耐量异常是糖尿病的前期阶段,古代并无此病名,且许多患者并无典型的临床症状,甚至无证可辨,常常在体检时发现,对肥胖型患者,根据体质及舌苔脉象,并结合西医学对本病的认识,中医将其归结为"脾瘅""食郁"范畴。乃饮食不节,过食肥甘,且过度安逸,脾运不及,升清降浊失司,精微壅滞化浊而成。《圣济总录》谓:"脾瘅者,高粱之疾也,肥美之过积为脾瘅。"此类患者常食欲过旺,且嗜食鱼肉等高脂肪食品,非脾虚纳差,乃长期食积内停于中焦,影响脾胃运化,湿浊内停,久则化湿生热,气滞瘀浊而变生诸症。糖尿病前期患者多形体肥胖,根据体征有虚实之分,而实证多痰多湿,多滞多浊,辨证为气滞痰阻。总之,本病病机为食积气滞,痰湿中阻。针对其核心病机,张永杰提出消食健胃,理气化浊治疗原则,制定加减保和汤,药用山楂、神曲、莱菔子、陈皮、半夏、茯苓、泽泻、大黄、瓜蒌。方中山楂为君,消一切饮食积滞,长于消肉食油腻之积。神曲消食健胃,长于化酒食陈腐之积,莱菔子下气消食除胀,陈皮、半夏理气化湿和胃,茯苓健脾利湿,共为臣药。泽泻甘寒,渗湿泄热,大黄苦寒,泻下攻积,荡涤肠胃实热积滞,小剂量有健脾和胃之功,泻中有补,瓜蒌清热化痰,润肠通便,苍术燥湿健脾,均为佐药。本方以大黄代替连翘,大黄后下,剂量加大时泻下攻积,荡涤肠胃,张永杰在临床实践中,常用小剂量大黄5 g左右同煎,有健脾和胃之功,乃攻中有补,临床须仔细体会。加泽泻者,为泄体内非正常运化导致的水浊,即体内痰湿、水饮致病邪气。诸药配伍,则食积得化,中焦气机顺畅,胃气得和,湿热壅浊可清,脾运得健,代谢正常。

四、典型医案

医案 王某,男,18岁,2009年8月1日初诊。患者纳差1年,平素纳少,食多则胃胀,自觉食物常停滞不下,常倦怠乏力,大便多溏薄,舌质稍红,苔稍腐腻,脉沉稍滑,观其形体偏瘦,面色萎黄。诊断为积食,治以消食和中为法,药用山楂10 g,神曲10 g,半夏10 g,陈皮10 g,茯苓10 g,莱菔子10 g,连翘10 g,白术10 g,党参10 g,7剂,水煎服,日1剂。二诊纳少改善,胃胀减轻,上方又进7剂。三诊诸症明显改善,后用香砂六君子丸善后,服用约3个月而愈。

方六 乌 梅 丸

一、概述

[出处] 本方出自《伤寒论·辨厥阴病脉证并治》第338条:"伤寒,脉

微而厥,至七八日,肤冷,其人躁,无暂安时者,此为藏厥,非为蛔厥也。蛔厥者其人当吐蛔。令病者静,而复时烦,此为藏寒。蛔上入膈,故烦,须臾复止,得食而呕,又烦者,蛔闻食臭出,其人当自吐蛔。蛔厥者,乌梅丸主之。又主久利方。"

[组成] 乌梅三百枚,细辛六两,干姜十两,黄连十六两,附子六两(炮,去皮),当归四两,黄柏六两,桂枝六两(去皮),人参六两,蜀椒四两(出汗)。上十味,异捣筛、合治之,以苦酒渍乌梅一宿,去核,蒸之五斗米下,饭熟捣成泥,和药令相得,内臼中,与蜜,杵二千下,丸如梧桐子大。先食饮服十丸,日三服,稍加至二十丸。禁生冷、滑物、臭食等。

[功效] 清上温下,安蛔止痛。

[主治] 上热下寒,蛔虫窜扰而见周身肤冷,躁无休止,脘腹痛疼,时做时止;手足厥冷,呕吐,脉微而厥。

二、方义分析

君药乌梅,味酸、涩,性平,归肝、脾、肺、大肠经,有敛肺涩肠,生津安蛔之功效。乌梅味酸,再以苦酒(醋)渍一宿,更增其酸敛之性,酸入肝,乌梅醋浸益其酸,以和肝安胃,敛阴止渴,安蛔缩蛔。但乌梅酸敛之中具有生发之性,此为其他酸性药物所不具备。张隐庵认为乌梅"得春生肝木之味,生气上升,则逆气下降矣""得东方之木味,放花于冬,成熟于夏,是秉冬令之水精,而得春生之上达也,后人不体经义,不穷物理,但以乌梅为酸敛收涩之药,而春生上达之义未之讲也"。总之,乌梅气温,禀木气而入肝,味酸无毒,得木味而入肝……而得春生之气而上达。温而能补,酸可固肝体,生发之性可顺肝用,合而收敛厥阴木中之水火冲乱。《神农本草》谓乌梅"除热烦满,安心",针对厥阴病"消渴,气上撞心,心中疼热"有很好的对症治疗作用。臣药黄连、黄柏、蜀椒、附子、细辛、干姜、桂枝,黄连、黄柏苦寒之品,黄连主清上,黄柏主清下,以涤胃之湿热,更兼酸苦通泄之义,以疏达停滞中焦之热郁,是先其所因也,同时避免过量使用辛热药导致人体热量的堆积而伤阴。肾者肝之母,蜀椒、附子以温肾,使火有所归,而肝得所养足固其本;肝欲散,桂枝、细辛、干姜辛以散之。总之附子、干姜、桂枝温经扶阳以胜寒,川椒、细辛辛辣性热,能通阳破阴,且能杀伏蛔虫。佐人参补气以健脾,当归补血以养肝。诸药配合,使寒热邪去,阴阳协调,蛔安胃和,气血恢复,方中虽寒热药物并用,但温热药物偏多,又得乌梅酸收敛固,因而可治疗寒热滑脱之痢,用米和蜜甘甜之品为辅料做丸,不但能养胃气之虚,且可投蛔所好而作为驱虫的诱饵。

总之,全方以辛酸温为基调,佐以苦甘,符合《素问·脏气法时论》"肝欲散,急食辛以散之,用辛补之,酸泻之"及《素问·至真要大论》"风司于地,清反胜之,治以酸温,佐以苦甘,以辛平之,厥阴之主,先酸后辛,厥阴之客,以辛补之,以酸泻之,以甘缓之"的原则。乌梅丸组方看似杂乱,实则严谨,其寒温并用,辛开苦降,刚柔共济,有收有发,攻补兼施,体用同调,和水火而顺阴阳,契合厥阴病"寒热夹杂,上热下寒"的基本病机。

三、张永杰对本方的认识

乌梅丸见于《伤寒论》厥阴病篇,"蛔厥者,乌梅丸主之。又主久利",无论本科教材及诸家注释,都认为乌梅丸是治疗蛔虫的专用方,诚然乌梅丸治疗蛔虫病疗效肯定,但随着人们生活水平提高、生活环境的变化、健康意识的增强及国家在卫生健康领域的投入增加,蛔虫病发生率明显降低,导致该方临床使用明显减少,但许多医家在应用该方治疗疑难杂症方面提出很多独到见解及学术思想,丰富了该方的应用范围。柯韵伯认为:"仲景此方,本为厥阴诸证之法,叔和编于吐蛔条下,令人不知有厥阴之主方,观其用药,与诸症符合,岂止吐蛔一症耶?"叶天士在《临证指南医案》中有应用乌梅丸的医案 32 则,是在透彻把握乌梅丸核心思想的前提下,取法前贤,大胆化裁,将此方广泛用于呕吐、泄泻、疟症、痉厥等疾病的治疗。近代伤寒大家刘渡舟认为:乌梅丸治厥阴病寒热错杂之症很好,调理肝胃不和。

张永杰研读经典,勤求古训,认为临床要灵活运用乌梅丸,首先要理解读懂乌梅丸功效所针对的核心病机。清吴谦《医宗金鉴》认为"厥阴者,阴尽阳生之脏",即厥阴是三阴之尽,阴极阳生。既然阴尽阳生,那么厥阴就是顺接阴阳之处。厥阴肝木胎于肾水而孕育心火,下为水,上为火,一脏而具水火之性,故容易寒热夹杂,如《诸病源候论》所言:"阴阳各趋其极,阳并于上则上热,阴并与下则下冷。"《伤寒论》曰:"厥阴之为病,消渴,气上冲心,心中疼热,饥而不欲食,食则吐蛔,下之利不止。"消渴、气上撞心、心中疼热三症,乃相火内郁而上冲所致;饥而不欲食、食则吐蛔、下之利不止,则为脏寒之征,此即寒热错杂。故乌梅丸从临床表现分析,乃针对寒热错杂病机。柯琴《伤寒来苏集》曰:"虫为风化之论未免牵强,但蛔性多动,与风气相通,且蛔喜温厌冷。"可见张仲景是借当时常见的蛔虫病比拟肝木犯土、上热下寒的病机。同时《伤寒论》第337条:"凡厥者,阴阳气不相顺接,便为厥。"厥者,手足逆冷者是也,点出了厥的概念和表现。故厥阴病的临床症状应该是有手足逆冷症。由此可知,厥阴必有寒证。综上分析,可以确定,厥阴病的基本病机是寒热夹杂,上热下寒。

厥阴在天为风,在地为木,在脏为肝,可知厥阴病与肝关系密切。"肝者,为阴中之少阳",肝应春生之气,寒去春来,而厥阴为两阴交尽,阴尽阳生之地,故厥阴病多寒热错杂。"消渴,气上冲心,心中疼热,饥"为热象,而"不欲食,食则吐蛔,下之利不止"又为寒象。治疗若单用温阳补气则易升散太过成亢火,若单用苦寒清热则易损肝阳。肝阳为少火,为生生之火,伤其则生寒,仲圣提出必须寒热并进。乌梅丸中以附、桂、姜、辛、椒大温厥阴之寒,以二黄苦寒坚阴,以人参益气,当归暖血,又"乌梅气温,禀木气而入肝,味酸无毒,得木味而入肝……而得春生之气而上达也",故以乌梅为君,统摄诸药,直达肝经,而奏肝木升发之功。足厥阴肝以风木司令,位居水火之中。生理上,水为肝之母,火为肝之子,肝木生于肾水而孕心火,有协水上济心火之功。如足少阴肾以癸水而化气于心火,无病之时,肾水上升而交火,心火下降而交水,水火相济,阴阳互根,二气和合,故火不上热而水不下寒,是为平人,但水火之相交,与肝木之协水升发上达有着一定的关系,病则肝木不能协水上济于火,就可出现厥阴上热下寒之证,足厥阴肝木为病,寒热胜负,协子气则上热,乘母气则下寒,子胜则热,母胜则厥,热为生兆而厥为死机,寒热胜负之间,中气盛衰也起着决定的作用。中气盛则阳复,中气衰则寒厥。中气者土也,足太阴脾以湿土司气,不病则已,病则多湿多虚。从脾土的正常功能看,除了发挥运化水谷和化生气血外,还有生培肝木和克制肾水的作用,如一旦太阴中虚为病,不但不能培木克水,相反的却又遭受水侮而木贼。所以大凡厥阴(肝)、少阴(肾)之虚寒证,悉与太阴中土虚有着很大的关系。故乌梅丸虽是对足厥阴肝经所立,但方中选用人参、附子、干姜者,意配合补脾虚而温肾阳,使其脾肾水土温和,以助生培涵养肝木之用。总之,乌梅丸作为厥阴的主方,并非只限为蛔厥而设,乌梅丸实由数方组成。蜀椒、干姜、人参乃大建中之主药,大建中脏之阳;附子、干姜乃四逆汤之主药,功能回阳救逆;肝、肾乃相生关系,子寒未有母不寒者,故方含四逆,母虚则补其母;当归、桂枝、细辛,含当归四逆汤主药,因肝阳虚,阳运痹阻而肢厥,以当归四逆汤;芩、连、参、姜、附,寓泻心之意,调其寒热复中州斡旋之功、升降之职。乌梅丸集数方之功毕于一身,具多种功效,共襄扶阳调寒热,使阴阳臻于和平,故广泛应用于寒热错杂所致各种疾病。

四、典型医案

医案 1 林某,女,65 岁,2016 年 8 月 12 日初诊。患者既往有 2 型糖尿病病史 5 年,先后服消渴丸、格列齐特缓释片、二甲双胍片等药物,血糖控制一般,近期口服格列美脲片,每次 2 片,每日 1 次,二甲双胍片,每次 2 片,每日 2 次,阿卡波糖片,每次 1 片,每日 3 次,餐时咀嚼服。近 1 周空腹血糖波动在 7～12 mmol/L,餐后 2 小时血糖波动在 8～16 mmol/L,患者不愿胰岛素治疗。现自觉口干多饮,心烦多梦,口苦,汗出,全身乏力,消瘦,饮食一般,双下肢末梢麻木,发凉,大便溏,每日 2～3 次,小便清,夜尿频,舌质暗红,苔白,脉弦细。诊断为消渴上热下寒证。治以清上温下为法,方拟乌梅丸加减,药用乌梅 30 g,太子参 20 g,当归 10 g,桂枝 15 g,干姜 5 g,附片 15 g,川椒 5 g,细辛 5 g,黄连 5 g,黄柏 10 g,淡竹叶 15 g,5 剂,水煎服,日 1 剂。二诊患者自觉口干多饮减轻,心烦改善,仍感全身乏力,出汗,双下肢末梢麻木、发凉,大便每日 2 次,糊状便,舌质暗红,苔薄白,脉弦细。上方加仙鹤草 50 g,7 剂,水煎服,日 1 剂。患者继服上方,偶有加减,坚持服用 2 个月,自觉口干渴,全身乏力,出汗消失,大便正常,双下肢末梢麻木减轻,监测空腹血糖 6.0～8.0 mmol/L,餐后 2 小时血糖 6.0～10.0 mmol/L。嘱患者继续控制饮食,适度锻炼。中药 2 个月后改为每 2 日 1 剂,之后每 3 日 1 剂,巩固治疗,电话随访,患者自觉症状基本消失。

医案 2 符某,女,69 岁,2019 年 3 月 18 日初诊。患者既往胃脘部有烧心感,时轻时重,曾做胃镜示慢性胃炎,间断口服中西药,服药时症状改善,停药后复发。近半个月来自觉胃脘部有烧心感,食酸甜食物烧心感加重,汗出明显,动者加重,怕冷,口干,睡眠欠佳,大便干。诊断为嘈杂表寒里热证。治以温表清里为法,方拟乌梅丸加减,药用乌梅 15 g,附子 10 g,桂枝 10 g,细辛 3 g,干姜 5 g,黄连 5 g,黄柏 15 g,麦冬 20 g,黄芪 20 g,太子参 20 g,当归 15 g,火麻仁 15 g,大黄 5 g,桑螵蛸 15 g,生地黄 15 g,仙鹤草 30 g,7 剂,水煎服,日 1 剂。二诊患者胃脘部有烧心感,口干基本消失,大便正常,汗出减少,仍怕冷,睡眠改善,舌质淡红,苔薄白,脉弦细,上方去大黄,仙鹤草加至 60 g,7 剂。三诊患者胃脘部有烧心感,口干基本消失,大便正常,无汗出,怕冷缓解大半,睡眠改善,守上方 7 剂巩固治疗。

方七 桂 枝 汤

一、概述

[出处] 本方出自《伤寒论·太阳病脉证并治》第12条:"太阳中风,阳浮而阴弱,啬啬恶寒,淅淅恶风,翕翕发热,鼻鸣干呕者,桂枝汤主之。"

[组成] 桂枝三两,芍药三两,炙甘草二两,生姜三两切片,大枣十二枚。上五味,㕮咀,以水七升,微火煮取三升,去滓,适寒温,服一升。服已须臾,啜热稀粥一升余,以助药力。温服令一时许,遍身漐漐微似有汗者益佳,不可令如水流漓,病必不除。若一服汗出病瘥,停后服,不必尽剂;若不汗,更服依前法;又不汗,服后小促其间,半日许,令三服尽。若病重者,一日一夜服,周时观之,服一剂尽,病证犹在者,更作服;若汗不出,乃服至二三剂。禁生冷、黏滑、肉、面、五辛、酒酪。

[功效] 解肌发表,调和营卫。

[主治] 风寒表虚证,发热,汗出恶风,舌苔薄白,脉浮缓为辨证要点,伴见头痛,鼻鸣。

二、方义分析

君药桂枝,辛、甘、温,归心、肺、膀胱经,有"发汗解肌,温通经脉,助阳化气,平冲降气"之功效。本方用之解肌发表,助卫阳,通经络,解肌发表而祛在表之风邪。臣药芍药,酸、苦、微寒,益阴敛营。太阳中风乃风寒袭表之表虚证,须解肌发汗,但因卫气虚,不能保护营气,所以营气随着卫气外泄而自汗,又要考虑到汗出表更虚,故加芍药益阴敛营,敛固外泄之营阴。桂、芍等量合用,寓意有三:一为针对卫强营弱,体现营卫同治,邪正兼顾;二为相辅相成,桂枝得芍药,使汗而有源,芍药得桂枝,则滋而能化;三为相制相成,散中有收,汗中寓补。此为本方外可解肌发表,内调营卫、阴阳的基本结构。佐药生姜、大枣,生姜辛、温,既助桂枝辛散表邪,又兼和胃止呕,鼓舞胃气,使胃气上行;大枣甘、平,既能益气补中,且可滋脾生津。姜、枣相配,可以升发脾胃之气,蒸液以为汗,不只调和营卫,更能使脾胃之气将津液上输于肺,而作为汗源。姜、枣在方剂中的位置还是很重要的,为补脾和胃、调和营卫的常用组合,共为佐药。炙甘草调和药性,合桂枝辛甘化阳以实卫,合芍药酸甘化阴以和营,功兼佐使之用。本方虽只有五味药,但配伍严谨,散中有补,正如柯琴在《伤寒论附翼》中赞桂枝汤:"为仲景群方之魁,乃滋阴和阳,调和营卫,解肌发汗之总方也。"

三、张永杰对本方的认识

桂枝汤出自《伤寒论》,为群方之魁,由桂枝、白芍、生姜、大枣、炙甘草组成,为调和营卫,滋阴和阳,解肌发汗,调补气血第一方。其方配伍严谨,用药精良,如辨证准确,用该方加味,应用于临床,则有桴鼓之效。张永杰认为,桂枝汤的主症为发热、汗出、恶风或恶寒,是表寒、表虚的症状,从卫气来理解,卫气的作用是温分肉,充皮肤,肥腠理,司开合。气属阳,温养人体,所以能够卫外以为固,全靠卫气的功能。当卫气处于病态时,汗出就不是正常的汗,作为一个症状,与恶风、发热同时并见,也不是简单的表虚自汗,而是表虚兼有风寒。由于虚,所以腠理开合异常。毛窍的开阖异常,是卫气跟风邪相争,时而卫气胜,时而卫气却。胜即开,却即阖,开即汗出,阖即无汗,所以汗出阵阵。同时怕见风,说明素体表气不足,表虚既然是虚,就不能用麻黄发汗,而且已经有汗出,虽然汗出不能解表,但是汗出伤津液、伤气,因为人体的汗出是靠气与津液。《黄帝内经》云:"阳加于阴谓之汗。"阴精、阳气,缺一不可。反过来,凡汗出,必然伤及阴精及阳气。本方证为外感风寒,营卫不和所致。外感风邪,风性开泄,卫气因之失其固护之性,"阳强而不能密",不能固护营阴,致令营阴不能内守而外泄,故见恶风发热、汗出头痛、脉浮缓等;邪气郁滞,肺胃失和,则鼻鸣干呕。风寒在表,应辛温发散以解表,但本方证属表虚,腠理不固,故当解肌发表,调和营卫,即祛邪、调正兼顾为治。综观本方,药虽五味,但结构严谨,发中有补,散中有收,邪正兼顾,阴阳并调。本方证中已有汗出,何以又用桂枝汤发汗?盖本方证之自汗,是由风寒外袭,卫阳不固,营阴失守,津液外泄所致。故外邪不去,营卫不和,则汗不能止。桂枝汤虽曰"发汗",实寓解肌发表与调和营卫双重用意,外邪去而肌表固密,营卫和则津不外泄。故如法服用本方,于遍身微汗之后,则原证之汗出自止。为了区别两种汗出的不同性质,近贤曹颖甫称外感风寒表虚证之汗出为"病汗",谓服桂枝汤后之汗出为"药汗",并鉴别指出:"病汗常带凉意,药汗则带热意,病汗虽久,不足以去病,药汗瞬时,而功乃大著,此其分也。"(《经方实验录》)此属临证有得之谈。

本方的治疗范围,从《伤寒论》与《金匮要略》,以及后世医家的运用情况来看,不仅用于外感风寒表虚证,而且运用于病后、产后、体弱等营卫不和所致病证。这是因为,桂枝汤本身具有调和营卫、阴阳的作用,许多疾病在病变过程中多出现营卫、阴阳失调的病理状态。正如徐彬所说:"桂枝汤外证得之,解肌和营卫;内证得之,化气调阴阳。"(《金匮要略论注》)这是对本方治病机制的高度概括。麻黄汤和桂枝汤同属辛温解表剂,都可用治外感风寒表证。麻黄汤中麻、桂并用,佐以杏仁,发汗散寒力强,又能宣肺平喘,为辛温发汗之重剂,主治外感风寒所致恶寒发热而无汗喘咳之表实证;桂枝汤中桂、芍并用,佐以姜、枣,发汗解表之力逊于麻黄汤,但有调和营卫之功,为辛温解表之和剂,主治外感风寒所致恶风发热而有汗出之表虚证。

四、典型医案

医案 1　吕某,女,48 岁,2017 年 3 月 21 日初诊。患者既往有汗出病史,时轻时重。近 1 个月来受凉感冒发热,咳嗽,咯黄痰,伴汗出,使用抗生素 1 周,发热、咳嗽症状缓解,现主要感汗出,动者更甚,每日需换 2～3 次衣服,怕风,畏寒,失眠,咽干,纳可,二便尚正常,舌质淡红,苔薄白,脉细。中医诊断为自汗营卫不和证。治以调和营卫,益气固表止汗为法。方拟桂枝汤合玉屏风散加减,药用桂枝 15 g,白芍 10 g,大枣 20 g,黄芪 20 g,白术 20 g,防风 10 g,仙鹤草 40 g,浮小麦 30 g,酸枣仁 30 g,知母 10 g,生牡蛎 20 g,生姜 15 g,甘草 5 g,7 剂,水煎服,日 1 剂。二诊患者自述汗出明显减轻,睡眠改善,但质量差,稍微有声音即醒,纳可,怕风,畏寒,舌质淡红,苔薄白,脉弦细,上方去知母加淫羊藿 10 g,附子 10 g,7 剂,水煎服,日 1 剂。三诊患者汗出基本消失,无怕冷,睡眠尚可,纳可,舌质淡红,苔薄白,脉弦细,守上方 7 剂,巩固治疗。

医案 2　李某,男,45 岁,2013 年 12 月 4 日初诊。患者既往有后背发凉间作 3 年病史,近 1 周自觉后背发凉加重。现症见全身怕冷,以后背部明显,自觉脊背部发凉,伴咳嗽,咯少量黏痰,稍感口干,手心自觉发热,平素易怕冷,动辄汗出,纳可,睡眠一般,舌质淡红,苔薄少津,脉弦细。诊断为体虚感冒,阳气虚弱,兼虚热内扰。治以温阳益气,佐以清虚热为法。方拟桂枝汤合玉屏风散加减,药用桂枝 10 g,白芍 10 g,生姜 10 g,大枣 10 g,黄芪 10 g,白术 10 g,防风 10 g,制附子 10 g,杏仁 10 g,苍耳子 20 g,乌梅 10 g,黄连 10 g,黄柏 10 g,知母10 g,甘草5 g,3剂,水煎服,日1剂。二诊患者自觉脊背部发凉明显减轻,出汗减少,咳嗽缓解,偶有咳嗽,咯少量黏痰,稍感口干,舌质红,苔薄黄,脉弦,上方加黄芩10 g,3剂,水煎服。三诊患者自觉上述症状消失,无咳嗽,纳可,睡眠佳,守上方6剂,巩固治疗,后随访半年,病情稳定,无再感冒及怕冷。

医案3 刘某,女,50岁,2016年6月10日初诊。患者3个月前受惊吓后自觉心慌,胸闷痛,有时1日发作2～3次,有时1周发作1次左右,每次持续半小时左右,可自行缓解,发作时觉心跳欲出,胸闷痛不适。曾在某院住院治疗,行冠脉造影示血管无异常,心脏彩超示心脏结构正常,24小时动态心电图检查诊断为"阵发性室上性心动过速",最快心律130次/分,诊断为心脏神经症。患者发作时心慌,胸闷隐痛不适,汗出,心烦,纳可,因担心疾病睡眠差,已绝经半年,平素全身困倦乏力,恶寒怕冷,阵发性汗出,平素大便溏烂,每日1次,舌质淡红,舌苔薄白,脉弦,症状缓解后就诊。考虑心悸心脾两虚,给予归脾汤加镇静安神之品7剂,症状改善不明显,7日发作2次,发作时症状如上。考虑患者不发作时全身困倦,恶寒,怕冷,阵发性汗出,心烦。诊断为心悸营卫不和证。治以调和营卫,温阳养血安神为法。方拟桂枝汤合甘麦大枣汤加减,药用桂枝15 g,白芍15 g,炙甘草20 g,生姜10 g,干姜5 g,大枣20 g,浮小麦30 g,仙鹤草30 g,5剂。二诊患者服药5日,发作1次,自觉程度较轻,5分钟缓解,且自觉精神好转,恶寒怕冷减轻,大便成形,故守方连服10剂,自觉症状消失,未再发作阵发性心慌、胸闷痛症状。